医学博士
関 隆志

東洋食薬で
ゆったり健康法

すばる舎

はじめに

私たちは日々、たくさんのものを食べて生きています。

朝食、昼食、夕食。そのあいだには飲みものを飲んだり、おやつを口にしたり……。

そして、その食べたものから私たちの体はつくられています。

「生姜《しょうが》やねぎを食べると、風邪をひきにくくなる」

「風邪をひいたら、リンゴをすりおろして食べるといい」

そのように言われても、なかなか実感はわかないものですよね。

想像がつきにくいと思いますが、じつはそこには、しっかりとした「伝統医学」の理論があります。

食べたものは、体に影響を与えます。

そのため、食べるものを少し変えるだけで、不調が治ることがあります。

さらに、その食にツボ押しや太極拳（タイチエクササイズ）のアプローチをとり入れることで、より高い効果を得ることができます。

私は医師として、東洋医学と西洋医学の両方に約30年間携《たずさ》わってきました。WHO（世界保健機関）が伝統医学の基準を定めようとしている会議では、アドバイザーを務めており、世界中の食と伝統的医学に関するデータをもとに、体によい食べものとは何かについても検証をおこなっています。

ちなみに、「東洋医学」という呼び名は日本では一般的ですが、じつはその中にも多くの流派があり、現在の中国でおこなわれている「中医学」や、古代の中国医学が日本にわたり独自の進化を遂げた「漢方・和漢」など、種類はさまざまです。同じ漢方薬なのに国や流派によって原植物や名前、含有成分が異なったり、ツボの名称が同じでも場所が異なったりと、ひと言で「東洋医学」とはくくれない違いがあります。

本書ではこのうち、理論などがわかりやすく整理されていて、実用的で、効果も確かな「中医学」の知識をもとにしています。その知識をベースにして、健康を保つために重要とされてきた「食」「ツボ押し」「運動」の3つを用いて不調を解消し、健康な体を手に入れるヒントを紹介していきます。また、それらを生活習慣として日常生活へとり入れる際の上手なやり方についても解説していきます。

そしてさらに、これまで医学的な観点で十分な説明がおこなわれてきていない薬膳や漢方、ツボ、太極拳体操などについて、医師としての観点から解説していきます。

医療現場の中医学では、膨大な数の病名・症候群（証《しょう》）があり、診断方法も複雑です。本書では、専門家でなくても使えるように、あえてそれらを簡略化し、セルフチェックする上で最低限必要な症状や診断方法に限定して、一般用語に置き換えながらお伝えしています。

どれも真似がしやすく、とり入れやすい方法ばかりなので、「なんだか調子が悪い」「この体質、しんどいな……」などと思ったら、参考にしていただければうれしいです。

現在の医療でも広く活用されている、漢方薬のもとになった「東洋食薬」の知恵を、今日からでも、すぐに生活にとり入れてみてください。

きっと、みなさんの体調が改善されるはずです。

関　隆志

もくじ

第3章 ボディバランスを整える「体のツボ」と「タイチエクササイズ」

第4章 症例・季節別おすすめ食材&すぐ効くツボ

第1章

健康な体は「食」と「ツボ刺激」で手に入る

1 毎日の「食事」を変えれば不調は治ります

ふだんの食事が「くすり」になる

心が元気ではないとき、体もだるい、重たいと感じたことはありませんか？

そうなる理由は、心と体がリンクしているからです。

食べものは、心と体に深く関係しています。

体が重たいと感じるときには、ふだん食べているものの影響によることがあり、それをほんの少し変えるだけでも、改善できることがよくあります。ふだんの食事が「毒」にも「くすり」にもなるからです。


「医食同源」という言葉をご存知でしょうか？

「薬食同源」が語源で、くすりも、日常の食事も、ともに健康であるためには欠かせないものであり、その源は同じであるという考え方を指す言葉です。そこから転じて、食は健康な体をつくる源である、という意味でもよく使われています。

「ギリシャ医学」、インドの「アーユルヴェーダ」、中国の「中医学」など、紀元前か

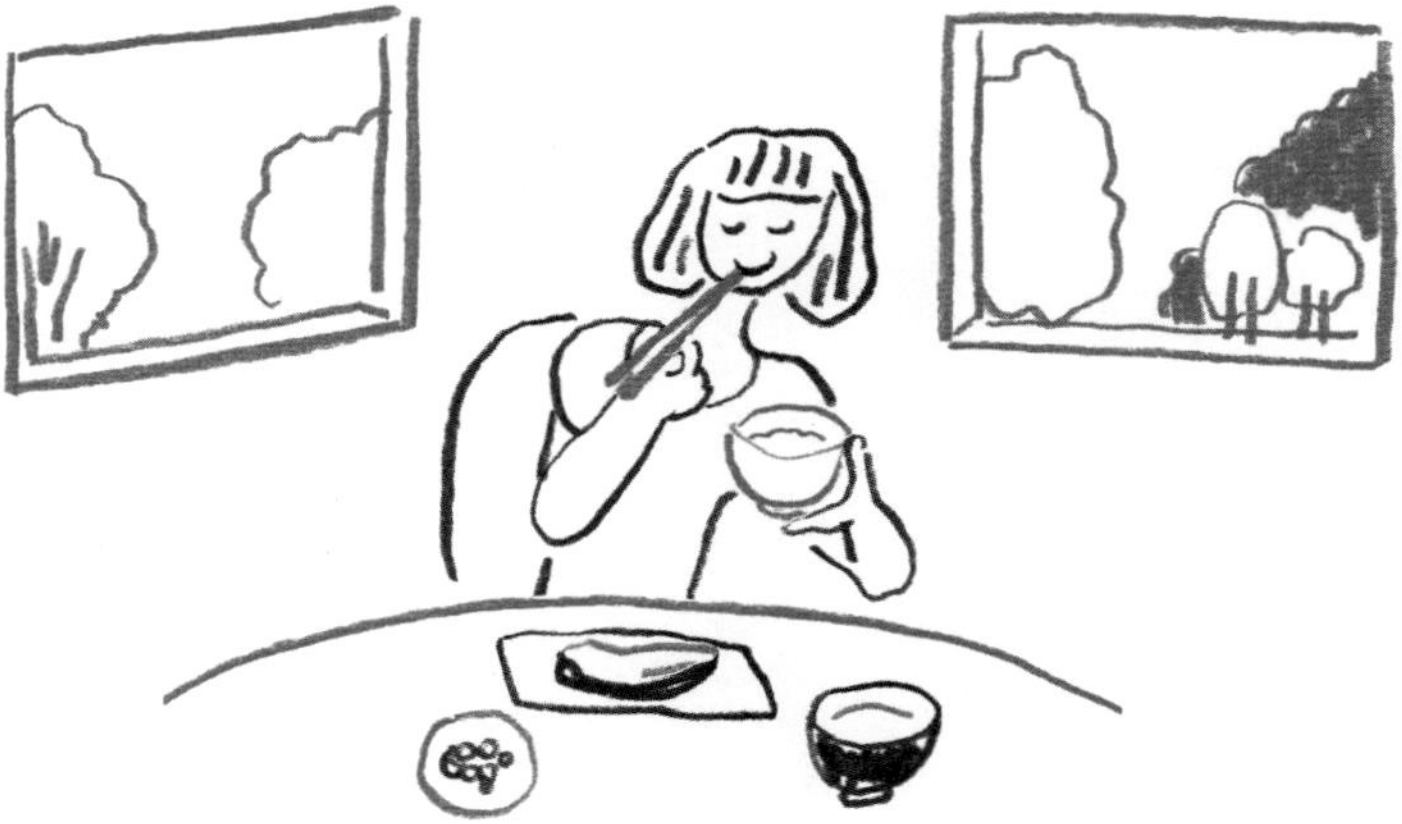

体に合ったものを食べると、健康な状態を保てます。どんな不調も、「食」を見なおせば改善できるのです。

ら食べものを「くすり」として扱う考え方は多く存在しました。かつては、現代のように薬が揃っているわけではないため、身近な食べものに治療を頼るしかなかったのでしょう。

中でも中医学は、数千年という長い歴史に裏付けられた「中医薬学」の理論と、臨床経験に基づく中国の伝統医学です。いわゆる「漢方」のこと。

この中医学のバックグラウンドを持つ中国では、漢方薬と共通の理論を一般の食品にもあてはめ、一人ひとりの体に合ったレシピを提供する「薬膳」という食事療法が開発されてきました。

「食薬」はあくまでオーダーメイド

「薬膳」という言葉を聞いたことがある人は多いでしょう。

この言葉は、1982年に中国で発行された『薬膳食譜集錦』（人民衛生出版社）という本のタイトルに由来します。

中国の国立大学・北京中医薬大学の教授・翁維健氏が出版した、いわばレシピ集のような本で、現在につながる薬膳ブームの火付け役となったバイブル的存在です。

ただしその後、ブームの中で「薬膳」と称してむやみに生薬を料理に加え、過剰な効能をうたう風潮が生じてきたため、翁氏ら自身は、中医学に基づいた伝統的食事療法を、「薬膳」ではなく「中医栄養学」と呼ぶように提唱しています。

本書では、この「中医栄養学」に基づいた、体質に合った食材選びの方法を紹介しています。そして、従来の「薬膳」のイメージと一線を画すため、その方法を「食《しょく》薬《やく》」と表現しています。

「食薬」では、生姜、にんにく、昆布、海苔《のり》、大根、キャベツ、白菜、エビ、鶏肉など、みなさんがふだんに口にしているありとあらゆる食材に、なんらかの効能があると考えます。

つまり、「食薬」とは、何か特別な生薬を使った料理のことを指すのではありません。ふだんの食事が、すべて「食薬＝食べるくすり」になると考える食事療法のことなのです。

ただし、ここで必ず覚えておいていただきたいことがあります。

それは、「食薬」はあくまでもオーダーメイドの食事であるということ。

各個人の体質や、そのときどきの体調などに合わせて食材を選ぶことが大切で、そうすることで不調を治したり、病気を予防したりする効果が期待できます。

逆に言えば、体質や体調に合わない食材を選べば、不調を治すどころか、むしろ体調を悪化させることさえありますから、注意が必要です。

冷えていれば温め、熱いと感じれば冷やす

では、体質や体調に合った食べものとは、どのような食事のことを言うのでしょうか？

たとえば同じ人でも、体に「熱」がこもっている状態で、体を温める食べものを食べれば、ますます「熱」の症状が悪化するでしょう。

逆に「冷え」を感じている状態で、体を冷やす食べものを食べれば、ますます「冷え」の症状が悪化するはずです。

つまり、「熱」を感じるときには冷やす食べものを食べ、「冷え」を感じるときには温める食べものを食べる必要があります。

このように、体によい食べものというのは、その人の、そのときの状態によって変

わります。

また、「冷え」の症状に苦しんでいる人が、温める食べものを食べれば「冷え」の症状はなくなりますが、「冷え」の症状がなくなったのに温める食べものを摂取し続ければ、今度は体の中に過剰な「熱」を生み出すことになり、別の病気を引き寄せる原因にもなりかねません。

ちょうどよいところで、やめなければならないのです。

つまり、体に合った食べものを食べるためには、自らの体の状態を正しく把握し、適切な食べものを、そのときそのときで選ぶ必要があります。

こうした「食薬」の考え方の基本は、次の3か条にまとめられます。

◎足りないものを補《おぎな》い、滞《とどこお》っているものは巡《めぐ》らす
◎冷えていれば温め、熱いと感じれば冷やす
◎乾いていれば潤《うるお》し、水が滞っていたら排泄《はいせつ》する（尿として出す）

大ざっぱではありますが、まずはこの3か条を把握しておくだけでも、食べ間違いをすることはなくなるでしょう。

毎日の食事は、健康な体をつくる土台になります。できるだけ一人ひとりの症状に

合った適切な食べものをとり、逆に体質に合わない食べものはとらないように意識することです。

ちなみに、私が監修をしている「東洋食薬ライセンス」という資格でも、この「ふだんの食事がくすりになる」という考え方のもと、自分の体質に合った食材を選び、体調改善をはかる次のような食事法を提案しています。

①自分の体質タイプを正しく把握する
②主にその体質に合った食材を調理して食べる（合わない食材はできるだけ食べない）
③体質に合ったツボを刺激し、気《き》・血《けつ》・津《しん》の状態も改善する

……など

東洋食薬ライセンスでは、これらを日常的に実践することにより、自身や家族の体調管理ができるようになることを目的としています。

やはり運動も大事です！

なお、食薬を実践するときには、食事だけでは十分な健康改善効果を期待できない場合があることを、合わせて知っておいてください。

日本には、厚生労働省と農林水産省が共同で作成した「食事バランスガイド」という食生活の指針があります。

逆三角形のコマの形をしていて、コマの本体は「1日に何を、どれだけ食べたらよいのか」の目安を示しています。心棒は水分で、1日分の食事内容は主食、副菜、主菜、牛乳・乳製品、果物の5つに分かれています。

ここで注目してもらいたいのは、ピラミッドを逆さにしたようなコマの形の一番上です。――走っている人が見えますよね?

つまり、「食べものだけではこのコマは回りませんよ、やはり、『運動』も大事ですよ!」ということをあらわしているのです。

古代ギリシャの「ギリシャ医学」でも、運動は大事だと考えられていて、大きな運動場などがつくられました。その系譜に連なる近年の「地中海式ダイエット」(108ページ参照)でも、運動は必須の要素となっています。

このように、心身の健康を保つためには食事だけではなく、運動も欠かせないのです。この点は、決して忘れないようにしてください。

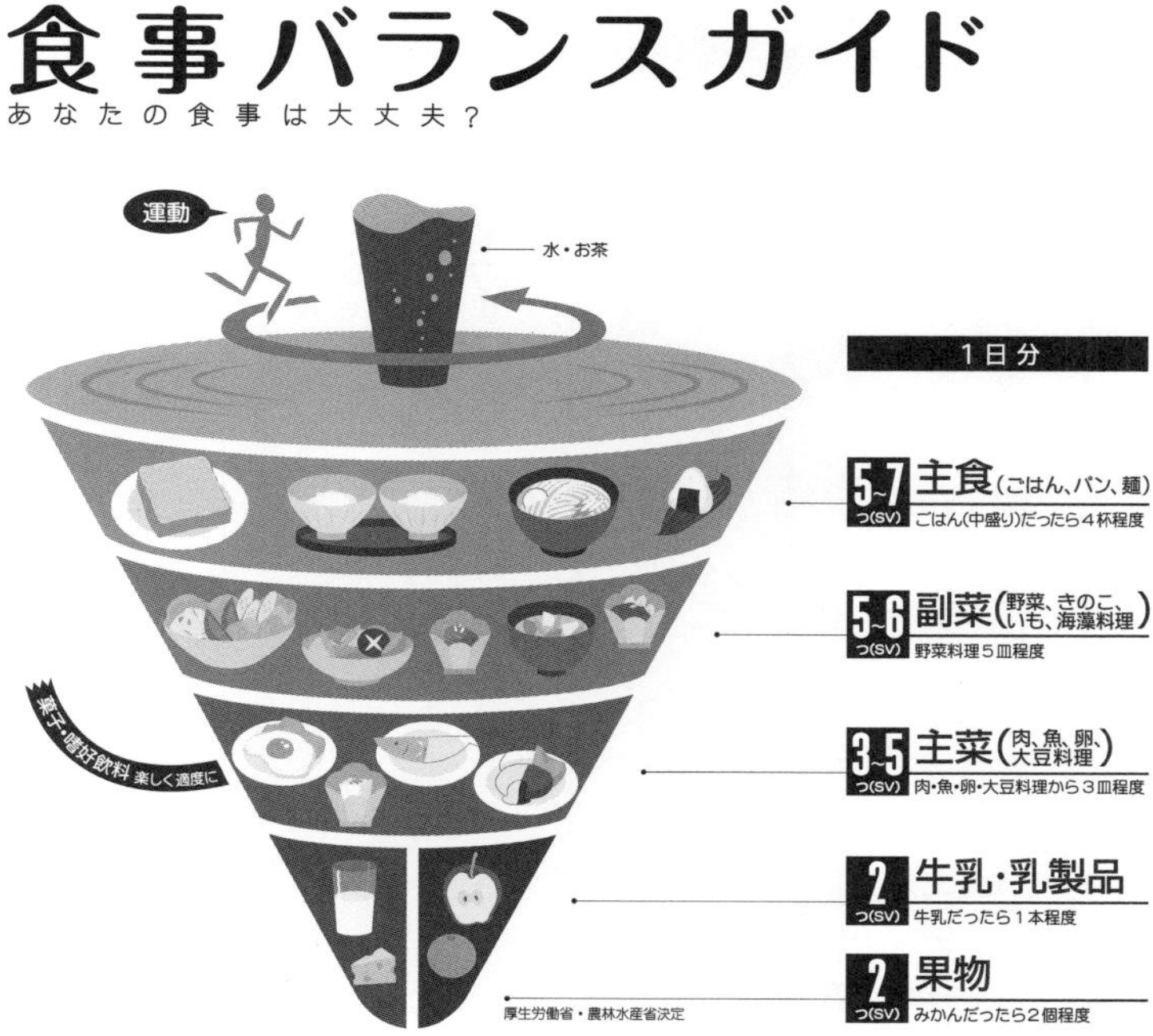

日本の食生活の指針「食事バランスガイド」

（農林水産省）（http://www.maff.go.jp/j/balance_guide/kakudaizu.html）を加工して作成。

2

健康な体づくりには「ツボ押し」も役立つ

複合的な同時アプローチこそが中医学の特長

中医学には、多様な治療手段があります。代表的なものに漢方薬、鍼灸《しんきゅう》(※1)、推拿《すいな》(※2)、薬膳があり、さらに気功や太極拳(タイチエクササイズ)なども治療手段として使われる場合があります。

これらの治療手段を組み合わせ、さまざまなアプローチから複合的に健康な体を目指すのが、中医学の特徴と言えるでしょう。

そんな多種多様な治療手段の中でも、食薬はふだんの生活に簡単にとり入れられる点が大きな魅力です。

また、同様にふだんの生活にとり入れやすく、食薬と組み合わせることで大きな効果が期待できるものに、鍼灸の「ツボ押し」が挙げられます。

鍼《はり》や灸《きゅう》、指圧などにより特定のツボを刺激することで、体内で、ある一定部分の血流量を上げたり、自律神経や中枢神経の働きを整えるなど、不快な症状を改善する効果が期待できます。

ツボを刺激すると内臓に変化がおきる

ツボ治療の基本には、「経絡《けいらく》（経脈）」という考え方があります。

中医学では、人の体には頭部や胸から手足の先へと縦につながる「経絡」という刺激が伝わる道のようなものがいくつかあり、気血《きけつ》（体内のエネルギーや血液）が運行する主要な通り道になっていると考えられています。それぞれの経絡は、各臓器と体の中でつながっていると考えられています。

経絡は、血管やリンパ管、神経を足したようなものだとイメージしていただくといいかと思います。

主な経絡は12本あり、それぞれが特定の臓器と深く関係しています。そして、これらの経絡のルート上にあるのが「経穴《けいけつ》」です。この経穴のことを、日本では一般的に「ツボ」と言っています。

急所や要点を示す慣用句として、「ツボを押さえる」「ツボを心得ている」などの表現もありますので、なじみがある人が多い言葉ではないでしょうか？

※1　鍼灸《しんきゅう》（体に鍼や灸を用いて刺激を与える治療法）
※2　推拿《すいな》（手技療法。なでる、押す、揉む、叩くなどの手技を使って健康を増進させる方法のこと）

ツボは皮膚上に多数存在し、その部位を押したり、温めたり、冷やしたりという物理的な刺激を加えることで、特定の内臓に特定の変化が生じることがわかっています。逆に、内臓の状態の変化が、ツボに変化を起こすことも知られています。

ツボと臓器は経絡でつながっていると考えられているため、臓器が不調になれば、その臓器と関連するツボにも異変がおこるのです。

中医学では、こうした関係を利用して、外からは見えない臓器の異変をツボ周辺の状態から類推したり、ツボに刺激を与えることで、筋肉の凝《こ》りや痛み、内臓の不調・疲労などを改善したりすることをおこないます。

鍼灸治療は、これらのツボや経絡に鍼を刺したり灸で温めるという物理的な刺激を与えることで、心身に変化をおこし、病気を治そうとする治療法です。

さらに、太極拳（タイチエクササイズ）などのように体を動かすことでも、特定の経絡やツボに刺激を与えることが可能です。125ページで紹介するタイチエクササイズも、ぜひ確認してみてください。

自分の体質に合った食事をとる「食薬」と合わせ、経絡やツボを刺激する運動や鍼灸、ツボ押しといった異なる方向からの同時アプローチで、「健康な体」を、しっかりと実現していきましょう！

12本の経絡のイメージ

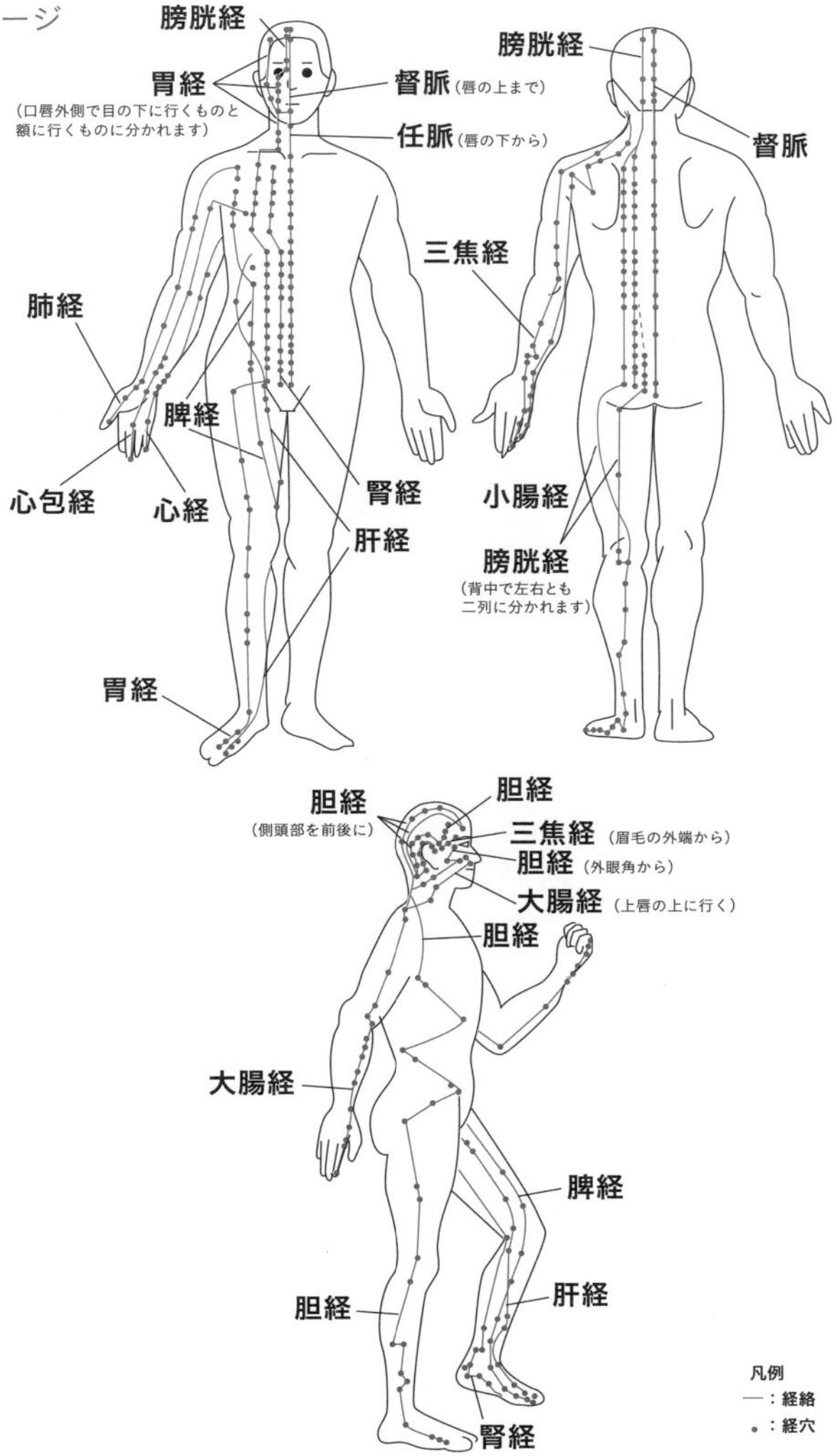

左右の半身にそれぞれ六臓六腑につながる12本（左右で合計24本）の経絡があり、「気血」の流れる道をつくっています。さらに、それらをつなぐ経絡として体の前後の真ん中に督脈と任脈があります。

3

健康とは「気・血・津」のバランスがとれている状態

人の体を構成する3つの要素

そもそも、私たちが目標とする「健康」とは、どういう状態のことでしょう？

中医学では、それは人体の「気《き》・血《けつ》・津《しん》」という3つの要素に不足がなく、滞りなくスムースに循環している状態だと考えます。

3つの要素のうちの何かが滞ったり、不足したりすると、体にさまざまな不調があらわれるとされています。


このうち、最初の「気」とは、元気や気力、つまり生命を維持して活動させるエネルギーのこと。あるいは、そのエネルギーの源を指します。目には見えませんが、内臓を働かせて血や水の循環をおこない、体を温めたり、成長を促すといった重大な役割を果たします。外部の刺激や環境から、自らの体を守る作用もあります。

次の「血」は、血液のことです。全身を循環して栄養と潤いを体中に行きわたらせ、各組織を活性化させる働きがあります。そのため、血が不足すると乾燥症状や、関節・

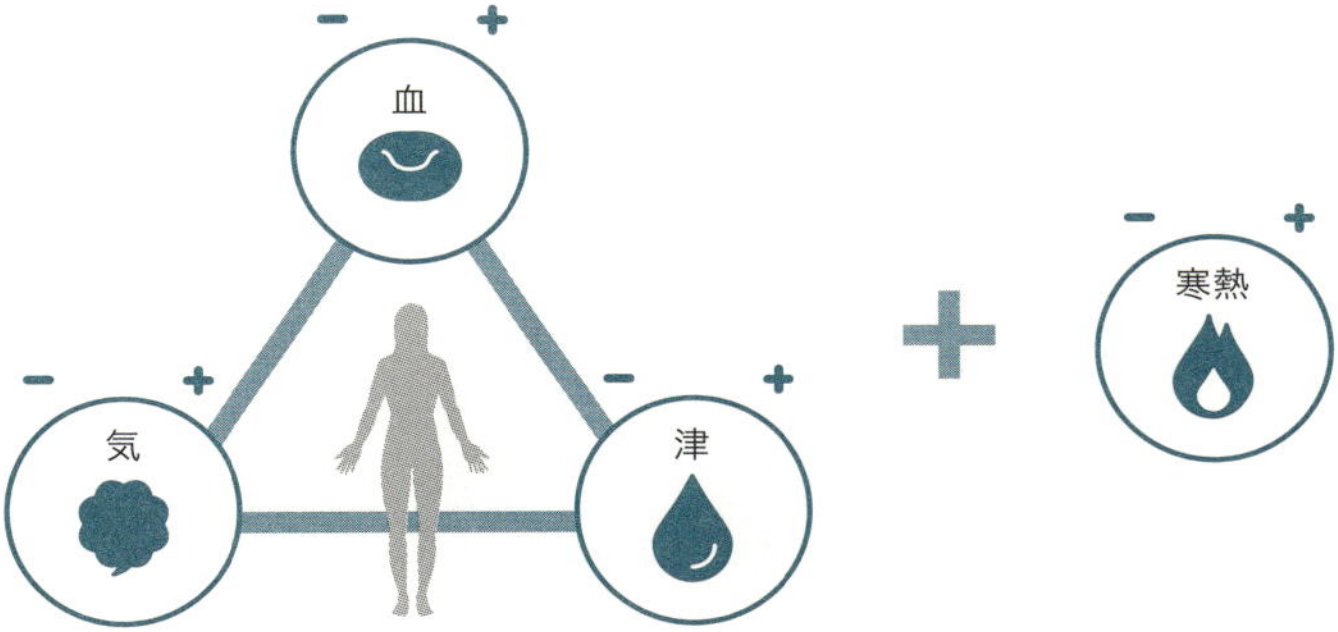

「気・血・津」３つの要素のバランスがとれ、過剰な「寒熱」が生じていなければ健康な状態。

筋肉の不調、各種の精神症状などを生じることがあります。

最後の「津」は、実際は「津液《しんえき》」と呼ばれ、血液以外の体内の透明な水分のことを指します。具体的には、リンパ液や細胞の組織液、涙や唾液などに相当すると考えることもできます。体内を巡って体を潤し、同時に栄養にもなります。

中医学の考え方では、この3つの要素の状態がその人の体質（ボディバランスの状態）を決める大きな要因の一つとし、それを「証《しょう》」と呼んでいます。

これら3つの要素は互いに影響し合い、食事や運動などの生活習慣によって変化します。

そして生活習慣や環境によって、体には「寒熱《かんねつ》」が生じます。この「寒熱」が4番目の要素です。

たとえば、血や津がどろどろに滞り、体が「熱」を帯《お》びると、炎症がおこりやすくなります。逆に、同じ状況でも冷えた状態の「寒」になる場合もあり、このときには、臓器などの機能の低下がおこりがちです。

足りないか滞っているかで体質は変わる

中医学の考え方では、このように3つの要素の状態と、寒熱が生じていないかによって、健康かどうかをチェックしていくのが基本です。

具体的には、まず人の体質や体調を決める前述の3要素ごとに、それが不足しているのか（－）、滞っているのか（＋）を見て、タイプ分けしていきます。加えて、冷えているか熱を帯びているかでも、体質や体調のタイプをチェックします。

これらのうち、**気・血・津が足りないマイナスの状態のことを「虚証《きょしょう》」と言い、逆にそれらが滞っているプラスの状態のことを「実証《じっしょう》」と呼びます**（実証には、冷えや熱など外界の要因が体に影響している状態も含みます）。

不足している虚証の場合には、足りていない要素を食薬や漢方薬、鍼灸治療、ツボ押しなどで補います。逆に滞っている実証の場合には、滞っている要素を巡らせて排出させる食べものをとったり、同じ効果を持つ治療をおこなったりするわけです。

4

体質には8つのタイプ（証）がある

体質・体調の種類を知る

中医学、あるいは食薬で意識すべき体質・体調のタイプ「証」について、さらに詳しく理解していきましょう。

まず、「虚証」には4つのタイプがあります。

「気虚《ききょ》」タイプは、気、つまりエネルギーが足りない状態のこと。息切れや疲れやすさ、めまい、自汗《じかん》（昼間、安静時や少し動いただけのときでも発汗する）といった症状が出がちです。

「血虚《けっきょ》」タイプは、貧血のように血が足りない状態です。顔など皮膚や唇《くちびる》の色が白っぽくなったり、皮膚が乾燥してかゆくなる、目が乾燥してかすむなどの症状が出やすいタイプです。

3つ目の要素の「津」、つまり水分が足りないと、熱が体にこもりがちになるのですが、このタイプを「陰虚《いんきょ》」と言います。手のひらや足の裏がほてる、寝汗をかく、不眠などの症状が特徴的です。

そして、体を温める力がないために体が冷えた状態は「陽虚《ようきょ》」というタイプです。冷えや下痢、夜間の多尿や腰痛、不妊症などが起こりやすくなります。

「実証」にも4つのタイプがあります。

気が滞った状態の「気滞《きたい》」タイプでは、おなかが張ってゲップが出たり、イライラしたり、気持ちが落ち込みやすくなります。

「血瘀《けつお》」タイプは、血が滞った状態のこと。サメ肌（皮膚がサメの皮のようにザラザラする症状）で化粧ノリが悪い、月経血が暗赤色で血の塊が出る、シミ・ソバカス、舌の裏の静脈が紫色に腫《は》れるなどの症状が出がちです。

「津＝水分」が滞った状態の「痰《たん》・湿《しつ》・飲《いん》」タイプは、むくみや軟便、鼻水や痰《たん》、女性のおりものが増えるなどの症状が特徴的です。

最後に、水が熱を帯びて滞った状態の「熱痰《ねったん》・湿熱《しつねつ》」タイプは、黄色くネバネバした目ヤニや痰、女性のおりものなどの分泌物が出たり、大便のにおいがきつくなるなどの症状があらわれやすいタイプです。

8つの「証」の分類を左の図に、さらに各タイプの特徴を28〜31ページにかけてまとめてあります。ご自分の証をセルフチェックするときの参考にしてください。

東洋医学式、8つの体質の主な症状

ー 虚証（不足）		実証（滞り） ＋
気虚 疲れやすい、息切れ、力が入らない、めまい、ちょっと動いただけで発汗、やる気が出ない	**気**	**気滞** イライラ、落ち込み、おなかが張る、おなら、ゲップ
血虚 顔など皮膚が青白い、乾燥	**血**	**血瘀** サメ肌、シミ・ソバカス、刺されるような痛み、舌の裏の静脈が紫色に腫れる
陰虚 ほてり、不眠	**津**	**痰・湿・飲** むくみ、鼻水、多量のおりもの、重だるい、締めつけられるような痛み
陽虚 冷え、下痢、不妊症	**熱**	**熱痰・湿痰** 黄色く粘り気のある目ヤニや痰、おりもの

気不足（気虚）

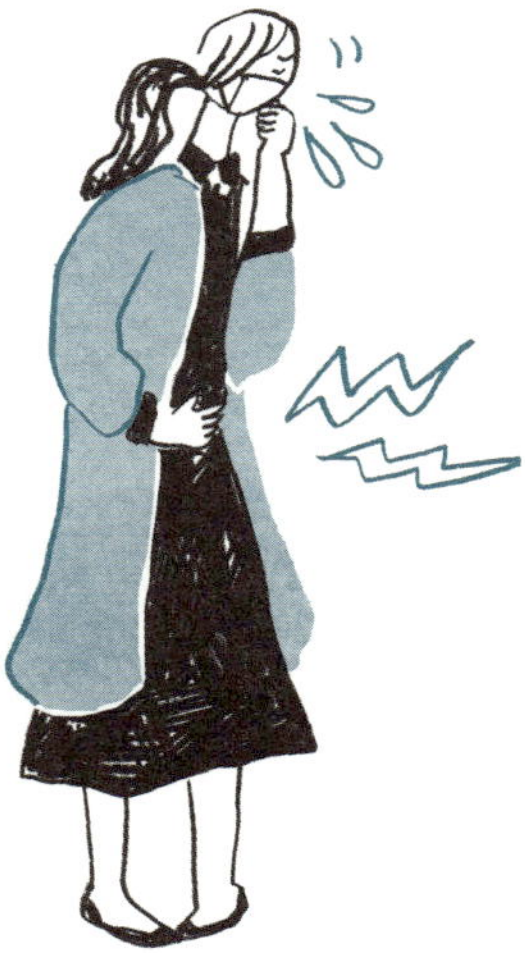

- 気力が出ない
- 体に力が入らない
- 風邪をひきやすい
- 胃腸が弱い（食欲不振）
- 日常のちょっとした動作で汗をかく　など

胃腸の働きが弱っていて、気・血・津をつくり出す力が少なく活力不足。甘いものの食べすぎや、冷たいもののとりすぎは、胃腸に負担がかかるので注意を。

血不足（血虚）

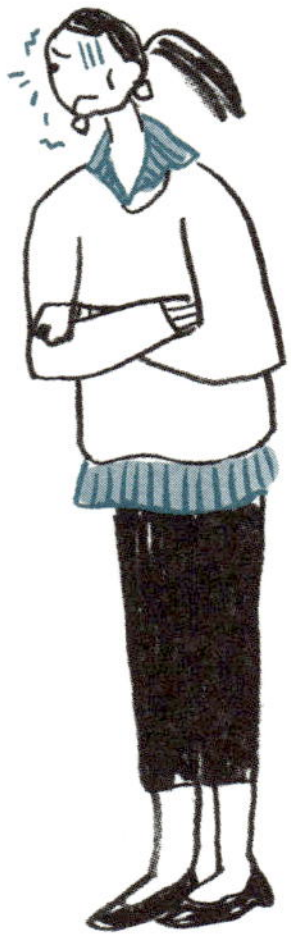

- 不眠
- 顔色や爪が白い
- 体の震えや痺《しび》れ
- 足がつりやすい
- 肌が乾燥気味　など

女性では、生理の血量が少なく、色が薄い。血が体内に十分行きわたらないため、各部位が栄養不足に。血のもととなる食材をよく食べましょう。

水分不足（陰虚）

- 感情が高ぶる
- 不眠がち
- 手のひらや足の裏がほてる
- 口や喉が乾く
- 便秘気味（コロコロ便） など

水分が足りないために熱がこもり、体内が乾燥気味に。過労や睡眠不足、辛いものの食べすぎや、アルコールのとりすぎが原因なので、これらの解消を心がけて。

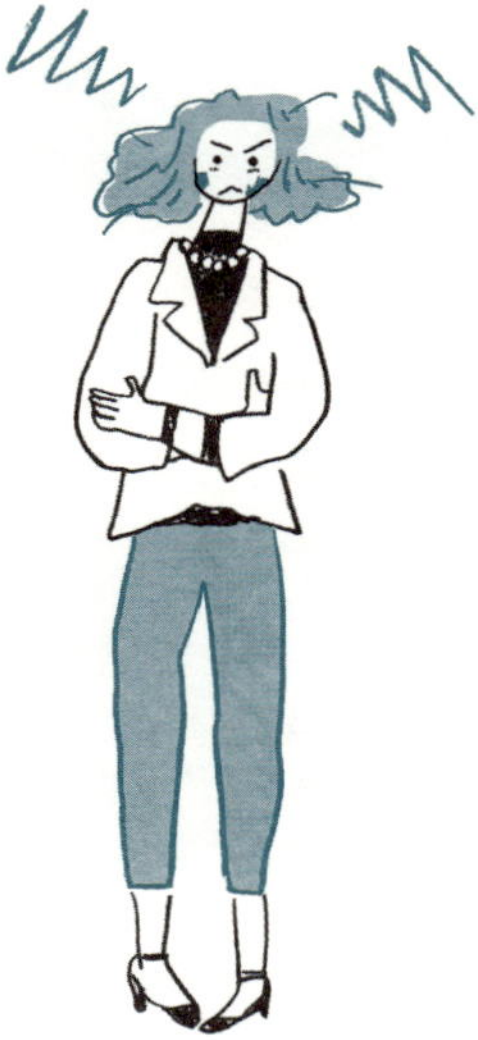

温める力不足（陽虚）

- 冷えが強い
- 腰痛
- 下痢
- むくみやすい
- 夜間多尿 など

温める力が弱いために、体が冷えてむくみがち。体を温めて、体を冷やすような刺身、生野菜などはあまり食べないようにしましょう。

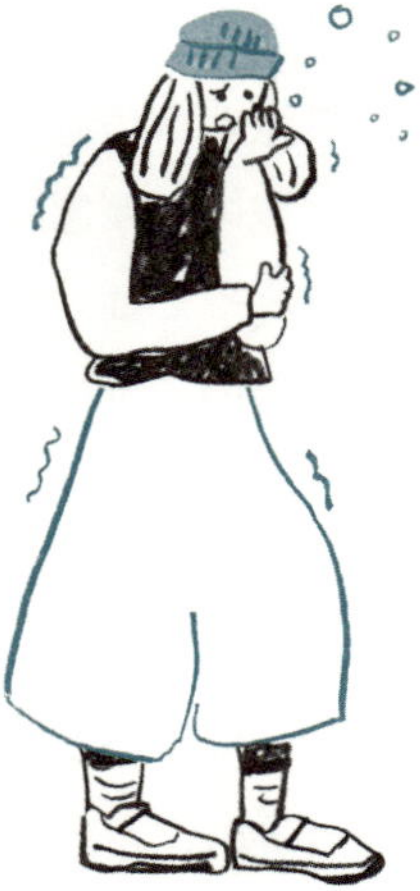

気の滞り（気滞）

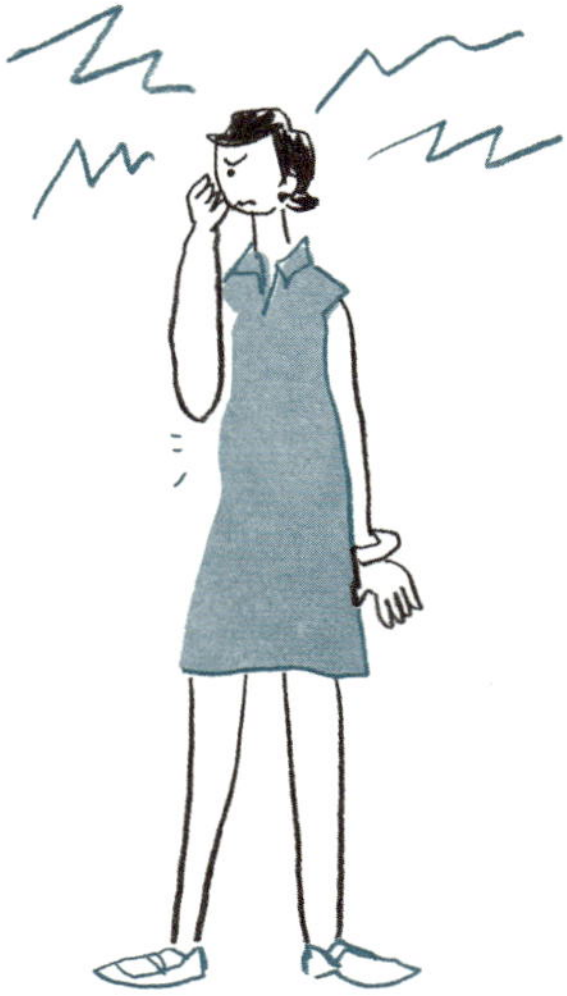

- イライラしやすい
- 生理前に胸が張る
- おなかが張っておならが出る
- 顔がほてる　など

気の巡りが悪く、ストレスや抑うつ感、心配ごとがあるときは、どうにもならないことについては考えないようにしましょう。柑橘《かんきつ》類の香りを嗅いだり、アロマなどを利用してリラックスを。

血の滞り（血瘀《お》）

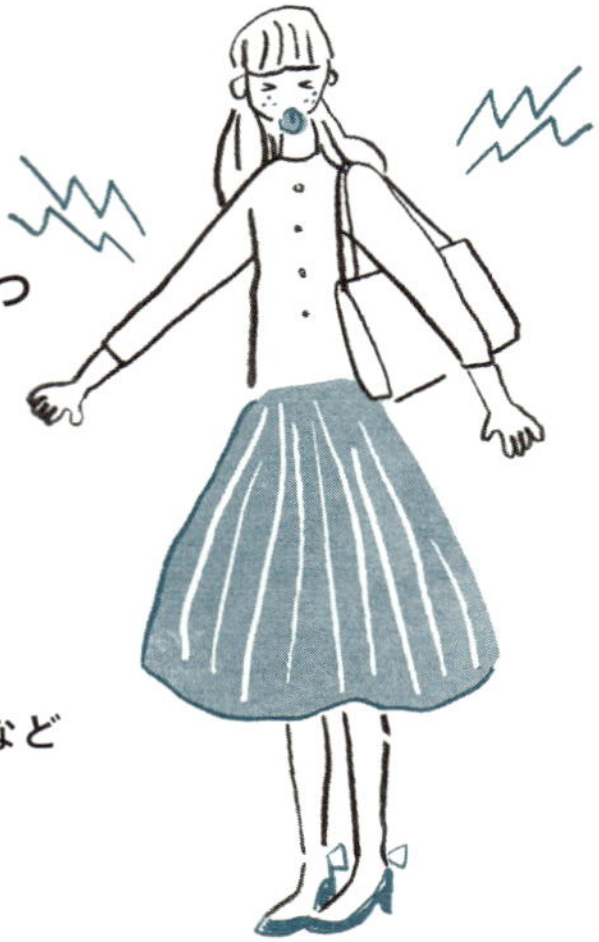

- 舌の裏の静脈が紫に腫れている
- サメ肌で化粧のりが悪い
- くすみ、しみやそばかすが目立つ
- 皮膚に赤い糸のように毛細血管が浮き出ている
- 月経血が黒く、塊が入っている
- 体に痛みがある場合、刺されるように痛いと感じる　など

血の巡りを導く気が不足しているか、滞っており、血の巡りが悪い状態です。積極的に運動をしましょう。

水分の滞り（痰・湿・飲）

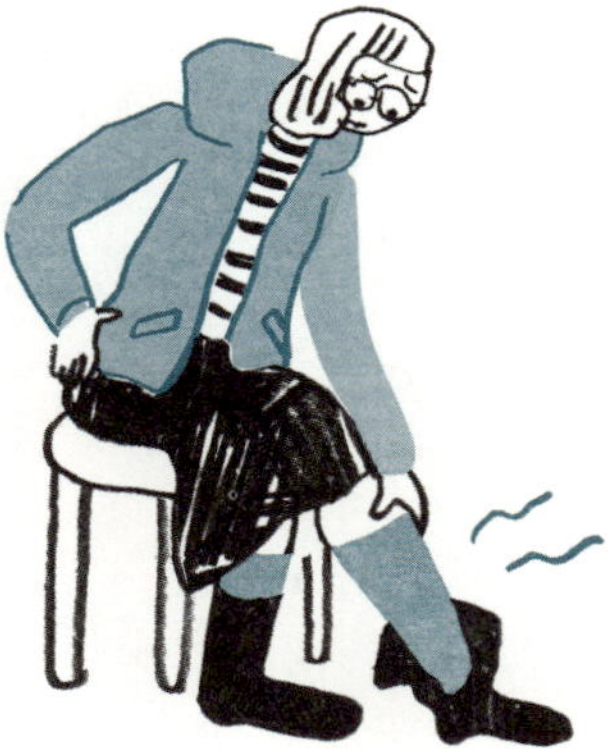

- **朝起きるとムカムカする**
- **車酔いしやすい** ● **むくみ**
- **関節に水が溜まる**
- **下痢・軟便**
- **体が重い、だるい**
- **いくら寝ても眠い**
- **白か透明の鼻水・痰、花粉症** など

気の不足により水分の巡りが悪く、体内に水分が過剰に蓄積します。水太りの傾向がありますから、甘いものや果物をとりすぎず、適度な運動を心がけましょう。

熱＆水分の滞り（熱痰・湿熱）

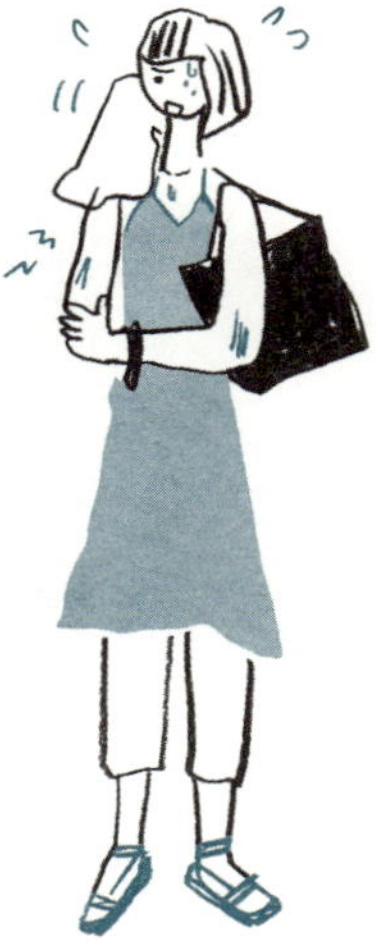

- **暑がりで汗っかき**
- **鼻水、痰、おりものが黄色い**
- **排泄物が臭い**
- **吹き出もの・炎症が出やすい**
- **熱感をともなう皮膚のかゆみ** など

水分が滞り、熱を帯びてドロドロした状態で体内に蓄積しています。甘いものや辛いもの、脂っこいもの、アルコールは控えるようにしてください。

5

セルフチェックで、いまの「証」を診断してみよう

「証」はひとつだけとは限らない

食薬の考え方に沿って献立を組むときには、そのときそのときの自分の「証」、つまりは、その時点での「ボディバランス」をみずから把握することが必要です。

本当は、中医学の心得がある医師などに診てもらうのが理想ですが、それでは日常生活にとり入れることができません。そこで、ここではより簡易的に証のセルフチェックができるチェックシートを紹介します。

1枚ページをめくって、34〜35ページで内容を確認してください。左側（35ページ）のチェックシートで導き出した数字を、右側（34ページ）のボディバランスチャートに記入し、点と点をつないで8角形をつくります。

8角形の中でもっとも飛び出しているところが、そのときの「証」、つまり体質や体調のタイプになります。

また、「証」はひとつだけとは限らず、左に示した「チャート1」のように複数あるケースも多く見られます。

8タイプのバランスがとれていない状態（チャート1）と、
バランスがとれた健康的な状態（チャート2）

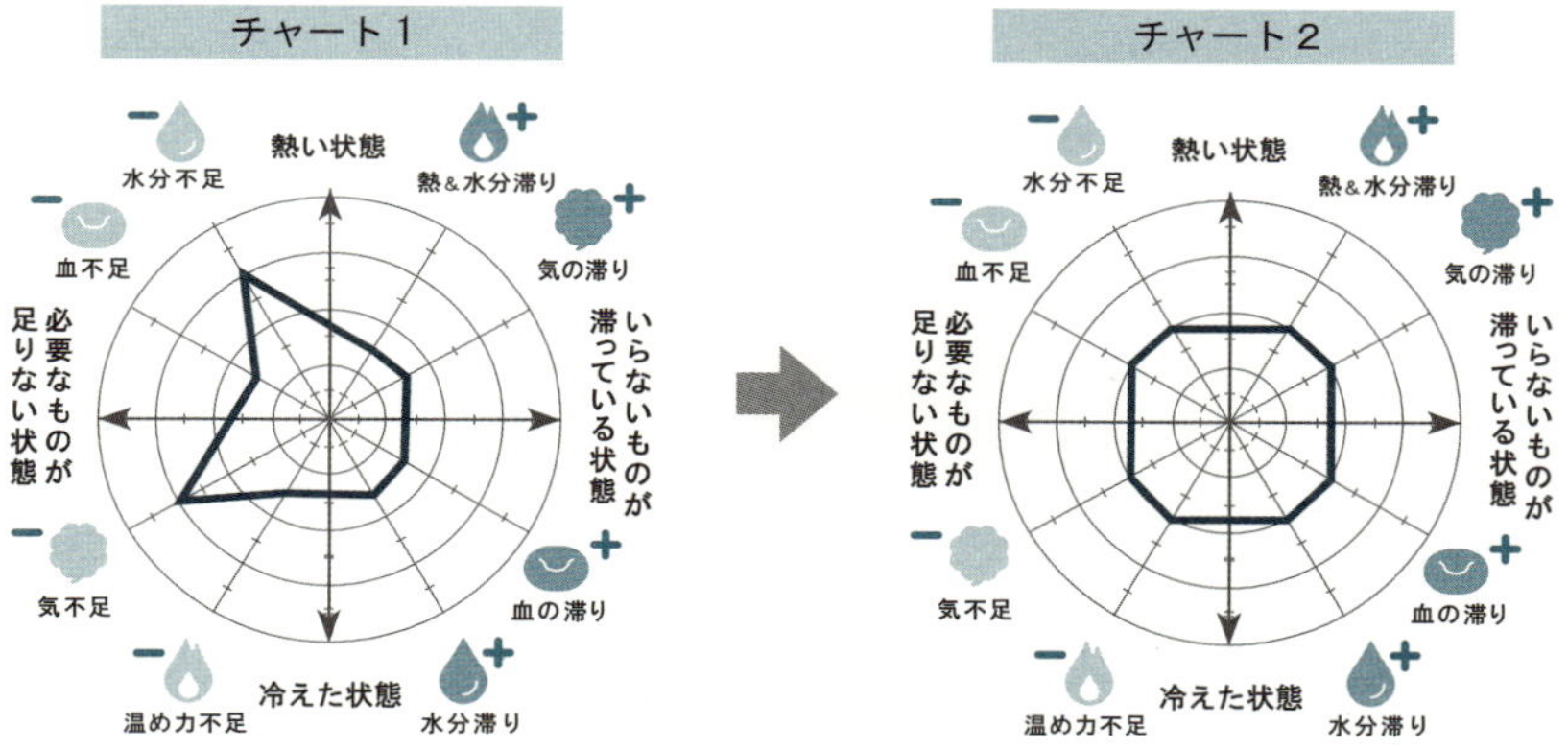

なお、「チャート2」のように8タイプの点数が少なく、描かれた8角形が正8角形に近い形になっていると、非常に健康的な状態と言えます。ただ、なかなかそうはなりません。

逆に「チャート1」のように、描かれた8角形の形が大きく崩れていると、なんらかの不調が出ている状態だと言えます。

ちなみにこの例では、水分（津）と気が不足しているため、「気虚」かつ「陰虚」というふたつのタイプが見て取れる、というわけです。

ボディバランスは、気候や体調、心理状態、飲食物、環境など、さまざまなことで日々変化します。月に1回程度はセルフチェックし、そのときどきの「証」に合わせた食事をとるように心がけましょう。

ボディバランスチャートで体質チェック！

● ボディバランスチャートをご記入ください

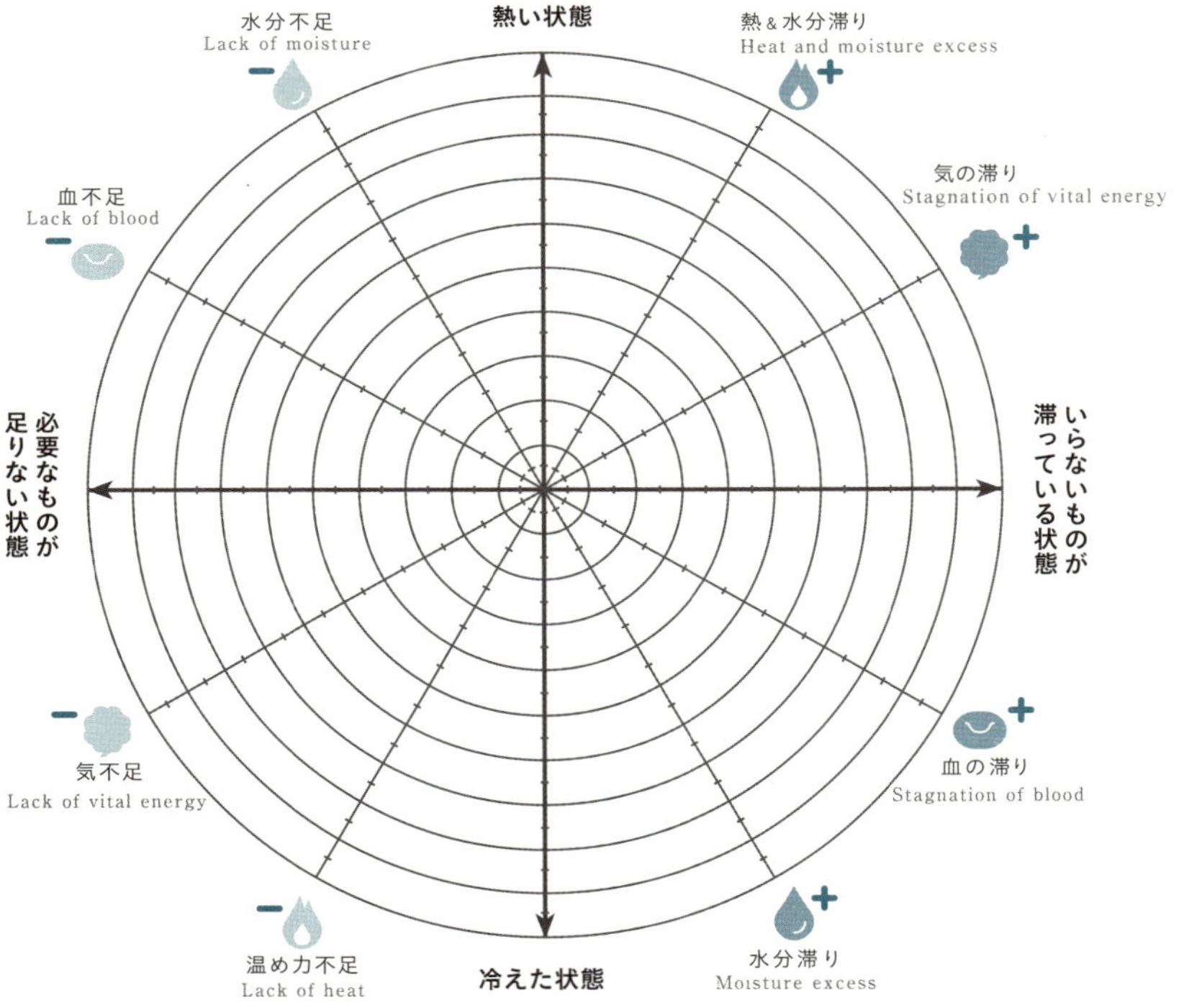

● チャートの見方

算出した数値に合わせて目盛上に点をうち、最後に8つの点同士をつなぎます。
8角形のもっとも飛び出している部分にボディバランスの偏りがあらわれるので、
ツボ押しや食薬、タイチエクササイズで、その状態を改善していきましょう。

年　　月　　日　お名前

体内の気血熱のバランスをセルフチェックして「ボディバランス」を記録しましょう。
体の状態に合わせて食薬を取り入れることで、健康な体に近づきます。

チェック方法
チェック項目で該当する設問の横列にある数字すべてに○をつけます。
チェック後、縦列ごとに○をつけた数字の合計値を出し、右のチャートに記入します。

チェック項目								
胸やおなかが張って苦しくなることが多い				1	3		1	1
イライラしやすく怒りっぽい	2		1		3			1
不眠になりやすい	2	3	1		3	1		1
皮膚に吹き出物や化のうがよくできる								2
よく尿が濃い黄色になる	1							2
肩がこりやすい					3	3	1	1
唇や歯ぐきの色が紫に近い						3		
頭が重く感じられることが多い			1				3	1
雨の日や湿度の高い日は体調が悪くなりがち							3	1
皮膚が乾燥してカサカサしている	1	3				2		
舌のふちがギザギザになっている			3	1			2	1
舌苔（舌のコケ）がびっしりついていて厚みがある							3	2
舌の裏側の静脈が太くふくらんで見える						3		
食欲がなく胃もたれしやすい	1		3	2	2		2	1
下痢や軟便になることがよくある			3	1	1		1	1
よく腰やひざに疲れや脱力感を感じる				3			1	1
むくみを感じることが多い			1	3	1	1	2	1
髪の毛が細くパサつきやすい	1	3	1	2				
目の疲れや乾燥を感じやすい	2	3						
筋肉がけいれんしたり、つりやすい	1	3		1	1		1	1
ほてりやのぼせを感じる	3				2	2		1
疲労時や夜に、よく手のひらや足の裏が熱くなる	3							1
合計								

監修／関 隆志（医学博士）

6 舌の状態からも体調ははかれる

セルフチェックと組み合わせて詳しく確認

前項のセルフチェックのほかに、舌の状態からも現在の体調を推し量ることが可能です。舌は健康状態に敏感で、日によっても時間によっても状態が変わります。そのため、毎朝の洗顔のついでに、あるいは食後の歯ブラシのタイミングなどに、べーッと舌を出して手軽に自分の体調を確認するのに適しています。

定期的にチェックして、何か変化があれば、前項のセルフチェックを使ってさらに詳しく確認してみる、という習慣を身につけるのがおすすめです。

なお、舌をチェックするときには、次の3つのポイントに注意してください。

①できるだけ自然光で観察する。蛍光灯では青っぽく、白熱電球では黄色っぽく見えます。

②チェック前に、色の濃いチョコレートや飴のような食べもの、コーヒー、お茶のような飲みものを摂取すると、舌に色が付くため控えるようにします。

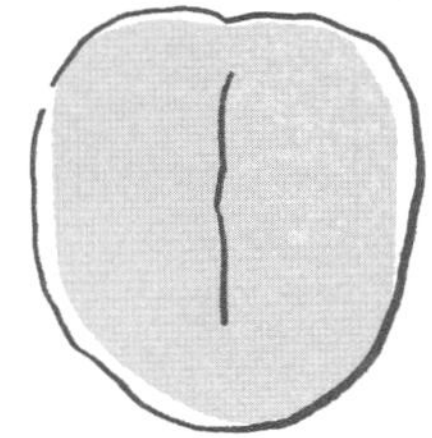

白っぽい

血不足（血虚）など。薄く白い正常な苔。舌の色が白っぽい。

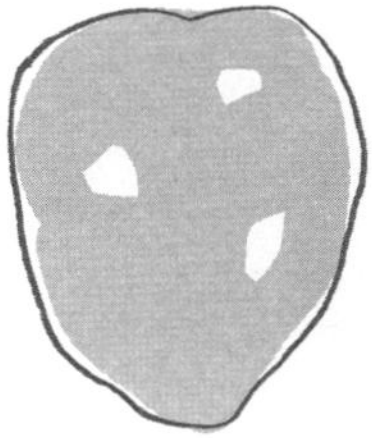

苔の一部がはげ落ちている

気の不足（気虚）、あるいは気虚と血の不足（血虚）や水分不足（陰虚）が同時にある。

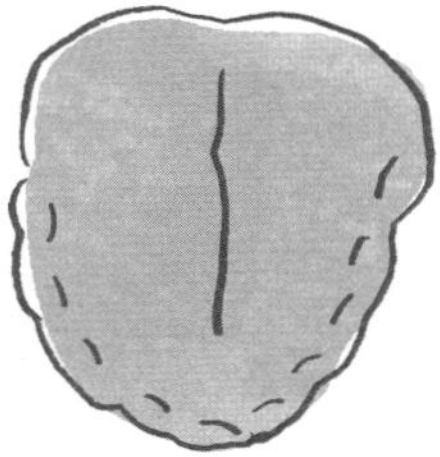

歯形がついている

気不足（気虚）など。歯形がついている。むくんで大きい。

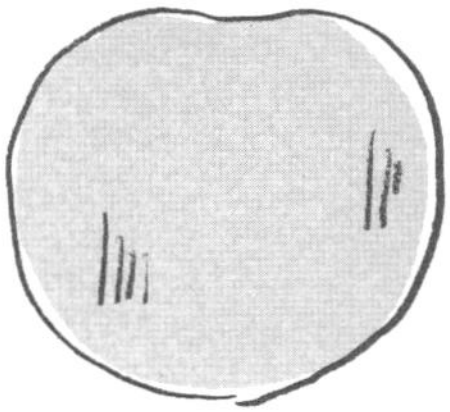

べたべたしている

水分の滞り（痰·湿·飲）など。白く厚く湿った舌苔（痰湿）。

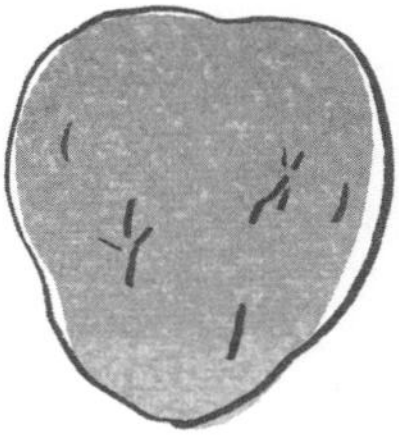

赤くて亀裂がある

水分不足（陰虚）など。舌の色が赤く亀裂がある。苔がない。

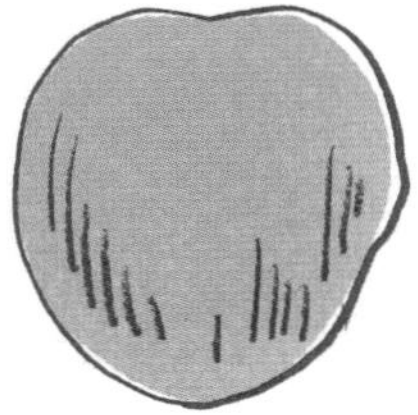

黄色い

熱＆水分の滞り（熱痰・湿熱）など。舌苔の色が黄色い。

③口臭予防のために舌を歯ブラシで磨く際に、舌の苔《こけ》をとりすぎない。

どこを見るのか？

舌のチェックのときに見るべきポイントは、舌の形、色、舌の上にのっている苔の色や量、舌裏の静脈の見え方などです（上の図も参考にしてください）。

正常な舌は薄い紅色をしていて、白く薄い苔があり、適度に潤っています。はれぼったくも、薄っぺらくもなく、ほどよい厚みがあります。

もし舌の色の赤みが全体的に強くなっていれば、熱症状や、「血」や「津（＝水分）」が不足した状態を疑います。色が全体に淡くなっていれば、「気」や「血」が少ない状態。あるいは紫色に近ければ、冷え症状や、「血」が滞っている状態にあることが多いです。

舌の苔は、体液、つまり津液の量にある程度比例します。苔の色が変わったり、乾燥したり、はがれたりといった状態も、体のバランスが崩れている証拠です。

たとえば、厚い苔は「津（体液）」が滞ってむくみや鼻水などがある状態で、少ない苔は「血」や「津」が不足して貧血や脱水のような状態です。

特に、津が滞る「痰・湿・飲」のタイプだと、ひっかくと溝ができるぐらいに苔の厚さが増して、舌がむくんで周りの歯があたり、舌の側面に歯形がついたりすることもあります。

なお、成人で健康な舌を保っている人を見つけるのはなかなか大変ですから、健康な舌は、赤ちゃんや子どもの舌を基準にするとわかりやすいでしょう。

目で見てわかる情報をフル活用しよう

ここで紹介した舌のチェックのように、いつも健康でいるためには、自分の体が毎日、どう変化しているかを把握することが大切です。

ふだんの会話の中で「顔色が青白いよ。体調は大丈夫?」などと言うことがありますね? このように、目で見てわかる情報を、その人の健康状態のチェックに役立てることを中医学的では「望診《ぼうしん》」と言います。

たとえば顔などの皮膚や、目やになど各種の体液(浸出液)が赤みがかっていたり、黄色っぽくなっていたりするときには、体液の滞りが熱を帯びている「熱痰・湿熱」になっていることが多く、一方で白や透明、青色や黒色に見えるときには、熱が足りず冷えがある「陽虚」のタイプになっていることが多いです。

同様に、目は「肝」、耳は「腎」、鼻・のどは「肺」の異常を反映することが多く、セルフチェックの際の参考になるでしょう。たとえば、目が赤ければ肝に熱がある可能性があり、黄色い鼻水や痰が出るときには、のどや体が熱くなるような風邪をひいていたり、肺に熱がこもっていたりする可能性があります(ただし、ここで言う「肝」「腎」「肺」は、このあと説明する「五臓六腑《ごぞうろっぷ》」のことで、西洋医学で言う「肝臓」や「腎臓」、「肺」などとは違うものであることは、あらかじめ認識しておく必要があります)。

いずれにせよ、姿勢、歩き方、表情などが心身の状態を反映するのと同じように、体の各部位の色も心身の状態によって変わります。

自分の体調や体質を把握しようとする際には、舌に限らず、そうした目で見える体の情報にもヒントが隠れていますから、大いに意識を向けるようにしてください。

7

中医学で言う「五臓六腑」とは？

「五臓六腑」が指しているところ

おいしいものを食べたり飲んだりしたとき、「五臓六腑《ごぞうろっぷ》にしみわたる」などと言いますね。あの〝五臓六腑〟って、どこのことなんでしょうか？

――じつは、これは中医学からきた言葉です。

具体的には、まず「五臓」とは、「心《しん》・肺《はい》・脾《ひ》・肝《かん》・腎《じん》」の5つを指しています。

ただし、ここで注意が必要です。現代医学の内臓と同じ漢字が使われていますが、中医学で言う「五臓」は、現代の西洋医学が示す内臓・臓器とは必ずしも一致していません。ここは誤解しやすいので気をつけてください。

そもそも中医学の「五臓」や「六腑」は、必ずしもひとつの臓器だけを指す言葉ではありません。単独の内臓や臓器を指すこともありますが、むしろ、人体が持つ特定の「働き」や「機能」を指す言葉・概念だと理解してもらったほうがいいでしょう。

たとえば「心」であれば、心臓を含む血液を循環させる働きと、脳の精神や意識に関する機能などをまとめて指す言葉とされています。

同様に、「肺」は呼吸器の働きと、鼻、喉、皮膚などの機能も含んだ概念だとされ、全身の水分の分布を調整するとも考えられています。

「脾」は、胃や腸などのように飲食物を消化し、その栄養を全身に行きわたらせる消化器の働きと、体液を循環させる働きを示すと考えられています。

「肝」は、血液を蓄《たくわ》え、その分布を調整する働きがあります。さらに、精神的な緊張や怒りの感情に敏感に反応するため、肝の機能が低下するとストレスが溜まりやすくなったり、逆にストレスが溜まることで、肝の機能も低下すると言われています。

五臓最後の「腎」は、尿を作るだけではなく、成長・発育・生殖など人体の重要な機能をつかさどるとされています。臓器で言えば腎臓です。腎の調子が悪いと、足腰が弱ったり、耳がとおくなったり、もの忘れをしたりと、老化にともなって見られる症状があらわれるとされます。


次に、「六腑」についても確認しておきます。

六腑とは、「小腸・大腸・胃・胆《たん》・膀胱《ぼうこう》・三焦《さんしょう》」の6つのことで、総じて飲食物や体液などの通り道を指しています。

これらのうち、「胆(胆嚢)」「胃」「小腸」「大腸」「膀胱」の5つについても、言葉からイメージされる現代医学の臓器と、かなり似たものを指しているだけでなく、その他の働きも含んだ言葉・概念ですから、その部分は間違わないでください。

6つ目の「三焦」だけは、聞きなれない言葉でしょう。

「三焦」は、ふたつの意味で使われます。

ひとつは、全身の働きのコントロール、あるいはリンパなど体液が循環する部位という意味。

もうひとつは、どこかひとつの臓器を表すのではなく、次ページの図のように、上焦・中焦・下焦の3つのゾーンの総称として、「体全体」をあらわす言葉として使われます。「上焦」は体の横隔膜《おうかくまく》より上の部分、「中焦」は横隔膜からヘソまで、「下焦」はヘソより下の部位を指しています。

左の図に、五臓六腑をつかさどる各臓器のおおよその位置とその役割を示していますので、参考にしてください。

五臓と六腑はすべてつながっている

なお、中医学では、「こうした全身の臓器は、すべてがほかの部位と互いに影響を及ぼし合っている」と考えています。現代医学では、ようやくこうした研究が始まっています。

五臓六腑をあえて臓器にあてはめてみると…

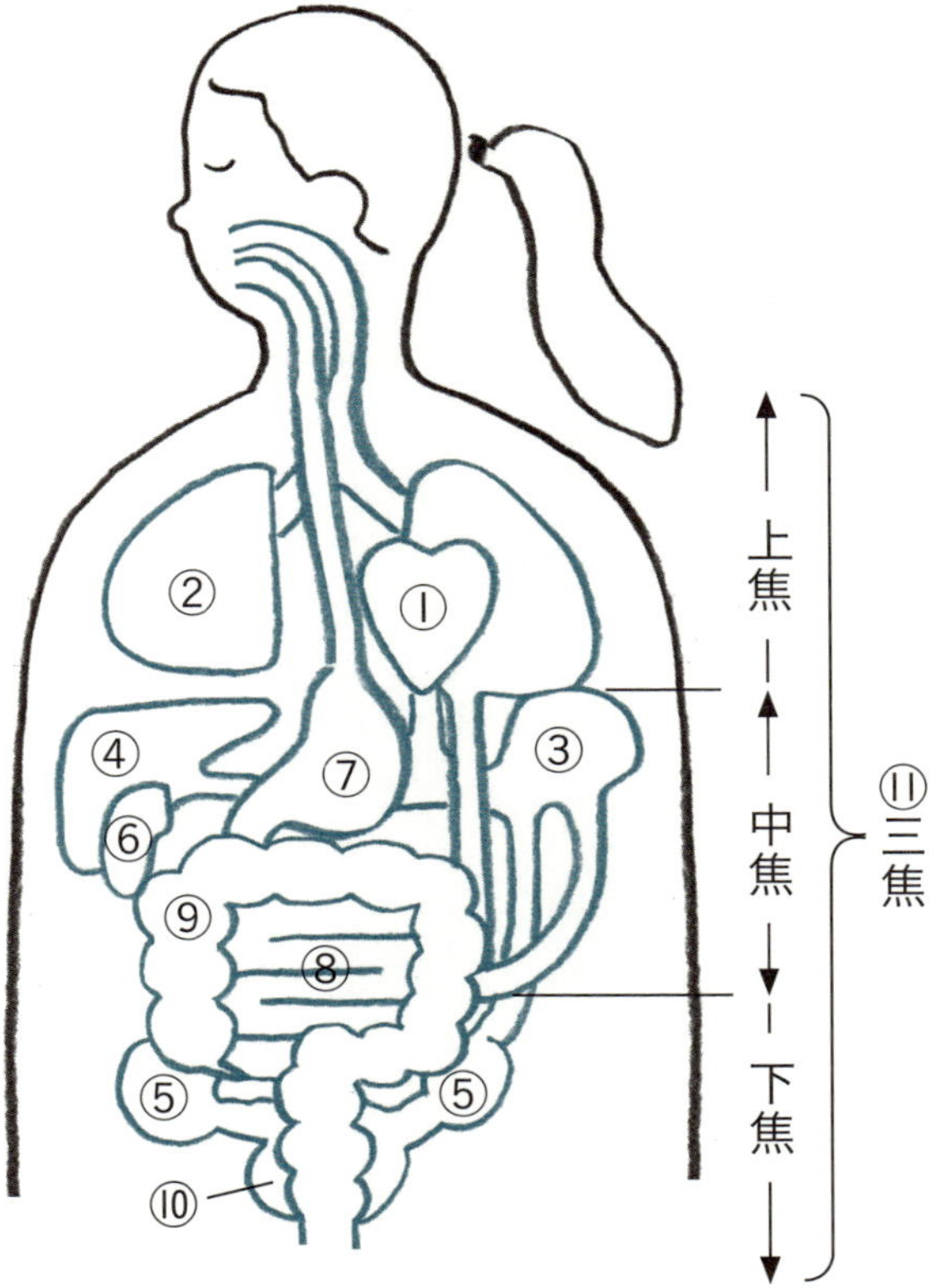

①心…五臓六腑を統括。全身に血を巡らせ、思考や意識などの精神活動を制御。
②肺…呼吸によって自然界の気をとり込み、水分を全身に行きわたらせる。
③脾…消化と吸収をおこない、気、血、水分の素を心と肺に送る。手足を強くする。
④肝…血を貯めて全身の血量調整。消化吸収促進。情緒コントロール。
⑤腎…成長・発育・生殖をつかさどり、全身の水分代謝を調節。呼吸にも関係している。
⑥胆…胆汁を貯蔵、排出して、脾や胃の消化を助ける。決断したり勇気を出すときにも関与。
⑦胃…脾とともに飲食物の消化、吸収をおこない、栄養を全身に送り出す源となる。
⑧小腸…胃から送られてきた飲食物から不要なものを大小便に分ける。
⑨大腸…小腸から送られてきた不要物から水分を吸収し大便とし、肛門から排泄する。
⑩膀胱…肺、脾、腎、三焦の働きで、全身で利用された水分が集められ排泄される。
⑪三焦…全身の働きを統括して、気・水分を全身に配布し、水分代謝を円滑にする。

「五行《ごぎょう》」という概念があり、それによれば自然界のものすべてには異なる5つの性質があり、それらが互いに影響を与え合って、世界が形づくられているとされます。もちろん体の中の臓腑にもその影響は及び、五臓や六腑にも、左の図に示したように5つの性質が存在し、それぞれが影響を与え合っていると考えるのです。

なお、お互いへの影響は、図に示した矢印の方向におこりやすいとされています。中心の星型の矢印は抑制するような影響、周囲の円形の矢印は促進するような影響を与えると考えられています。

また、このように五臓六腑それぞれがお互いに影響し合っているので、何か異常がおこったときには、ひとつの臓腑の症状だけがあらわれることは少ないとも考えられています。

具体的に見てみると、たとえばイヤなことがありストレスが溜まって「肝」の働きが乱れると、胃腸の消化、吸収の働きをつかさどる「脾」も影響されて乱れ、食欲がなくなったりします。また、「肝」の働きの乱れから熱を帯びると、目が赤くなったり、「脾」と密接な関係にある「胃」に影響して異常に強い食欲がおこることもあります。

あるいは、「心」に問題がある場合は、「心」自身の血液循環機能が乱れて舌や顔色が悪くなったりしやすいのと同時に、「肺」に影響して、咳が出たり呼吸が苦しくなったりしやすい、というわけです。

五臓の関係

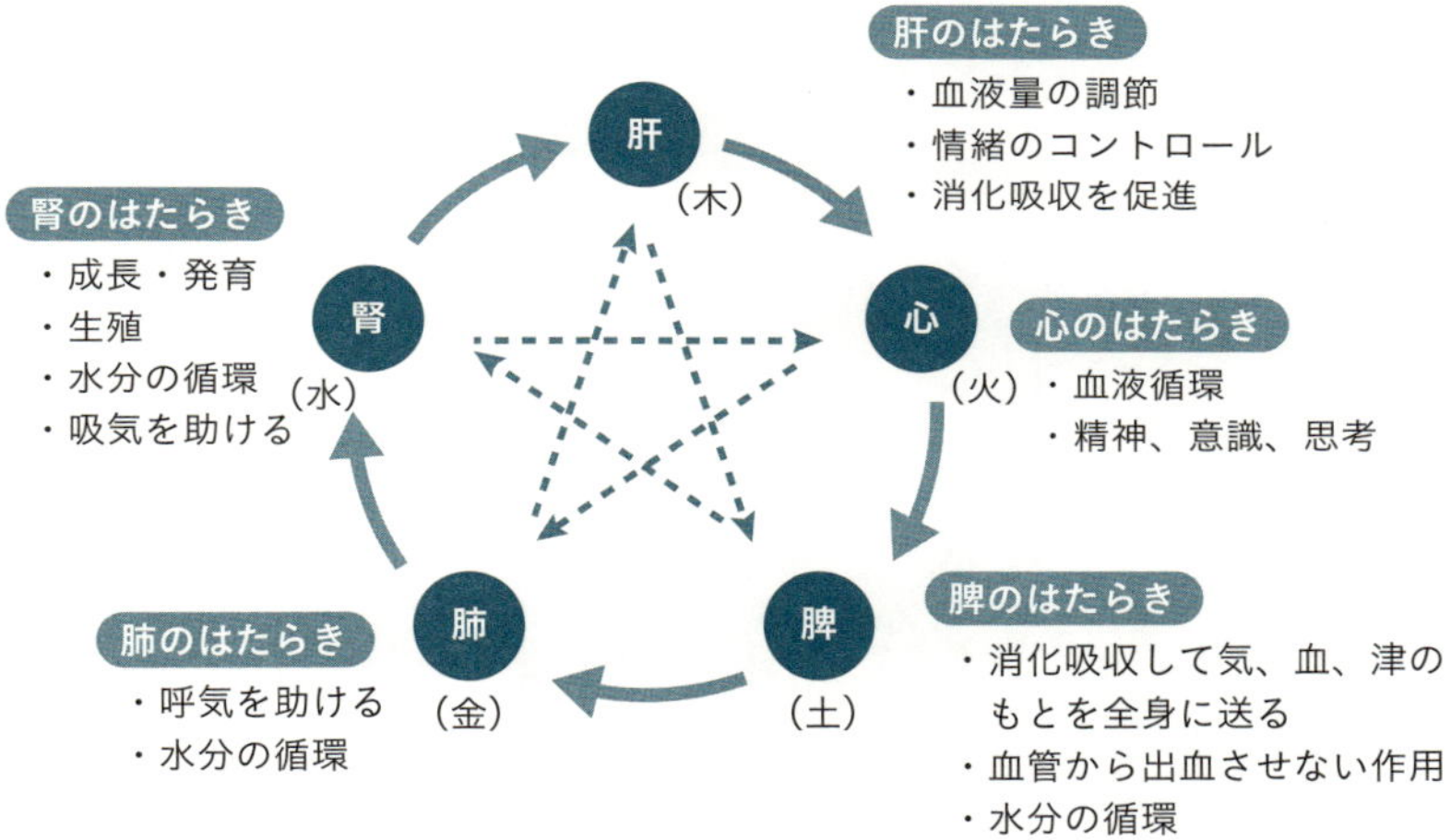

2017~2018年にかけて放映されたNHKの番組「NHKスペシャル　シリーズ人体　~神秘の巨大ネットワーク~」でも、臓器同士がお互いに情報をやり取りしていることが最近わかりはじめてきたことを伝えていました。

中医学は大昔から、そうした内臓同士の相互関係をある程度理解していた、と言うこともできるのかもしれません。

この節の内容は、正直ちょっとハイレベルなのですが、中医学におけるこうした内臓機能の考え方がわかると、自分の体調や体質をセルフチェックするときにも、さらにその精度が上がるはずです。

8 病気を引きおこす3つの原因

外因、内因、不内外因

中医学が〝病気の原因〟をどのように考えているかも把握しておきましょう。病気を引きおこす要因として、中医学では「外因《がいいん》」「内因《ないいん》」「不内外因《ふないがいいん》」の3つを挙げています。

このうち、最初の「外因」とは、外界の気温・湿度・風の変化など、物理的な環境変化を指す言葉です。

変化には「風《ふう》・寒《かん》・暑《しょ》・湿《しつ》・燥《そう》・熱《ねつ》（火《か》）」の6つがあるとされ、これらは自然の引きおこす気候変化で、「六気《ろくき》」と呼ばれます。

「六気」には万物を育《はぐく》む働きがある一方で、人体に悪さを働くこともあり、この場合には「六淫《ろくいん》の邪《じゃ》」という名前で呼びます。風邪ひきや感染症がおこるのは、この六淫の邪が原因であると考えられています。

順番に見ていきましょう。

「風」は、主に春に強い影響を及ぼします。ただ、それ以外の時期でも年間を通じてあらわれ、六淫の邪の中でも、もっとも頻繁に病気を引きおこす原因になると言われています。発病が急で、頭痛や鼻づまり、喉の痛みなどを呼び寄せます。

「寒」は、冬に一般的な寒さのことです。冬以外でも、雨に濡れたり、汗をかいたあとに冷えたりすると、寒の邪を受けやすくなります。寒気や発熱がおこり、嘔吐《おうと》、下痢《げり》や痛みなどの原因になります。

「暑」は夏の暑さのこと。高熱や大量の汗、息切れや脱力感などを引きおこします。

「湿」は湿り気のことで、特に日本では梅雨《つゆ》の時期におこります。しばしば「脾」の消化吸収の働きに悪い影響を及ぼし、下痢や粘性の便、尿量減少、むくみ、おりものの増加、体の重だるさなどの原因になると言われています。

「燥」とは乾燥のことで、主に秋に影響を及ぼします。鼻や口、のど、毛髪などの乾燥、皮膚のかさつき、空咳などを引きおこします。

「熱（火）」は、職場環境が暑いなど、夏以外に発生する外部環境の暑さと、六淫の邪が長く体内にとどまったり、強い怒りなど激しい情緒の変化などで体内に生じる熱のことです。目の充血や歯ぐきの腫《は》れ、高熱、不眠、疲労、脱力などの原因になりかねません。

これらが、病気を引きおこす6つの外因、「六淫の邪」です。

「病は気から」そして「気は病から」

次に「内因」を確認しておきましょう。内因とは、体に影響を与えるほど強い感情の変化のことを言います。まさに「病は気から」ということです。

「喜《き》、怒《ど》、思《し》、悲《ひ》、憂《ゆう》、恐《きょう》、驚《きょう》」の7つの感情を「七情《しちじょう》」と言います。

これらの感情が強すぎたり、長く続いたりしたときに、五臓六腑に影響を与え、体のバランスを崩す原因になるのです。

「喜」は、五臓の「心」に影響を与えます。喜びすぎると動悸《どうき》や不眠、不安などを引きおこします。

「怒」は、五臓の「肝」に関与します。怒りすぎると頭痛や目の充血につながります。

「思」は、五臓の「脾」に関係し、食欲不振や軟便につながります。

「悲」と「憂」は、五臓の「肺」に変調を引きおこします。よく出る症状には咳《せき》や息切れなどがあります。

「恐」と「驚」は、五臓の「腎」に影響を与えます。恐がりすぎると老化が進み、失禁や白髪が増えたりします。驚きすぎると、物忘れなどがおこります。

また、これとは逆に、五臓六腑の調子が悪いと、調子の悪い臓腑に関係の深い情緒

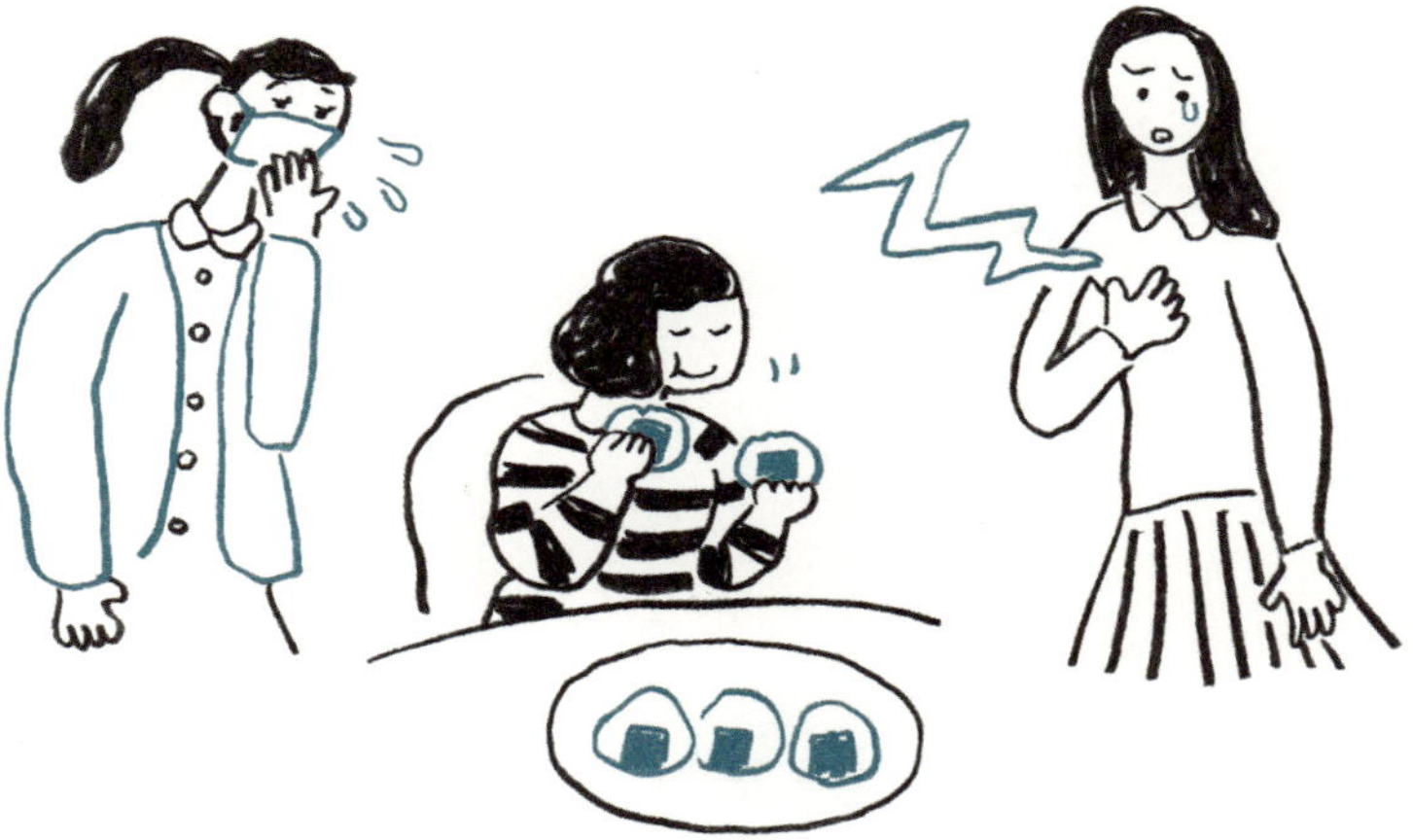

病の３つの原因。外因（自然界の温度や湿度の変化など）、内因（情緒の異常）、不内外因（食事の不摂生、過労、性交渉の異常など）。

の異常がおこります。たとえば「肝」が不調になると怒りっぽくなるなどです。

不摂生も病気のもと

最後に残った「不内外因」は、内因や外因以外の病気の原因のことで、主に生活習慣のことを指しています。

たとえば食べすぎ、飲みすぎ、偏食や、過剰な労働、ケガ、過労、性行為のしすぎ、運動不足などが挙げられます。

冷たいものや生ものを食べすぎると、ジメジメとした湿気が体内に溜まり、おなかが冷えて痛くなったり下痢を引きおこします。

あるいは辛いものを食べすぎると、胃や腸に熱がこもり、熱いものより冷たいものがおいしく感じたり、食欲が過剰になったり、便秘や口臭がきつくなる原因になります。

9

現代西洋医学とは見方・考え方が大きく違う

本人の感じている症状と反対のことをするのが中医学の鉄則

今までに何度も登場してきた「中医学」。西洋医学とはどう違うのでしょうか？

「体温計で測ったら40度も熱がある……」

こんなとき、ふつうは熱があるから、冷やそうと思いますよね？

しかし中医学では、40度だから熱があるという判断はしません。同じ40度でも、患者が「寒い」と言えば、「冷え」が原因だと推察して、温めたり、冷えをなくす食べものや漢方薬を飲んだり、同様の効果を持つ鍼灸治療をおこなったりします。

反対に患者が「熱い」と感じれば、その体感（そのときに感じている感覚）を重要視して、冷やす治療をおこないます。

このように、中医学と西洋医学とでは、同じ患者さんや症状に対して、治療方針が異なってくることが少なくありません。

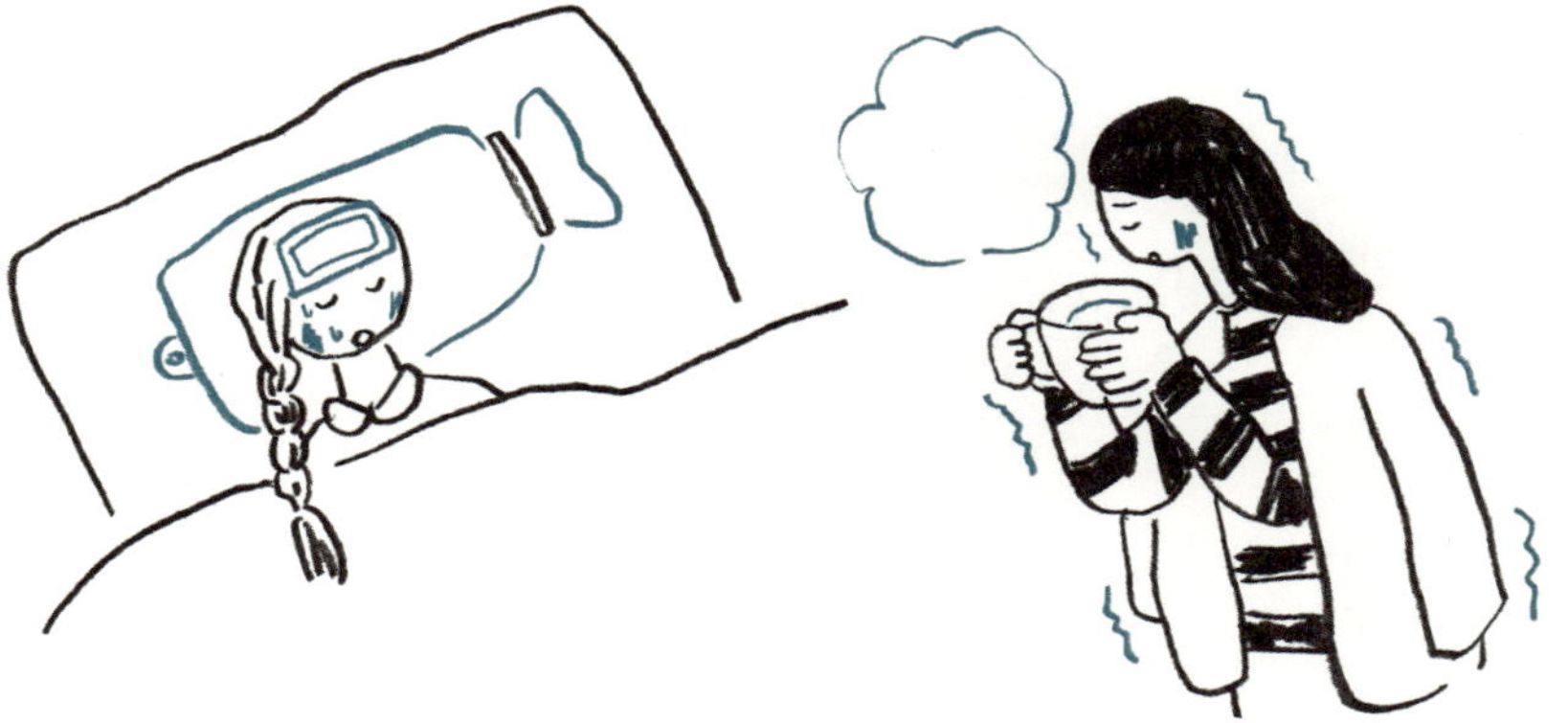

東洋医学的な治療法では、「暑い」と言っている人には、冷やす対応がおすすめ。「寒い」と言っている人には、温める対応がおすすめ。

中医学は、現代の西洋医学と比べ、人間を身体面、精神面のトータルで診るところが一番の魅力です。

たとえば、「心臓がドキドキする」という理由で病院に行くと、現代西洋医学の場合は、心電図をとって動悸を抑える処置をしてくれます。

しかし中医学の場合、動悸は心臓の不調だけが原因ではなく、たとえば「心配ごとなど、心の状態にも原因があるのではないか？」と考えるのです。

そのため、体の症状だけではなく、家族や職場の社会環境など、さまざまなことを聞き出し、それらを考慮したうえで診断をくだします。

中医学では、体は不調だけれど心は健康、また逆に、体は健康だけれど心は不調といったケースはあまりないと考えます。体に不調がある人は、心にも何かしらの不調を抱えている人が多いと考えるのです。

中医学と西洋医学とは見ている観点が違う

こうした中医学の診断の際、判断の材料を集める方法が、望診《ぼうしん》、聞診《ぶんしん》、問診《もんしん》、切診《せっしん》の4つの情報収集方法で「四診《ししん》」といいます。

「望診」とは、目で見て情報を得ることです。先ほどの舌チェックの箇所でも登場しましたね。

「聞診」は、音を聞いたり、においを嗅いで情報を得ること。

「問診」は、患者の体の状態だけではなく、心の状態や社会環境の話を聞いて情報を得ること。

「切診」は、脈やツボ、おなかに直接触って情報を得ることです。

中医学の医師は、この四診で患者の状態を診て、総合的に分析したのち、最終的な診断をくだして治療をおこないます。こういった診察方法をとることが、中医学が「体と心をひとつのものとして診る」と言われてきた所以《ゆえん》でしょう。

ちなみに、これら四診のうち、望診、聞診、問診の3つは現代西洋医学でもおこないますが、西洋医学では日常的にやらないのが「切診」です。「西洋医学の病院でも、脈やおなかを診るじゃないか」と思うかもしれませんが、いまでは脈診をするのは、血圧が低すぎないかどうか、血液が通っているかを確認するため、動脈を触るときぐらいです。

一方の中医学では、脈診などの切診はまだまだ大切な情報収集方法で、体質や臓器、気・血・津の異常を判断する場合に脈診を使います。

そのほかの違いとしては、西洋医学と比べて、中医学では「問診」を丁寧におこなうことでかなり正確にその人の状態を把握できることが挙げられます。特に私の診察では、患者さんから聞き出せることはなんでも、根掘り葉掘り聞き出し、約360問に及ぶほど話をよく聞きます。

たとえば「体の調子が悪い」と身体的な苦痛を訴えてきた人にも、精神や情緒の状態について質問をし、さらには職場や家族のこと、いま抱えている個人的な悩みの具体的な内容まで聞かせてもらいます。

そうすると、やはりその人の人生というものが見えてきます。

その人が生まれてから、自分の目の前にくるまでの状況がある程度把握できると、体質や病気を治すためのヒントが見つかりやすく、「いまのアナタはこの『証』だから、このツボを押すといいですよ」とか、「この食べものはいい」「これはよくない」といった具体的なアドバイスもしやすくなります。

ということで、自分で言うのもなんですが、東洋医学の外来では、ちゃんと診察すれば患者さんはよく話を聞いてくれたと、けっこう満足してもらえるものなんです。

このように、西洋医学と中医学では違う部分が多くあります。

ほかにも、前述したように臓器（の働き）についてもまったく違う捉え方をしている部分がありますし、同じ言葉を使っていてもまったく違うことを指している「同綴《どうてつ》異義語《いぎご》（同じ綴《つづ》りで、別の意味を表している言葉）」も数多く存在します。

優劣を議論するより、両方のいいところをとり入れる

最近では、現代西洋医学でも遺伝子レベルで人間を個別化し、オーダーメイドの診断をすることが可能になってきています。病気の部分だけではなく、人間を全体から診断する方法が、現代西洋医学でも開発されてきていると言えるでしょう。

しかし、現代西洋医学の血液検査などでわかることが、中医学でわかるとは限りませんし、中医学の診察方法でわかることが、現代西洋医学でわかるとも限りません。

つまり、両方、人間の一面しか診ていないのです。

また、中医学と現代西洋医学のどちらが優れているかという議論も、あまり意味がないでしょう。

それは、スポーツができる人と勉強ができる人のどちらが優れているかを議論することと同じようなものです。

中医学と現代西洋医学では、それぞれの症状に対して診ている視点が違います。中医学にも現代西洋医学にも、それぞれ長所があります。どちらかにこだわりすぎることなく、それぞれの長所を柔軟にとり入れて、みなさんの健康の維持や増進に役立てることが一番大切だ、ということは忘れないでください。

COLUMN

「言い伝え」だった中医学が科学的に実証されてきている

中医学を含め、これまであまり科学的な評価をされてこなかった伝統医学は、ただの「言い伝え」とも言える面があります。

また伝統医学と聞くと、古くさく、はるか昔から進化していないもののように思う人も多いのではないでしょうか?

しかし、代表的な伝統医学では、大学院のような高等教育機関で教育と研究がなされています。特に政府の正式なバックアップがある中医学では、大学や大学院で、いまも新しい漢方薬の配合や、鍼灸による癌や認知症など難治症の治療方法に関する開発が続けられています。

そういった流れの中では、これまで伝統的に知られていた治療効果を、科学的に検証する研究もどんどん進められています。じつは私たちも、そうした研究を多くおこなってきました。

そのひとつとして、鍼灸治療の効果検証があります。

鍼灸では、「経穴」と呼ばれるいわゆる「ツボ」を鍼や灸で刺激しますが、このとき、経穴への刺激によって、特定の動脈の血流量が増加したり、減少したりすることを科学的に実証してきました。

たとえば、食欲不振や吐き気、下痢など消化器症状の治療に使う「足三《あしさん》里《り》」という経穴が膝の下の外側にあります。

私たちの研究の結果、この「足三里」を鍼で刺激すると、大腸に向かう上腸間膜《じょうちょうかんまく》動脈の血流が増え、結果として大腸の機能が改善することが推測されました。

これは、これまで〝言い伝えられてきた効果〟を、科学的に解明した一例と言えるでしょう。

鍼灸に限らず、漢方薬でも科学的検証が進められていて、たとえば温州ミカンの皮を干した「陳皮《ちんぴ》」には、アルツハイマー病の認知機能の改善効果が期待できる、といった新しい発見も相次いでいます。

鍼灸治療や漢方薬などの科学的検証が進むことで、現代医学だけでは困難だった疾患の治療に役立つ、新しい方法が見つかるかもしれません。

いま進められている伝統医学の科学的検証は、医学の未来を切り拓く大きな可能性を秘めていると言っても、決して過言ではないでしょう。

第2章

体の状態に合ったものを食べるのが大原則

1 そのときの体調に合ったものを選んで食べよう

体にいい食べものは、季節やその日の体調によっても変わる

食材には漢方薬と同じようにそれぞれ効能があり、食材によって体のどこにどう作用するかが異なります。

また人の心と体の状態も、年齢や性別、体質や体調、そのときの気候や気温・湿度、家庭や職場の社会環境などによって変わります。つまり、何がその人にとって〝体にいい食べもの〟なのかは、日によって変わるということです。

前にも述べたように、熱の症状がある人が体を冷ます食材を食べれば、熱の症状が緩和され調子がよくなるでしょう。しかし、熱の症状が治まったあともその食材を食べ続ければ、今度は逆に、冷えの症状に悩まされるようになるかもしれません。同じ食材でも、日によって体にいい食べものになったり、悪い食べものになったりするのです。万人にとってよい食べものや悪い食べものはありません。

ではどうすれば、そのときの自分にとって〝体にいい食べもの〟を選べるのでしょうか？

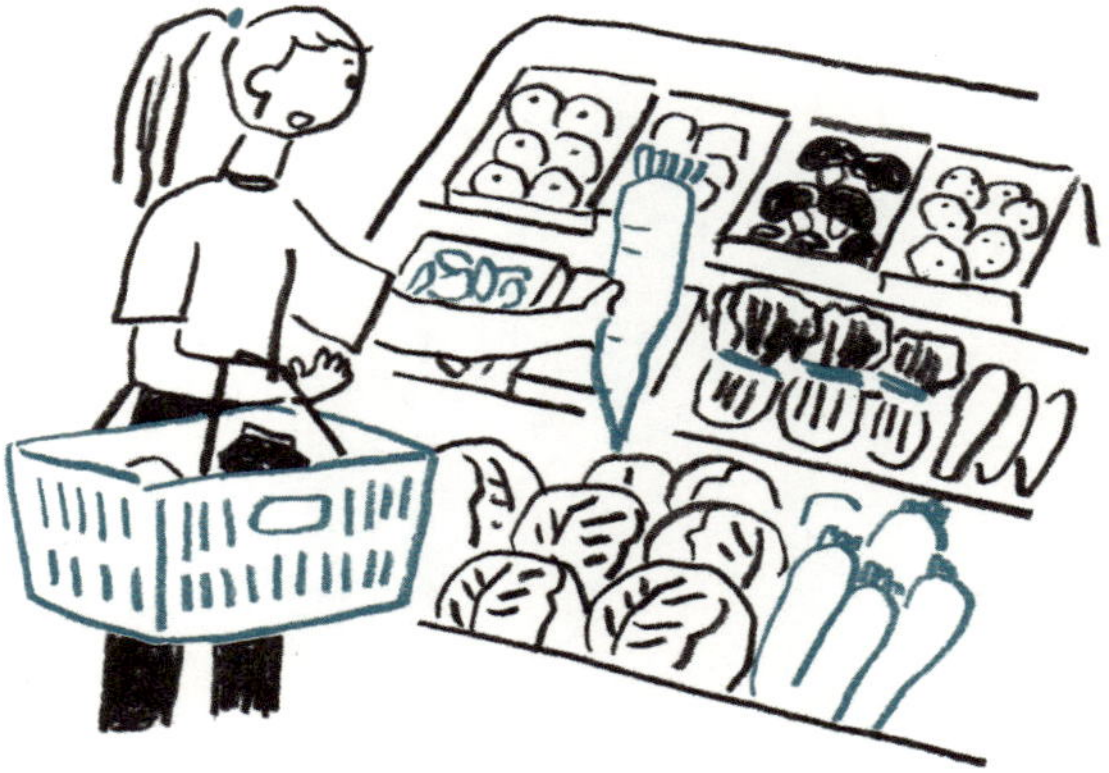

何を食べたらいいのかわからないときは、自分の「証」をセルフチェックして、適切な食材を選び、とり入れましょう。

まずは、第1章で紹介したセルフチェックで、そのときどきの自分の「証」がどうなっているかを正しく把握するようにしましょう。自分の体の状態を知ることがスタートです（34〜35ページを参照）。

気が不足しているのか、あるいは滞っているのか？　血が滞っているのか、あるいは不足しているのか？　津（水分）が滞って熱を帯びているのか、足りずに乾いてしまっているのか？　さらには、熱が足りずに冷えてしまっている状態なのか、逆に熱がこもってしまっている状態なのか……？

3つの基本要素のプラス・マイナスと、寒熱によって自分を8つの証に振り分け、そのときの状態に合わせてエネルギー（気）を補う食材、血を巡らす食材、水分を巡らして冷やす食材など、適切な食材を選んでとり入れるようにします。

2

6つの「味」が体に与える作用

「苦味」は毒素を体外に排出し、「辛味」は痛みをやわらげる

現代の栄養学では、糖質（炭水化物）やたんぱく質など栄養素をもとにして食材を分類するのが一般的ですが、中医学では、それとはまったく違った独自の分類方法を採ります。

その分類の際に基準となる代表的な要素が、「食材の味」です。

中医学においては、その食材が持つ味が異なると、体へ与える作用が異なることがあることを発見しました。具体的には「苦《く》・辛《しん》・甘《かん》・酸《さん》・鹹《かん》」という五味《ごみ》に、薄味を意味する「淡《たん》」を加えた「六味《ろくみ》」で分類するという考え方です。

六味は、それぞれが特定の五臓に作用することがあると考えられており、辛は肺、甘は脾、酸は肝、苦は心、鹹は腎、淡の味がする食材は脾と五臓全般に影響することがあるとされます。

順番に解説しましょう。

六味の働きがわかる表

六味	苦	辛	甘
五臓	心	肺	脾
代表的な食材	にがうり・レタス・茶葉・アロエ・カブ	生姜・ねぎ・にんにく・胡椒・唐辛子・ニッキ	米・いも類・かぼちゃ・にんじん・はちみつ・牛肉
効能	瀉下・燥湿・清熱・解毒	散寒・行気・活血止痛	補益・和中・緩急止痛
	便通をよくする・浮腫をとる・体の熱や毒をなくす	身体を温める・気血の流れをよくする・痛みを止める	疲れをとる・元気を補う・消化を整える・痛みをやわらげる
適応症	便秘・むくみ・発熱・炎症	悪寒がする風邪・冷え・瘀血・疼痛・うつ状態	慢性疲労・虚弱体質・急な痛み

六味	酸（渋）	鹹	淡
五臓	肝	腎	脾・五臓
代表的な食材	杏・レモン・梅・ざくろ	昆布・海苔・わかめ・塩・エビ	ハトムギ・冬瓜・白菜
効能	収斂・固渋・生津	軟堅・散結・瀉下	滲湿・健脾・開竅
	分泌物や排泄物が出すぎるのを抑える・体を潤す	できもののような固いものを柔らかくする・排便を促す	湿を取り除く・消化をよくして食欲を増す・血管などを開く
適応症	多汗・慢性下痢・頻尿・慢性の咳・多量のおりもの・遺精	はれもの・便秘	尿量減少・むくみ・下痢・おなかのつかえ

まず最初の「苦味《にがみ》」とは、これはそのまま、にがうりや茶葉などが持っているような苦味のことです。この味を持つ食材は、便やむくみ、毒素などの不要物を体外に排出し、体の熱をとったり、乾燥させたりする作用があると言われています。

次の「辛味《しんみ》」とは、より一般的な読み方では「から味」のことです。生姜や唐辛子に代表されるからい味のことです。この味を持つ食材は、体を温め、ストレスなどで滞った気や血を巡らせ、痛みをやわらげる効果があるとされています。

「甘味《かんみ》」は言葉のイメージそのまま、砂糖やはちみつ、果物などの甘い味のことを指します。この味を持つ食材は、気力を補うとともに、消化を促進します。また、さしせまった痛みをやわらげる作用もあるとされます。

同様に「酸味《さんみ》」もイメージしやすいですね。レモンや梅、ざくろなどの持つ酸味、あるいは渋味《しぶみ》のことです。この味を持つ食材は、たとえば汗や下痢が止まらないなど、体の〝ゆるんだ〟状態を整え、体液の過剰分泌を抑制する作用を持っているとされます。

五味の最後となる「鹹味《かんみ》」は、難しい漢字が使われているのでイメージしにくいかもしれませんが、これは「塩からい味」のことを意味しています。塩や昆布、海苔、エビなどが代表で、この味を持つ食材は、体内にできた固いもの（たとえば、筋肉などが凝って固くなっているところ）を柔らかくしたり、便通をよくしたりする効果があるとされています。

そして、前述したように「淡味《たんみ》」とは「あっさりとした薄味」のこと。食材としてはハトムギ、冬瓜《とうがん》、白菜などがあります。淡味の食材は排尿を促し、体内の滞っている水分を排出するとされています。また、食欲促進の効果もあるとされます。

ちなみに、食材によっては複数の味を持ち合わせているものもあります。

また六味による分類では、食べたときの味とは違う分類をされている食材もあります。すべての食材が、食べたときの味と体に対する働きが一致するわけではありません。その点には注意してください。

うまく味わえないときには、心が疲れているのかも…

味は、舌で感じとり、舌は食べるための器官であるだけではなく、臓器の心とも密接に関係していると言われています。

そのため、味覚が衰えているときには、胃腸の働き（脾）が弱っていたり、精神や情緒の状態、いわゆる「メンタルヘルス」に問題が生じていることがよくあります。

もしいま、あなたがうまく食べものの味を感じられていないのなら、十分な休息や睡眠をとり、胃腸や心や精神の状態をいたわるようにしましょう。

あるいは、半日～1、2日程度の短期間の断食をしてみるのもおすすめです。断食をすると、胃腸が休まり、味覚がリセットされるとともに、精神の状態もリセットされることがよくあるからです。

3 食材の「色」や「季節のおすすめ」も参考に

食材の味や色からも体に合った食べものを選べる?

先ほど述べたように、食材はその味によって、それぞれ特定の内臓や体の部位に影響を及ぼす場合があるのですが、「五行」(44ページ参照)の考え方を利用して、食材の味は、内臓のみならず、目や耳などの感覚器官、季節、気温や湿度、情緒などとの関連を持つことが見い出されています。

五味が食材の色と関連する場合もあり、「苦味=赤色(カブ)、辛味=白色(長ねぎ)、甘味=黄色(かぼちゃ)、酸味=青色(梅)、鹹味=黒色(海苔)」などがその例です。このような味と食材の色との関係が、すべての食材にあてはまるわけではないのですが、食材選択の際の目安のひとつにするのもいいかもしれません。

季節によって影響を受けやすい臓器がある

同様に、それぞれのタイプの食材には、摂取するのに適した「季節」もあるとされ

五臓の色体表

五行		木	火	土	金	水
自然界	五季	春	夏	梅雨	秋	冬
	五気	風	暑	湿	燥	寒
	五色	青	赤	黄	白	黒
	五味	酸	苦	甘	辛	鹹
人体	五臓	肝	心	脾	肺	腎
	五腑	胆	小腸	胃	大腸	膀胱
	五官	目	舌	口	鼻	耳
	五華	爪	面	唇	毛	髪
	五声	呼	笑	歌	泣	呻
	五志	怒	喜	思	悲	恐

六腑のうち三焦は、個別の臓腑ではないのでここでは登場していません。また参考として、いわゆる「五感」を示す「五官」や、感情や心のありようを示す「五声」や「五志」、内臓の状態の影響を受けやすい「五華」なども示しています。流派等によって上記の分類が異なることもあります。

ます。なぜなら、季節ごとにおこりやすい体調不良が異なるからです。たとえば春には肝の気が滞りやすいとされ、うつっぽくなったり、女性では月経不順になりやすくなったりします。そうした不調を治す食べものとしては、グレープフルーツや柚子《ゆず》など香りがよくて甘酸っぱいものがおすすめできます。

また、秋は空気が乾燥する季節ですから、肺に影響が出やすく、乾いた咳などが出やすいです。その予防食としては、肺を潤す柿やナシなどの季節の果物がおすすめです。よく「旬のものを食べるといい」などと言いますが、これは、中医学的にも理にかなっているわけです。

このように季節にも五行があります。上の表は季節ごとにいたわるとよい臓器や、とるべき食材をまとめたものです。この表を参考に、季節に合わせた味や食材を食卓に反映させてみてください（198〜217ページも参照）。

4

「温める食べもの」と「冷やす食べもの」を食べ分ける

寒いときは温かいもの、熱いときは冷たいものをとるといい

「食薬」の考え方では、味覚による以外に「五気《ごき》」によって食材を分類する方法も利用されます。「体を温める作用があるか、冷やす作用があるか」により食材を分ける方法で、「寒性《かんせい》・涼性《りょうせい》・平性《へいせい》・温性《おんせい》・熱性《ねっせい》」の5つに分類されます。

このうちの「寒性」と「涼性」は、体を冷やす性質のこと。「寒性」のほうが作用が強く体を強く冷やし、「涼性」は作用が穏やかで、ゆるやかに冷やします。

「寒性」の代表的な食材には、ゴーヤチャンプルーに使うにがうりやスイカ、バナナ、豆腐などがあり、「涼性」の食材には大根、きゅうり、セロリ、菊の花などがあります。たとえば体に熱を感じる風邪をひいたときには、涼性の菊の花を乾燥したものを、水で戻してスープにすると、症状の改善効果が見込めるでしょう。

逆に、「温性」と「熱性」は体を温める性質のことです。「熱性」のほうが作用が強く、

五気の働き

五気	寒性	涼性	平性	温性	熱性
代表的な食材	にがうり・スイカ・バナナ・キウイ・豆腐・ズッキーニ・ジュンサイ・シジミ・カニ・ビール	大根・きゅうり・セロリ・冬瓜・トマト・パイナップル・菊の花・牡蠣	ハト麦・小豆・キャベツ・山いも・白菜・とうもろこし・湯葉・イチジク・鯉	生姜・山椒・タマネギ・ニンニク・ネギ・ミツバ・栗・エビ・サクランボ・羊肉・鶏肉・日本酒	花椒・こしょう・ニッキ・唐辛子・ウイスキー・焼酎
働き	体を冷やす・潤す・毒を排泄する・便通をよくする		体を温めも冷やしもしない	体を温める・冷えによる痛みを止める・気血の循環をよくする	
	作用が強い	作用が弱い	作用が穏やか	作用が弱い	作用が強い
体質	熱証（強い熱がこもっている状態）	熱証・陰虚（津が不足してほてる状態）	どのような体質にも使える	気虚・血瘀・痰湿・気うつ	陽虚（気が不足し体を温められない状態）
適応症	熱による症状			冷えによる症状	

体を強く急速に温め、「温性」は作用が穏やかで、ゆるやかに温めます。

「熱性」の代表的な食材には、花椒《かしょう》やこしょう、唐辛子などのスパイスがあり、「温性」の食材には生姜、エビ、鶏肉などがあります。

たとえば同じ風邪でも、寒気がするときには右に挙げた熱性や温性の性質を持つ食材をとり、体を温めるようにするといいでしょう。

なお真ん中の「平性」は、温める作用も冷やす作用もない中立的な性質のことで、体が熱い人も冷えがある人も、どちらにも使いやすく、他の食材とも合わせやすいメリットがあります。多くの人が食べられる食材ということです。小豆やキャベツ、山いも、とうもろこしなどがあります。

ちなみに伝統的には、平性を除いて五気ではなく、「四気《しき》」と言うことのほうが多いです。

5

体の不足を補い、滞りを巡らせる食材

循環がよく不足がなければ「健康」

何度も述べてきたように、中医学では人間の体内に「気・血・津」という3つの要素が存在し、絶えず体内を巡っていると考えます。「気」も「血」も「津」も体の材料のようなもので、食事をとることで体内でつくられると考えられています。

この「気・血・津」がバランスよく循環していれば、それが「健康」であり、逆にこれらのバランスが崩れると体に不調があらわれます。体調不良のときには、不足しているものを補い、滞っているものがあれば巡らせて排出させることで、バランスをとろうとするのが「食薬」の基本です。

3つの要素ごとに、「補う食べもの」と「巡らす食べもの」がありますから、自分の状態に合わせてそれらを摂取し、体調を整えましょう。左の表にそれぞれの作用を持つ食べものの例を紹介していますので、参考にしてください。

次ページからは、タイプ（証）別におすすめのレシピも紹介しています（なお、証や体質によっては避けるべき食材もありますので、その点にも注意してください）。

「補う食べもの」と「巡らす食べもの」

補う食べものの例

気	うるち米・もち米・アワ・さつまいも・じゃがいも・かぼちゃ・にんじん・キャベツ・カリフラワー・インゲン豆・大豆・豆腐・干し椎茸・ナツメ・栗・落花生・サクランボ・蜂蜜・ローヤルゼリー・牛肉・カツオ・スズキ・サバ・カタクチイワシ・ウナギ・ドジョウ・タコ
血	にんじん・ほうれん草・チンゲンサイ・モロヘイヤ・枝豆・黒豆・ホンシメジ・落花生・アーモンド・松茸・葡萄・ライチ・肉（牛、豚）・レバー（牛、豚、鶏、鴨）・豚足・卵（鶏、ウズラ）・マグロ・イカ・タコ・赤貝・スッポン・オイスターソース
津	小松菜・長いも・アスパラガス・クコの実・ズッキーニ・エリンギ・ハチミツ・ゴマ（白、黒）・キクラゲ（白、黒）・リンゴ・レモン・梨・肉（豚、馬）・卵（鶏、ウズラ）・牛乳・豆乳・豆腐・チーズ・ヨーグルト・スッポン・アユ・イカ・アワビ・牡蠣・貝柱・ビール・白ワイン

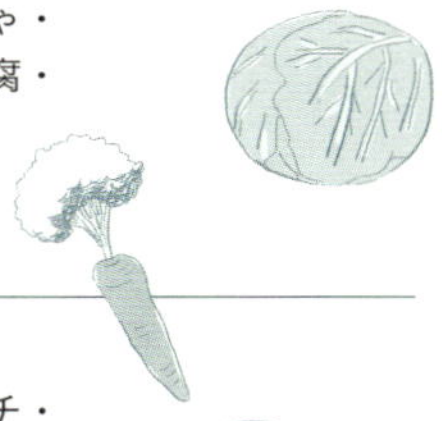
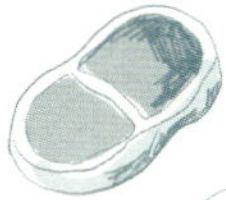
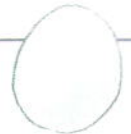
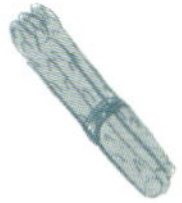

巡らす食べものの例

気	玉ねぎ・エシャロット・ピーマン・ラッキョウ・生の大根・キンカン・ミカン・陳皮・ライチ・ジャスミン茶・赤ワイン
血	パセリ・小松菜・ツルムラサキ・菜の花・黒大豆・納豆・ブルーベリー・プルーン・ウナギ・サトウキビ・黒砂糖・酢・酒粕・甘酒・焼酎
津	ナス・レタス・高菜・ハトムギ・とんぶり・小豆・黒豆・キュウリ・冬瓜《とうがん》・ワラビ・ゼンマイ・ジュンサイ・麩・春雨・カンピョウ・米ぬか・牛タン・シシャモ・アユ・シジミ・ハマグリ・海苔・紅茶・タンポポの根

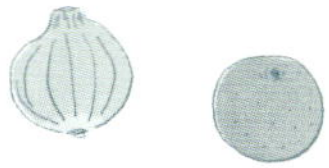
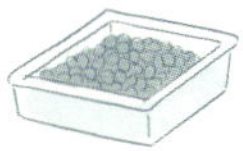
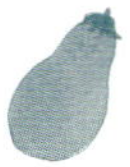

［おすすめ食材&レシピ］

気不足（気虚）タイプの人へ

●とるべき食材・避けるべき食材

元気が足りず、疲れや息切れなどがおこりやすい「気虚」タイプの人は、気を補う食材を選びます。温性や平性で、かつ甘味や辛味を持つ食材がおすすめです。これらの条件に合致する代表的な食材には、玄米やアワ、かぼちゃ、さつまいも、にんじん、大豆、サクランボなどがあります。

逆に、この状態のとき避けるべき食材としては、苦い食材、火を通していない生の食材、脂っこい食材などが挙げられます。

また、気を巡らす食材を少し加えるとより効果的ですが、気不足&滞りがある人以外は、気を巡らす食材をたくさんとると、かえって気が消耗します。それぞれの食材には、特によく効く臓腑があるのですが、初めはそこまで考えず、気を補うものを選ぶとよいでしょう。

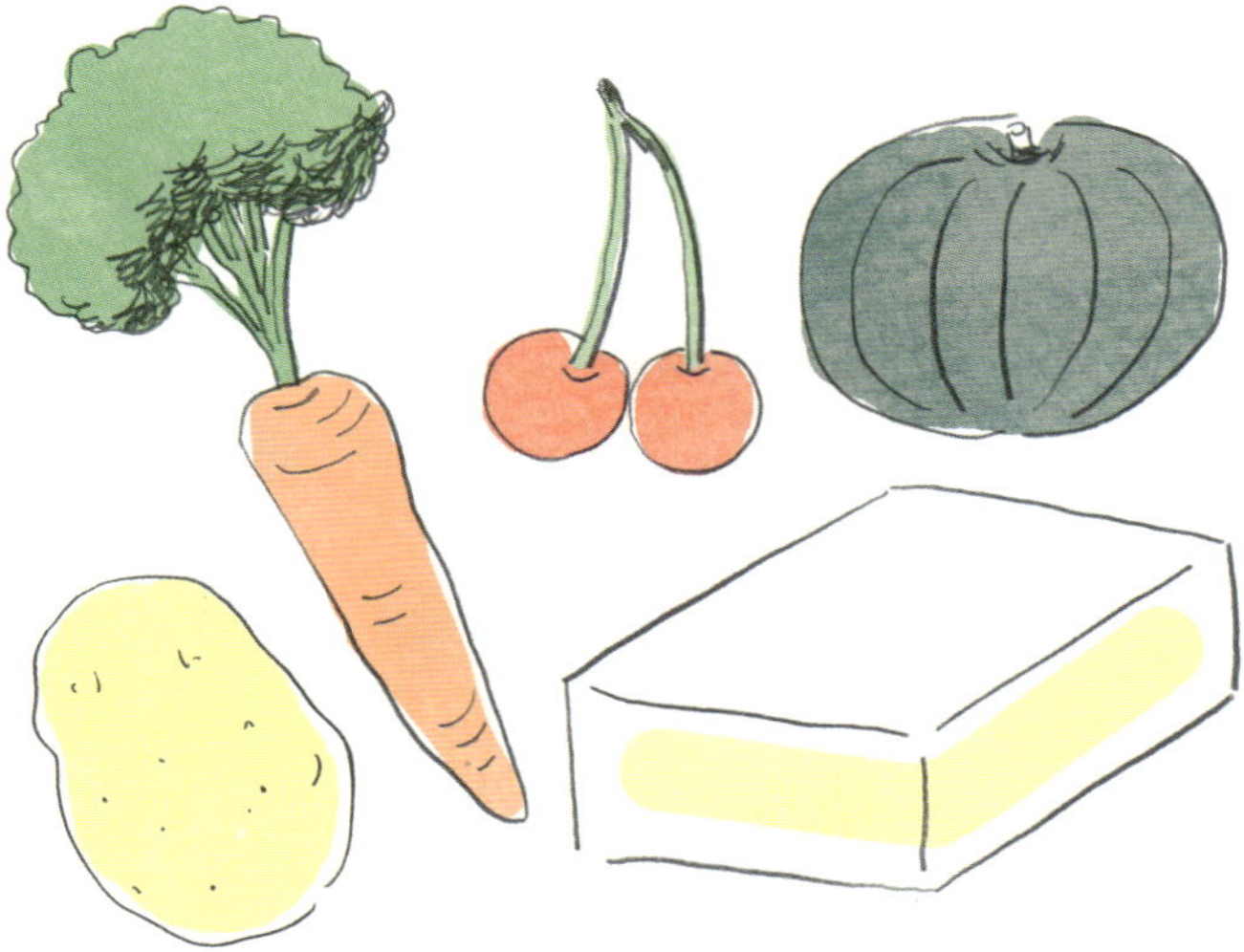

さくらんぼ、豆腐、にんじん、かぼちゃ、じゃがいもは、不足している気を補ってくれます。ほかにも、ナツメ・玄米・落花生・さつまいも・タコ・牛肉などが効果的です。

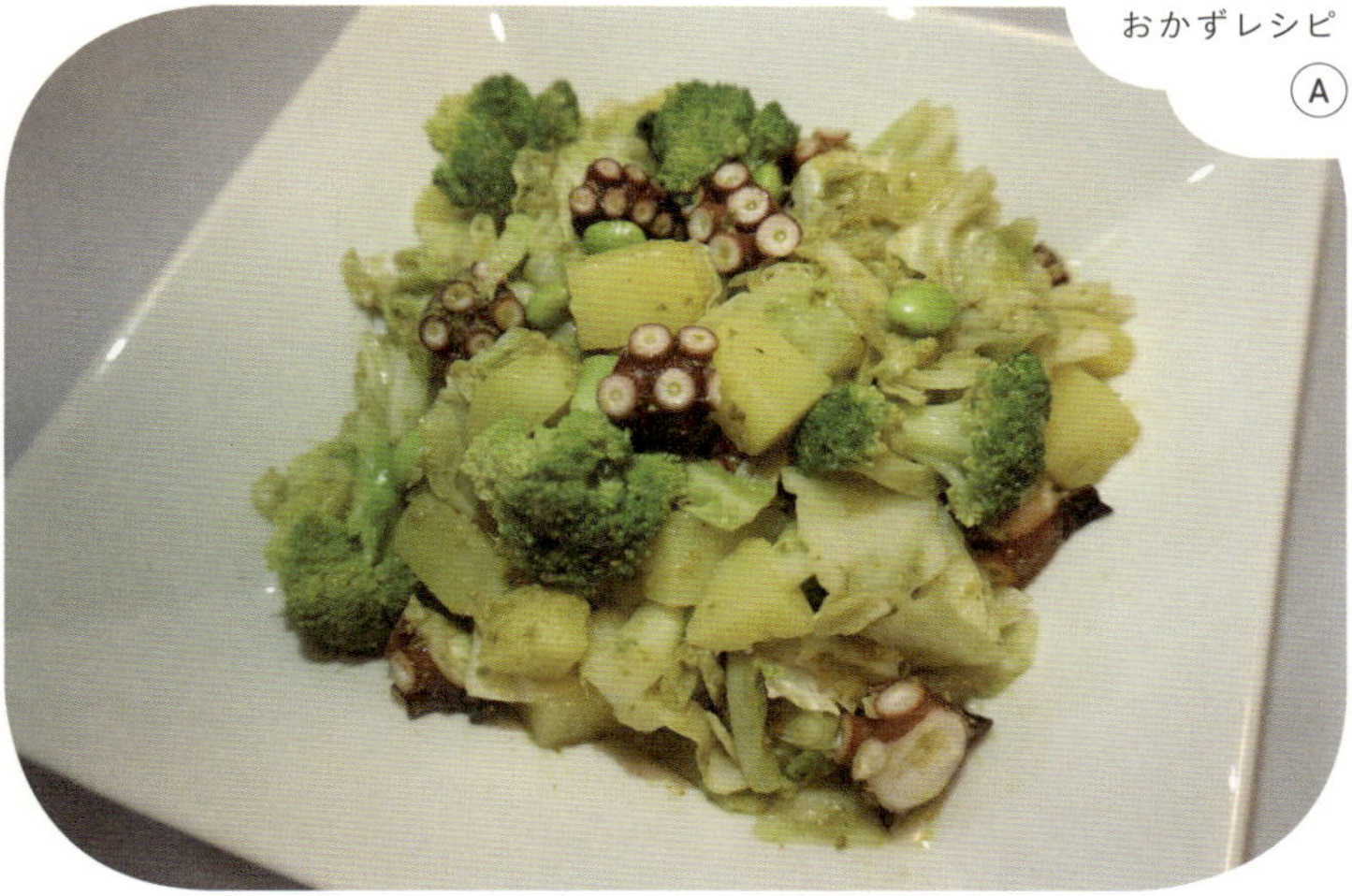

おかずレシピ Ⓐ

慢性的な疲れに効果テキメン！

【タイプ専用食材】タコ、じゃがいも、ブロッコリー

※タイプ専用食材とは、該当する証にとって最適な食材のことです。

タコと野菜のジェノベーゼ風サラダ

材料（2〜3人分）

茹でダコ…80g
じゃがいも…１個
キャベツ…1/4個
ブロッコリー…1/2房
冷凍枝豆…10房
バジルソース…大さじ３
塩こしょう…少々
オリーブオイル…大さじ２

つくり方

1. タコを食べやすい大きさに切る。じゃがいもとキャベツはよく洗い、食べやすい大きさに切り、ブロッコリーは小房に分けておく。
2. 枝豆は解凍し、房から出しておく。
3. じゃがいも、ブロッコリーを耐熱容器に入れ、レンジで４〜５分蒸す。
4. フライパンにオリーブオイルをひきキャベツを軽く炒め、その他の具材を入れ軽く炒める。
5. 火を止める直前にバジルソースを絡め、塩こしょうで味を整える。

（撮影：大島裕子、レシピ：食薬ライセンス提供）

おかずレシピ
B

お肉もいいけれど鯖缶もお手軽でおいしい

【タイプ専用食材】鯖、じゃがいも、にんじん、とうもろこし

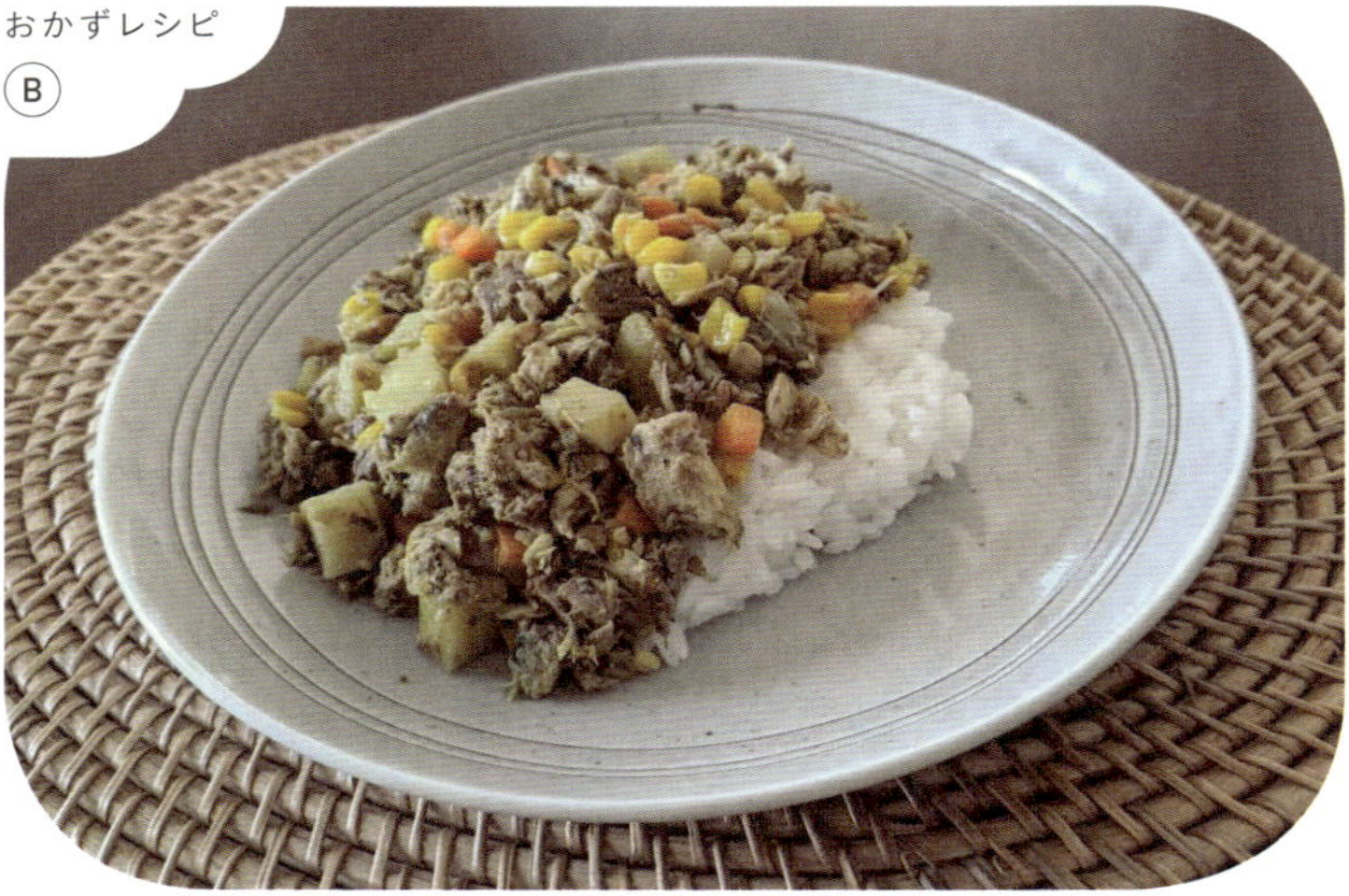

鯖缶カレー

材料（2人分）

鯖の水煮缶…1缶
じゃがいも…2個
にんじん…1/2個
とうもろこし…1本
にんにく…1片
カレー粉…大さじ1
サラダ油…大さじ1
醤油…少々
塩…小さじ1/2
ごはん…お好みで

A〈調味料〉
酒…50cc
水…1/2カップ
だし…小さじ1

つくり方

① にんにくをみじん切りにする。
② じゃがいも、にんじんは一口大に切り、じゃがいもは水にさらしておく。
③ とうもろこしは洗い、水気を残したままラップで包み500wで5分レンジにかける。粗熱がとれたら可食部分を切り落とす。
④ フライパンに油をひいてにんにくを炒め、カレー粉と塩を加えてさらに炒める。
⑤ ④に鯖缶を汁ごと加え、A〈調味料〉と②③の野菜を加えて5分ほど煮込み、醤油、塩で味を整える。

（撮影：小澤千鶴子、レシピ：食薬ライセンス提供）

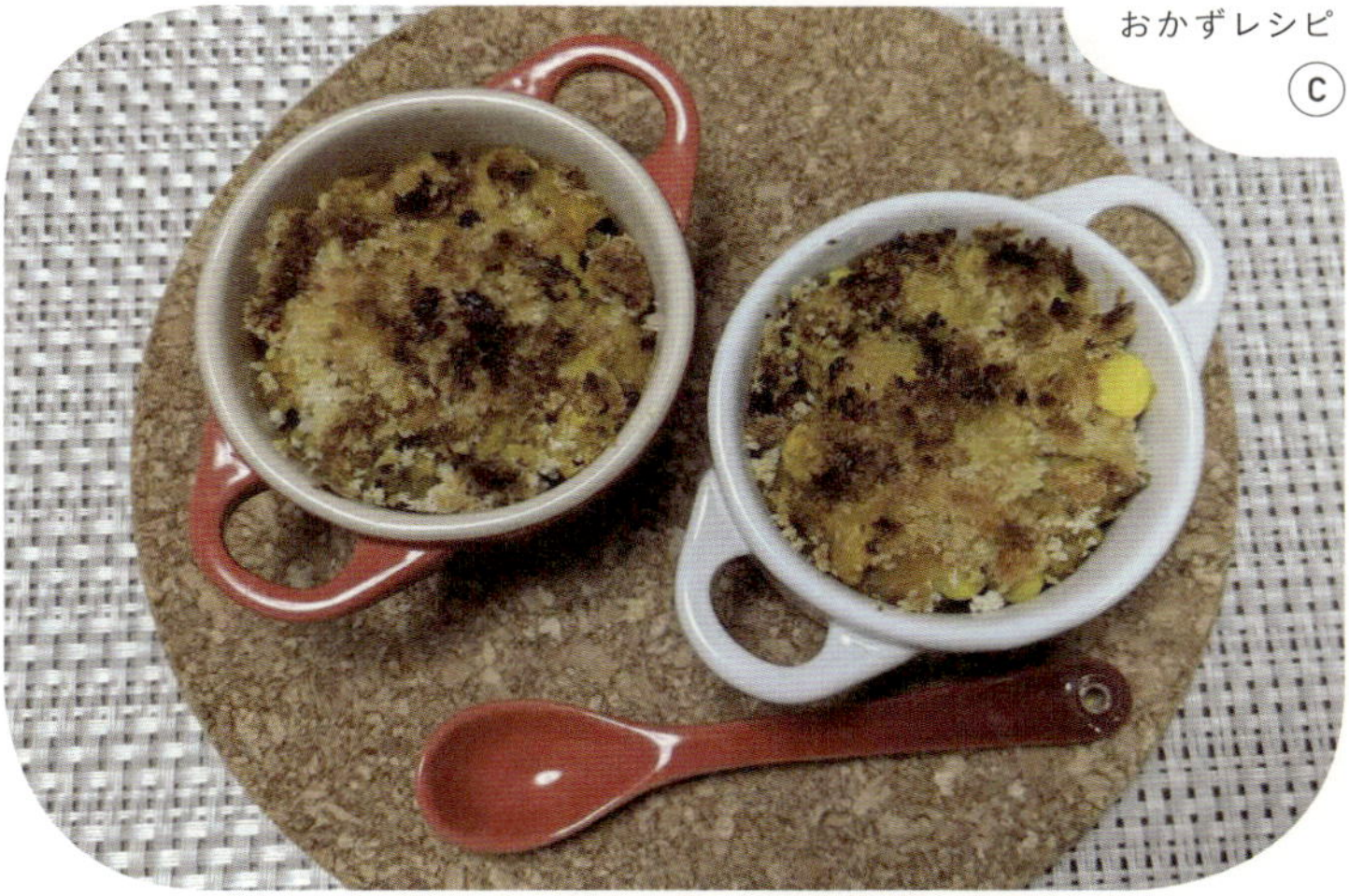

おかずレシピ
Ⓒ

かぼちゃとそぼろの甘辛味が食欲をそそる

【タイプ専用食材】かぼちゃ、コーン、牛肉

かぼちゃのスコップコロッケ

材料（2人分）

かぼちゃ…200g
牛ひき肉…70g
コーン…大さじ3
塩こしょう…少々
豆乳…大さじ1
バター…10g
パン粉…適量
オリーブオイル…適量

つくり方

1. かぼちゃの種を除いて一口大に切り、耐熱容器に入れてふんわりラップをし、500wで８分間レンジで加熱してやわらかくする。
2. 使用する器にパン粉を薄く敷き詰め、パン粉の量を把握したら、フライパンできつね色になるまで乾煎りしておく。
3. フライパンに油少々をひき、ひき肉の色が変わるまで炒め、塩こしょうで味付けをする。
4. かぼちゃを潰し、コーン、豆乳、ひき肉（汁や油も）を加えて混ぜる。
5. ④を器に移して上からパン粉をふり、オリーブオイルを回しかけ、トースターやオーブンで表面のパン粉に軽く焦げ目がつくまで焼く。

（撮影：小澤千鶴子、レシピ：食薬ライセンス提供）

血不足（血虚）タイプの人へ

［おすすめ食材&レシピ］

● とるべき食材・避けるべき食材

血が足りずに顔色が悪く、不眠やめまいなどをおこしやすい「血虚」タイプの人は、血を補う食材を選びます。心を補う食材も効果的です。体温を左右しない平性または温性で、かつ甘味や鹹《かん》味（塩からい）、酸味などがある食材がおすすめです。血をつくるのを助ける気を補う食材を加えると、より効果的です。

これらの条件に合致する代表的な食材としては、黒豆や大豆、落花生（ピーナッツ）、アーモンド、ほうれん草、鶏卵などがあります。

逆に避けるべき食材は、体を冷やす涼性や寒性の食べものです。にがうりや冬瓜《とうがん》、セロリ、ナシやリンゴ、豆腐、火を通していない生の食材などです。唐辛子のように強く温めるものも避けましょう。

温める力が足りない陽虚や、血が滞った血瘀《お》タイプの人も、冷やす食材は避けたほうが無難です。

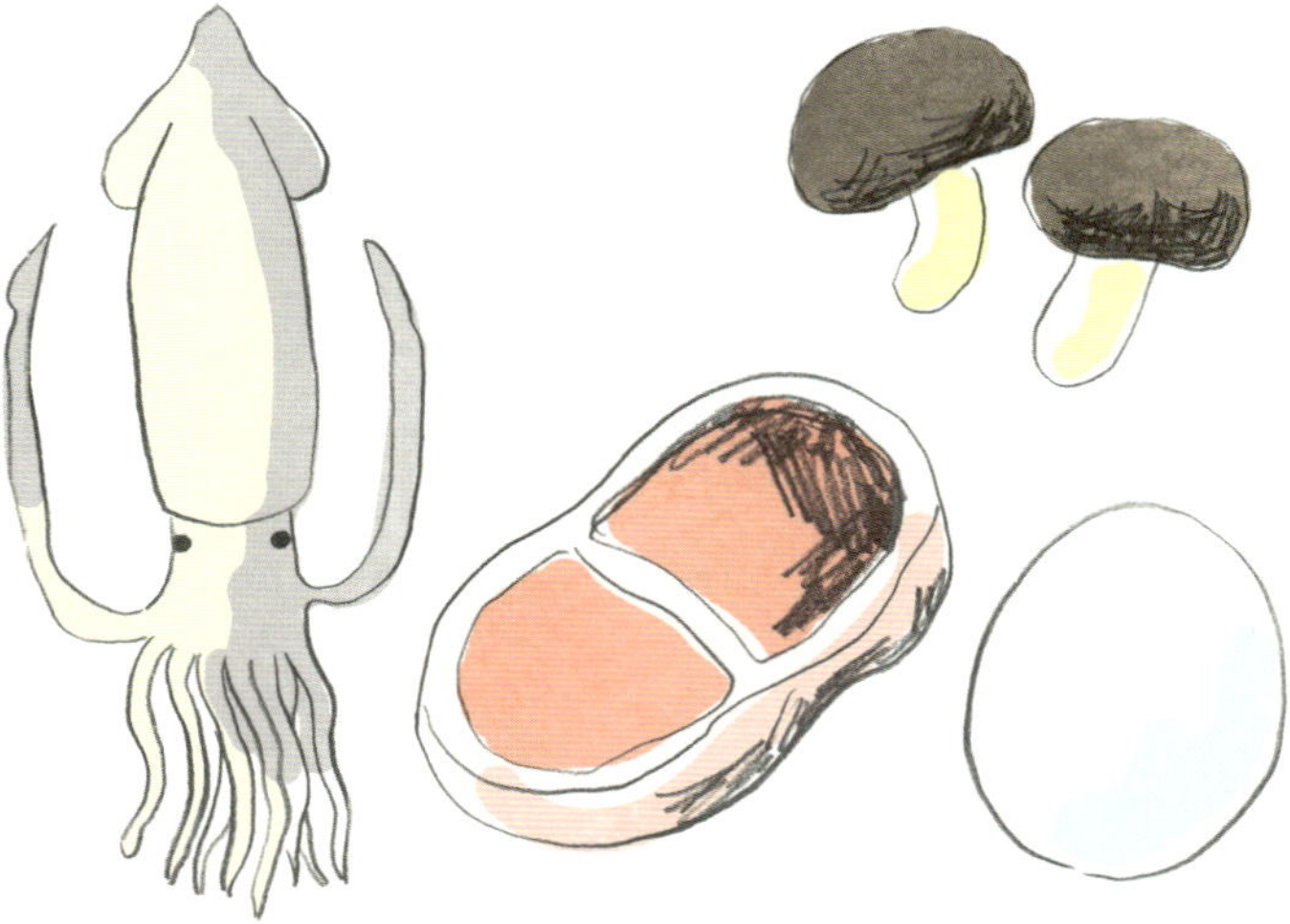

にんじん、牛や豚の肉、卵、イカ。これらは、不足している血を補ってくれます。
ほかにも、黒豆・黒ごま・葡萄・落花生・レバー・マグロなどが 効果的です。

おかずレシピ Ⓐ

めまいがするときはガツンと牛肉！

【タイプ専用食材】牛肉、しめじ

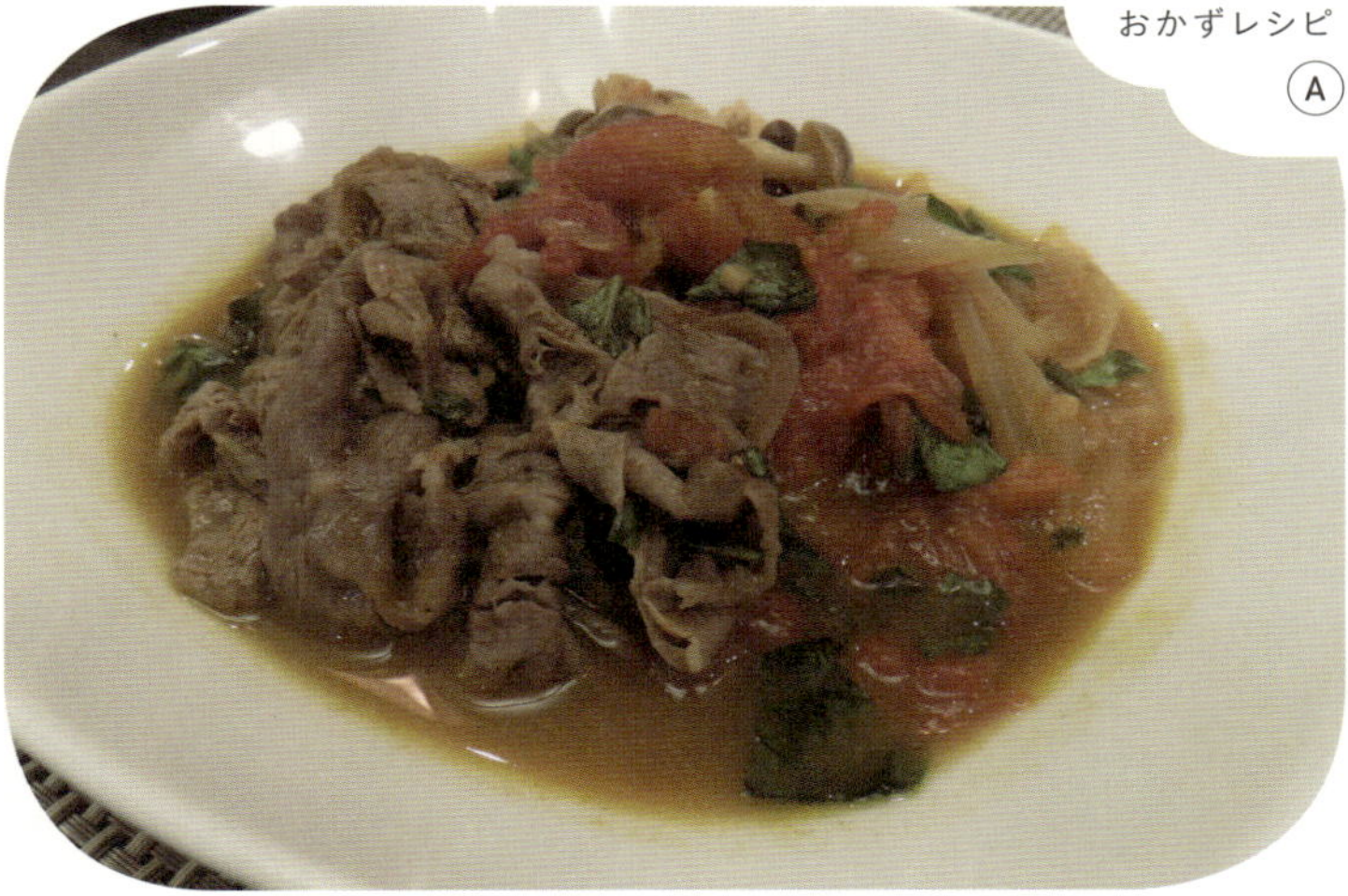

イタリアンすき焼き

材料（2〜3人分）

牛肉（薄切り）…200g
トマト…３〜４個
しめじ…１株
玉ねぎ…１個
バジル…４枚
にんにく…１片
オリーブオイル…大さじ１
塩こしょう…少々
A〈調味料〉
醤油…大さじ３
みりん…大さじ３
酒…大さじ４

つくり方

1. 牛肉を食べやすい大きさに切る。
2. にんにくはみじん切りにし、玉ねぎ、トマトはくし切り、しめじは小房にほぐしておく。
3. 鍋にオリーブオイルをひき、にんにくを入れ火にかけ、玉ねぎを炒める。
4. 鍋に牛肉、しめじ、トマトを入れ、**A**〈調味料〉を加える。
5. 具材に火が通ったら塩こしょうで味を整え、バジルをのせる。

（撮影：田澤弥生、レシピ：食薬ライセンス提供）

おかずレシピ
Ⓑ

見た目も味も大満足！　ごはんがすすむ丼

【タイプ専用食材】ほうれん草、卵、鶏ひき肉

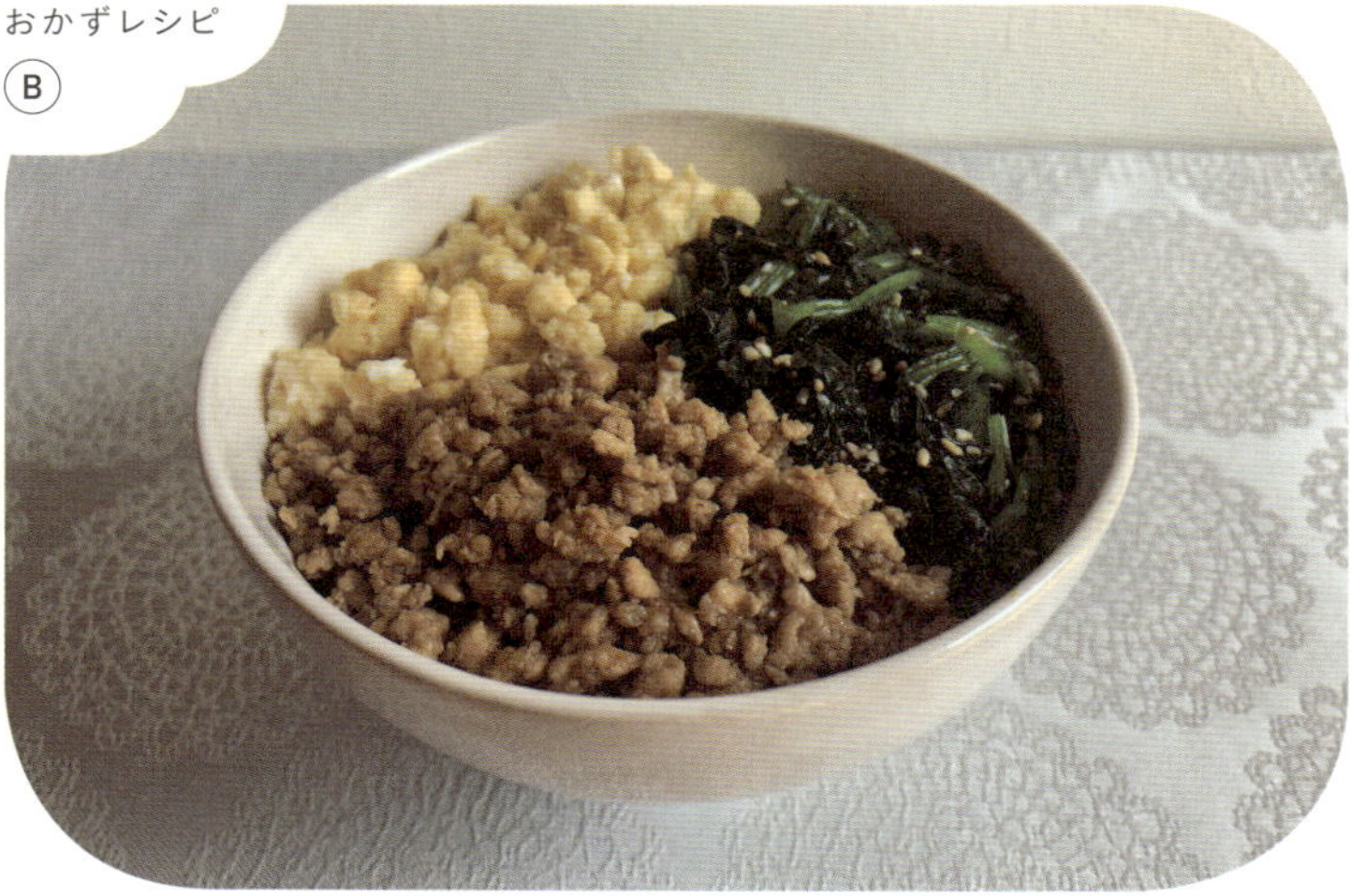

そぼろ丼

材料（2人分）

ごはん…お好み
ほうれん草…1/2袋
○塩…ひとつまみ
○砂糖…小さじ1/3
○醤油…小さじ1/2
○いりごま…5g
●**鶏ひき肉**…150g
●醤油…大さじ2
●酒…大さじ1
●みりん…大さじ1
●砂糖…大さじ1/2
◎**卵**…2個
◎酒…大さじ1
◎みりん
…小さじ1
◎砂糖…小さじ1
◎塩…少々

つくり方

1. 鍋にたっぷりのお湯を沸かし、塩（ひとつまみ）を入れ、ほうれん草を根元から入れて1分間茹でたら水にさらす。
2. ほうれん草の熱がとれたら水気を切って1cm幅に切っておく。
3. ほうれん草と○の材料を和える。
4. ●の材料を火にかける前に混ぜ合わせておき、中火でだまにならないようにお箸で混ぜながら水気がなくなるまで煮詰める。
5. ◎の材料をボウルで混ぜ合わせ、お箸でパラパラになるように混ぜながら中火で加熱する。
6. ごはんを盛り、3色に分けて盛りつける。

（撮影：田邉佳子、レシピ：食薬ライセンス提供）

おかずレシピ C

足がつりやすいときは、アボカドで簡単に血を補充

【タイプ専用食材】アボカド、チーズ

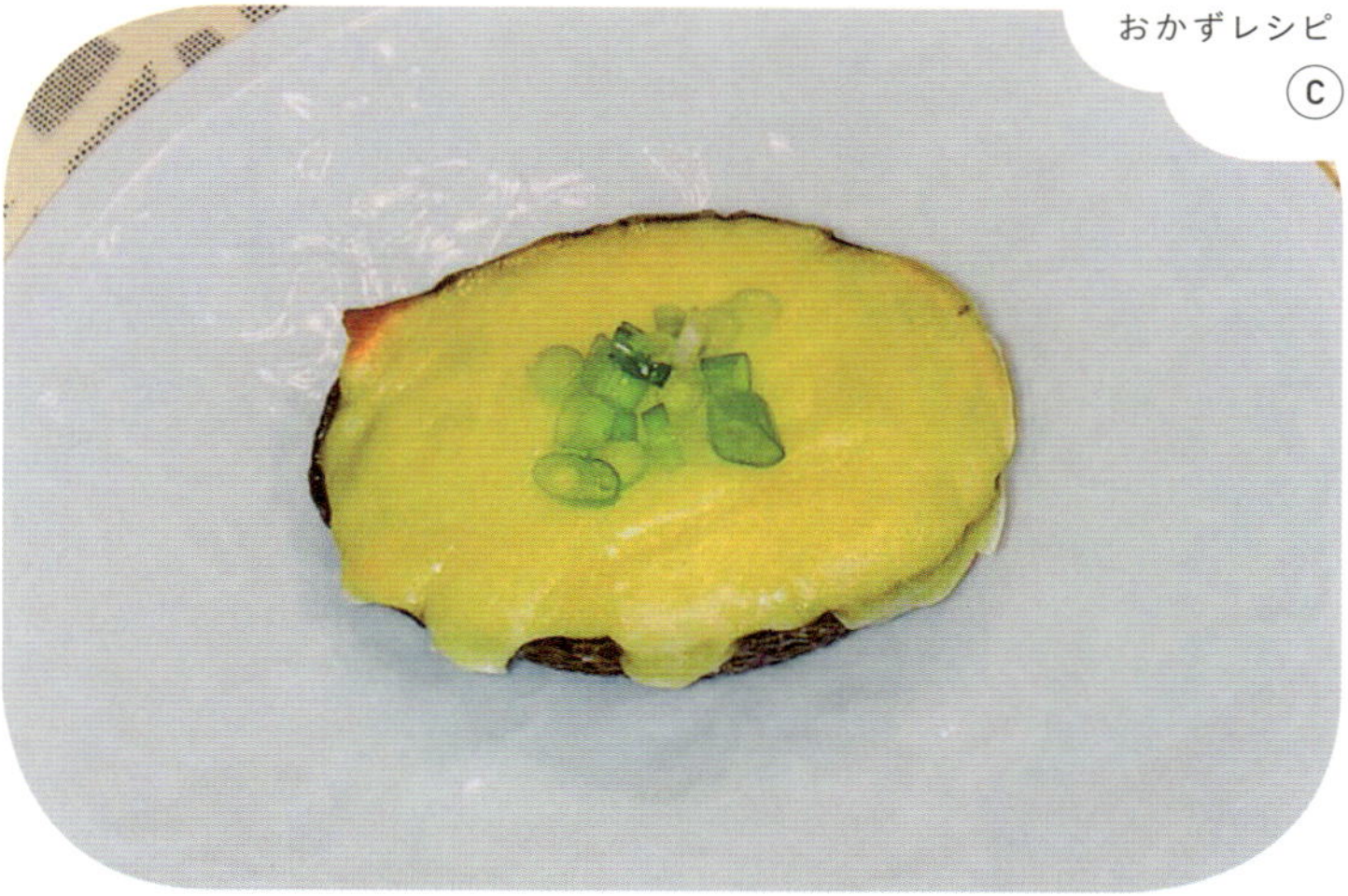

アボカドのチーズ焼き

材料（2人分）

アボカド…1個
塩こしょう…少々
にんにくチューブ…1cm程度
マヨネーズ…大さじ1
とろけるチーズ…適量
ねぎ…4cm

つくり方

1. アボカドは半分に切って種をとり、中身をくり抜きボウルへ入れる（※皮を器にするので破れないように注意する）。
2. ねぎは小口切りにしておく。
3. アボカドの入ったボウルに塩こしょう、にんにく、マヨネーズを加えてつぶしながら混ぜ合わせる。
4. ②をとっておいたアボカドの皮に詰め、お好みの量のチーズを盛る。
5. トースターに入れ、チーズがとろけるまで焼き、ねぎを散らす。

（撮影：竹平ゆかり、レシピ：食薬ライセンス提供）

［おすすめ食材&レシピ］

水分不足（陰虚）タイプの人へ

● とるべき食材・避けるべき食材

水分（津液）が足りずに体に熱がこもり、手のひらや足の裏がほてるなどの症状が出やすいのが、「陰虚」タイプの人です。

おすすめは、体を潤す働きのある食材です。体を冷やす涼性か、体温変化に影響しない平性の作用を持ち、かつ甘味・鹹味（塩からい）・酸味などを持った食材がよいです。冷やす働きのある食材を加えると、ほてりなど熱の症状がさらに軽減します。

代表的なとるべき食材は、豚肉、鶏卵、ハチミツ、リンゴ、牡蠣などとなるでしょう。

逆に避けるべき食材には、体を温める効果のあるねぎ、生姜、にんにく、ニラ、らっきょう、唐辛子、羊肉などが挙げられます。

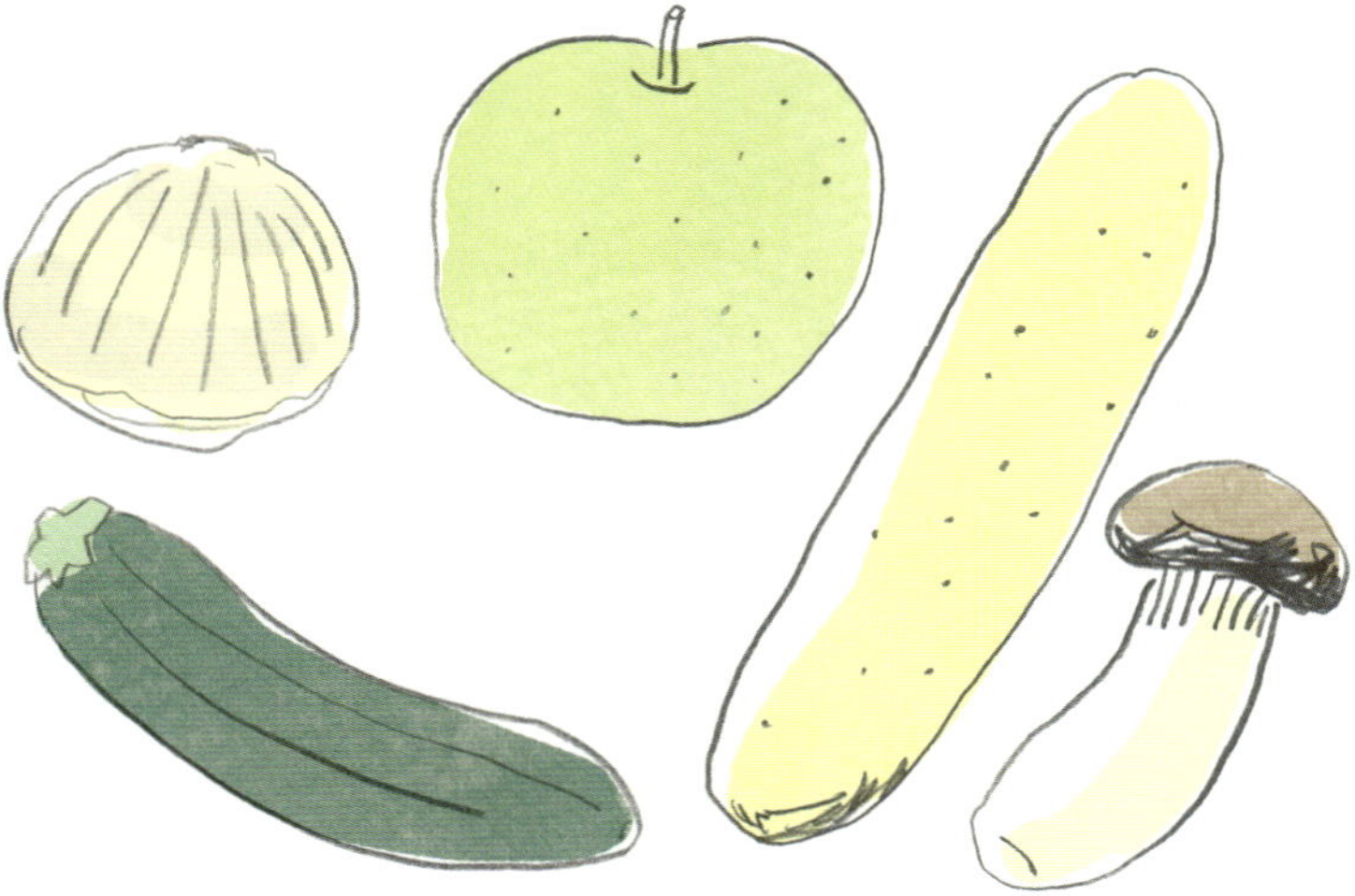

梨、帆立、長いも、エリンギ、ズッキーニ。これらは、不足している水分を補ってくれます。
ほかにも、牛乳・チーズ・ヨーグルト・牡蠣・ハチミツなどが効果的です。

おかずレシピ
A

牡蠣も豆腐も水不足に効果あり

【タイプ専用食材】牡蠣、豆腐、エリンギ、チーズ

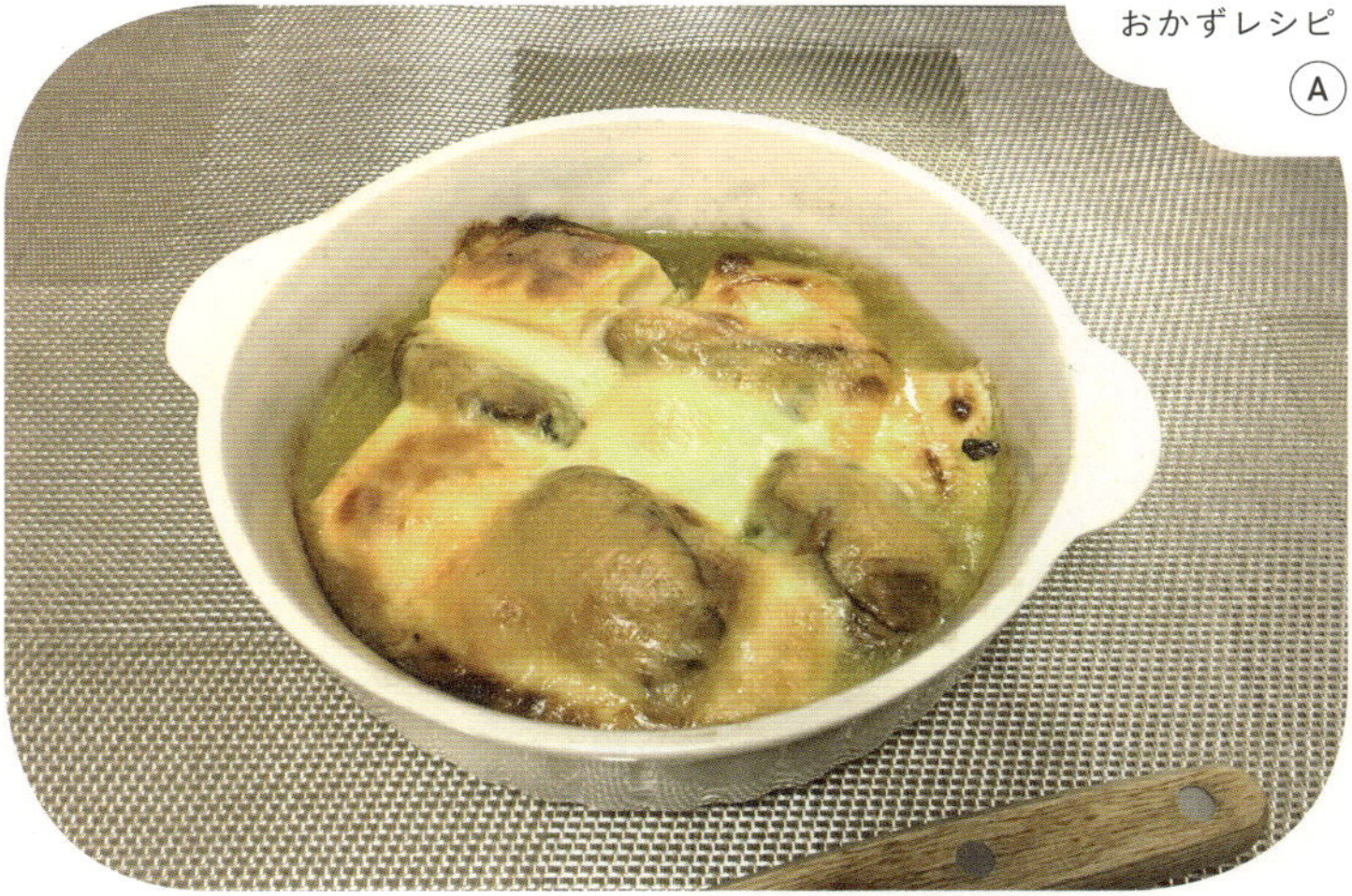

牡蠣と豆腐のグラタン

材料（2人分）

牡蠣…1パック
塩（牡蠣の下処理用）
…小さじ1
片栗粉（牡蠣の下処理用）
…小さじ1
木綿豆腐…100g
エリンギ…1/2株
サラダ油…大さじ1/2
ホワイトソース…適量
とろけるチーズ…適量
塩こしょう…少々

つくり方

1. 牡蠣の水を切りボウルに入れ、塩、片栗粉を加えてやさしく混ぜ、たっぷりの水を注ぎ、さらに混ぜる。
2. 2〜3回水を変えて汚れを落とし、キッチンペーパーで軽く水気をとる。
3. 豆腐はパックから出してキッチンペーパーで包み、お皿などで30分ほど重しをして水気を抜き、食べやすいサイズにカットしておく。
4. エリンギを細切りにし、油をひいたフライパンで炒める。
5. 水抜きをした豆腐を牡蠣と一緒にグラタン皿に並べる。
6. ⑤に④を加え、ホワイトソースをかける。上からチーズをのせ、焦げ目がつくまで焼く。

（撮影：玄野るい、レシピ：食薬ライセンス提供）

おかずレシピ
Ⓑ

玉子焼きに小松菜をプラスして不眠解消

【タイプ専用食材】小松菜、卵

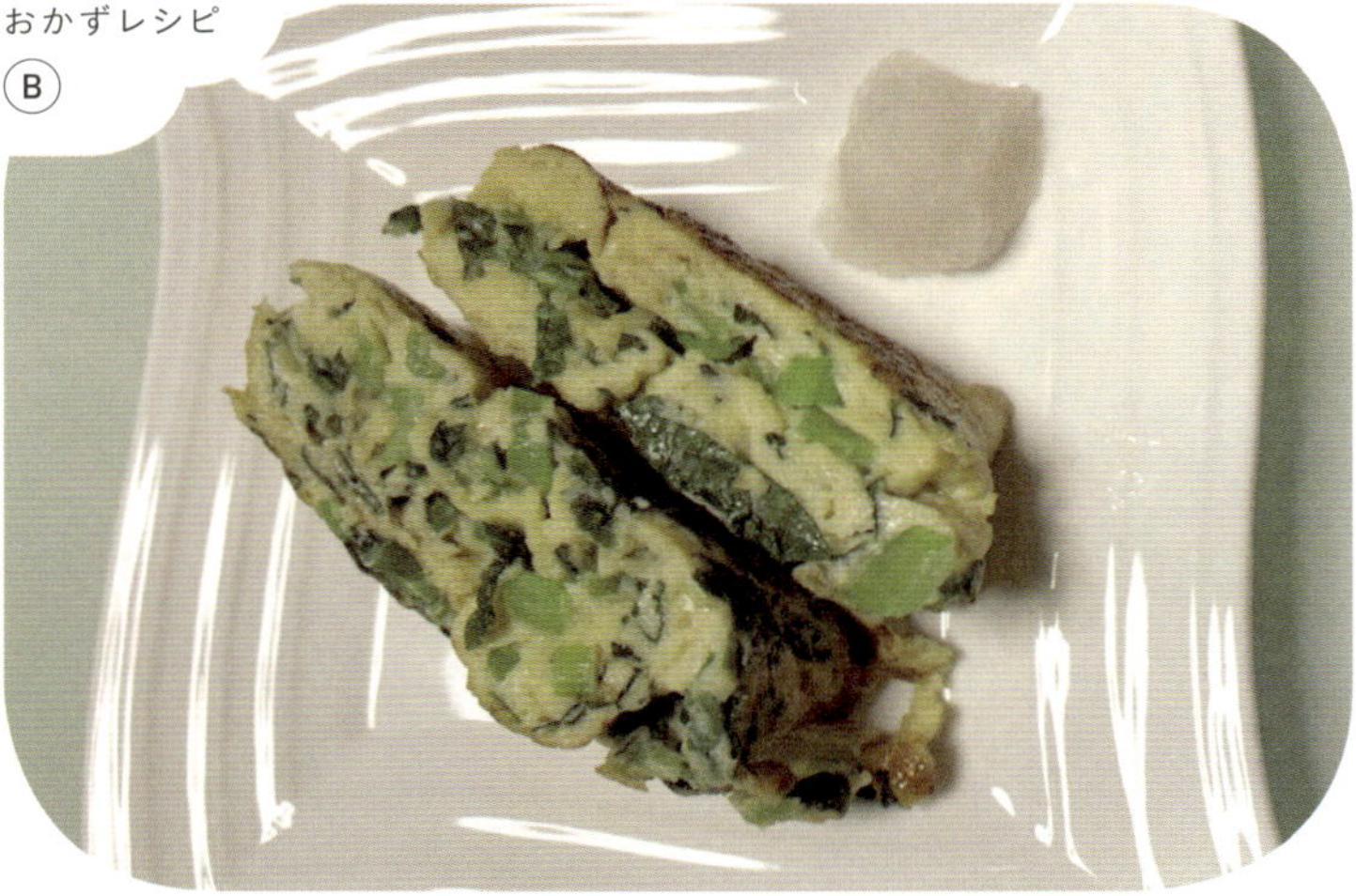

小松菜の玉子焼き

材料（2人分）

小松菜…50g

卵…２個

A〈調味料〉

- 白ワイン…小さじ1/2
- 醤油…小さじ1/2
- 砂糖…大さじ1/2
- 塩…少々

サラダ油…少々

おろし大根…お好み

つくり方

1. 小松菜は水で洗い、みじん切りにしておく。
2. 卵を溶き、そこに小松菜と**A**〈調味料〉を入れ混ぜる。
3. フライパンにサラダ油を薄くひき、②を２回に分けて流し入れ巻いていく。
4. お好みでおろし大根を添える。

（撮影：飯塚静子、レシピ：食薬ライセンス提供）

おかずレシピ Ⓒ

食感とあっさり塩味がおいしい

【タイプ専用食材】豚肉、エリンギ、小松菜

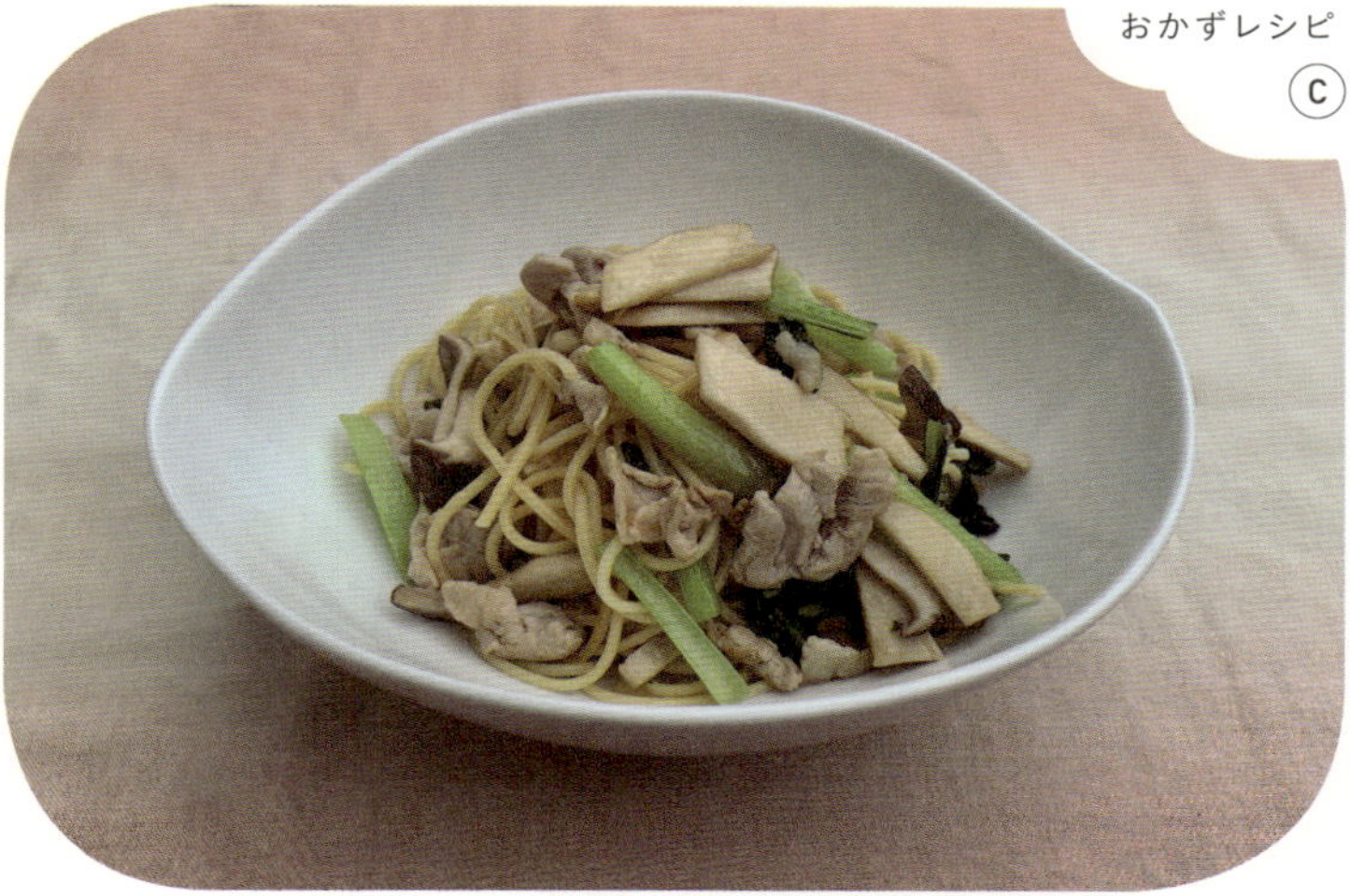

エリンギとたっぷりお肉のパスタ

材料（2人分）

乾燥パスタ…200g
豚バラ肉…100g
粗塩…ひとつまみ
小松菜…50g
エリンギ…２本
オリーブオイル…大さじ1/2
★生クリーム…100ml
★バター…10g
塩こしょう…少々

つくり方

① 豚バラ肉の水気をキッチンペーパーでふきとり、粗塩をふって全体になじむように混ぜ合わせ、ラップに包んで冷蔵庫で数時間寝かせる。
② 小松菜は洗い４～５㎝に、エリンギは長いものは半分に切り５㎜幅に薄切りにする。
③ 鍋にたっぷりのお湯を沸かし、塩を入れてパスタを表記時間茹でる（茹で汁も使用）。
④ 強火で熱したフライパンにオリーブオイルを入れ、寝かせておいた豚肉、小松菜、エリンギを加えて炒める。
⑤ ④に★の材料とパスタの茹で汁を大さじ2入れ、パスタを加えて絡めるように混ぜる。
⑥ 塩こしょうで味を整える。

（撮影：古池八代江、レシピ：食薬ライセンス提供）

［おすすめ食材&レシピ］

温める力不足（陽虚）タイプの人へ

● とるべき食材・避けるべき食材

気が足りず体を温める力のない「陽虚」タイプの人は、温める力を補う食材を選びます。体を温める効果があって、かつ甘味や辛味のある食材がおすすめで、気を補う食材を加えると、より効果的です。

さつまいも、春菊、ミョウガ、ニラ、羊肉、鮭などをとるといいでしょう。アスパラガス、インゲン豆、キャベツ、カリフラワーなどを加えると、より効果的です。

避けるべき食材は、血が不足している血虚タイプや、血が滞った血瘀《お》タイプの人と同様に、体を冷やす効果のあるものです。たとえば、にがうり、冬瓜《とうがん》、セロリ、梨やリンゴ、スイカ、豆腐、緑茶、火を通していない生の食材などが挙げられます。

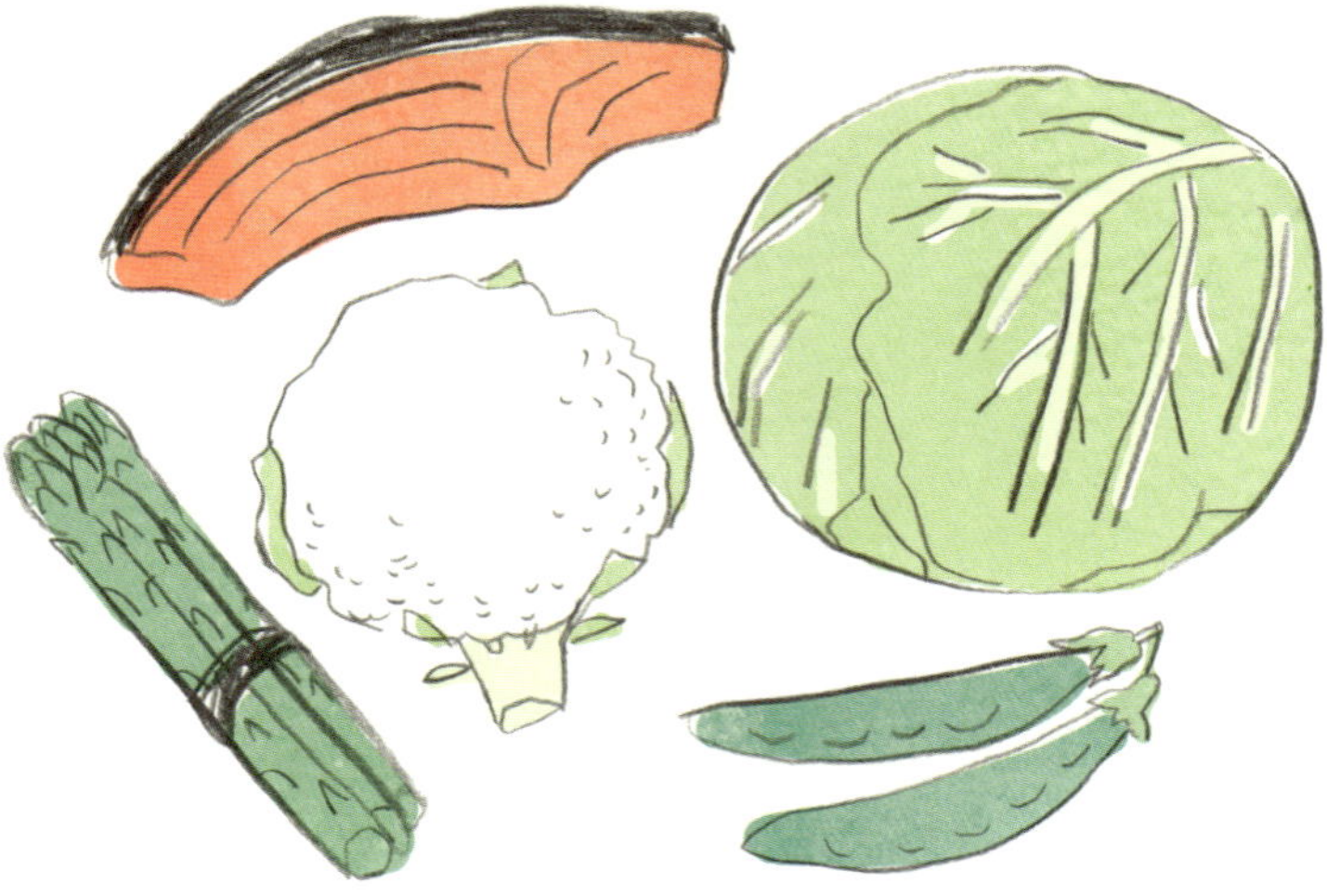

さつまいも、春菊、ミョウガ、ニラ、羊肉、、鮭。これらは、不足している体を温める力を補ってくれます。ほかにも、烏骨鶏《うこっけい》の卵・クルミ・マグロ・マスなどが効果的です。

おかずレシピ Ⓐ

簡単にできて子どもも大好きな味

【タイプ専用食材】にんじん、卵、ツナ

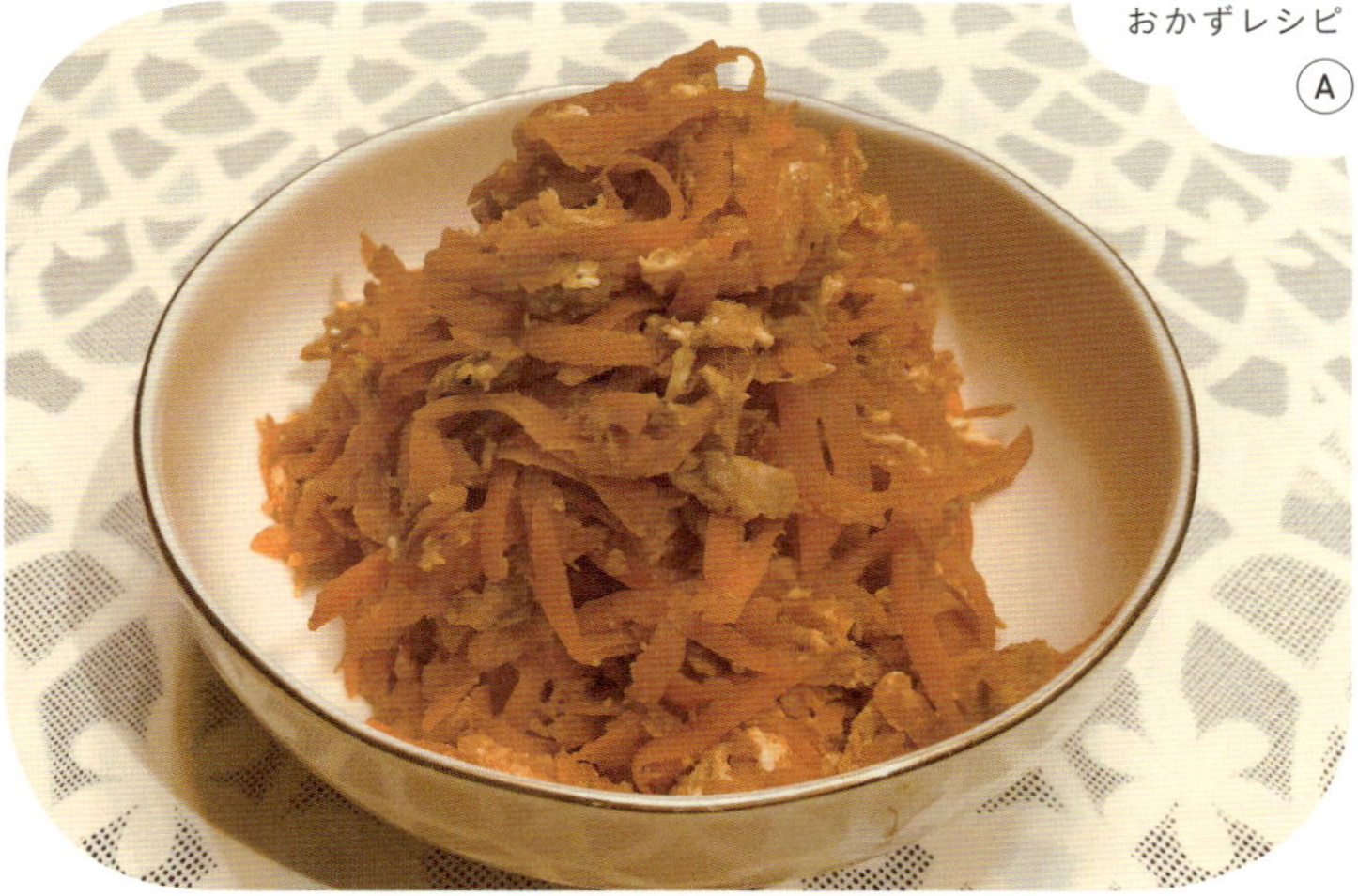

にんじんしりしり

材料（2人分）

にんじん…1本
ツナ缶…1/2個
ウズラの卵…2個
油…小さじ1
こしょう…少々
めんつゆ（3倍濃縮）…大さじ1

つくり方

① にんじんは皮をむき、5cmの千切りに切る。ウズラの卵は溶いておく。
② フライパンに油をひいて①を弱火で炒める。
③ ②にツナ缶を油ごと入れ、にんじんがしんなりするまで炒め、こしょうとめんつゆを加える。
④ にんじんをフライパンの脇に寄せ、溶いておいたウズラの卵を入れ全体に絡める。

（撮影：竹平ゆかり、レシピ：食薬ライセンス提供）

【タイプ専用食材】サーモン、エビ

火を使わず時短でできるのに見た目は豪華！

おかずレシピ Ⓑ

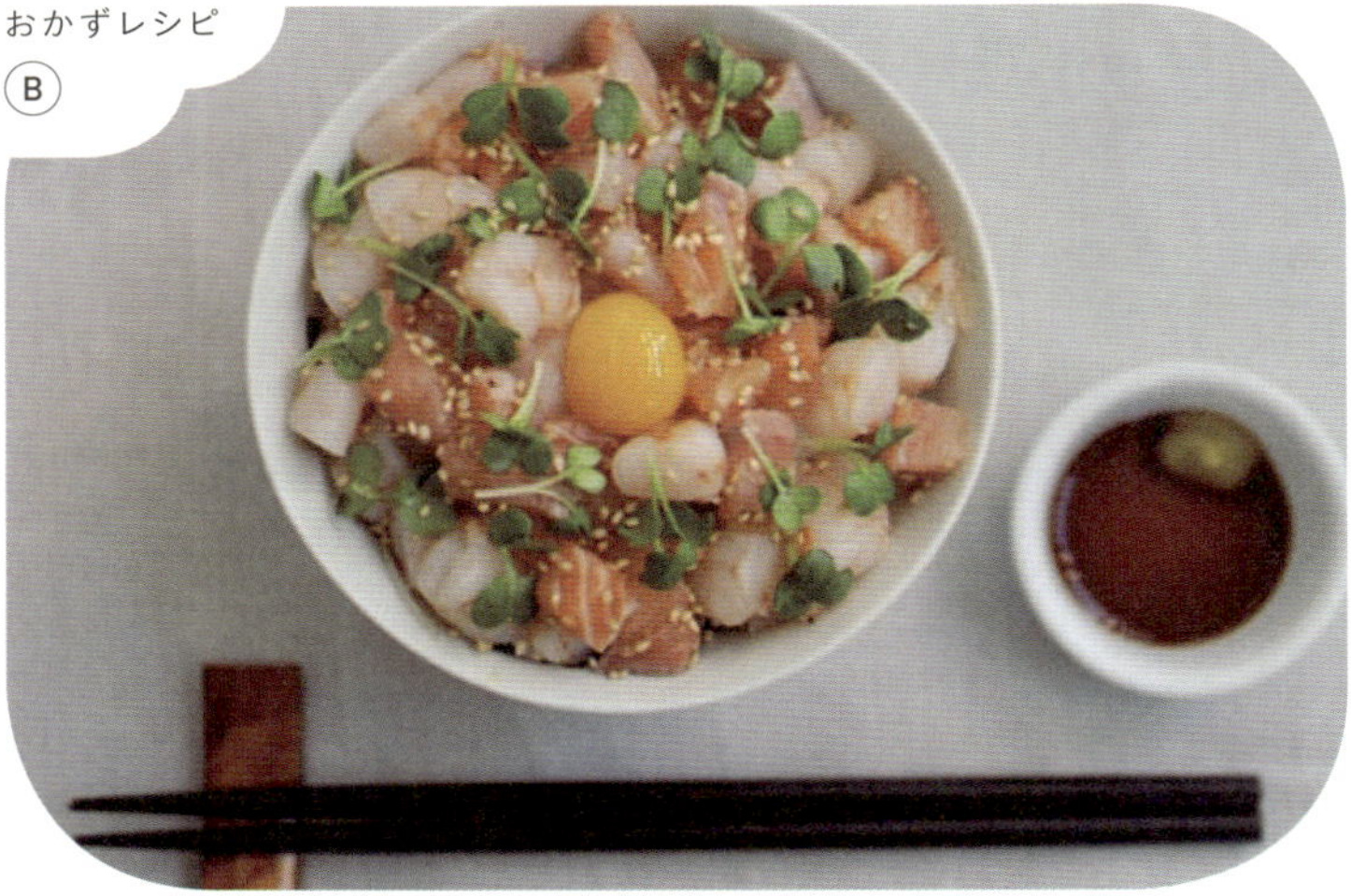

サーモンとエビの海鮮丼

材料（2人分）

サーモン…50g
生むきエビ…6～8尾
かいわれ大根…1/2パック
ウズラの卵…2個
ごはん…お好み
刻み海苔…適量
白ごま…小さじ1
（わさび）だし醤油…お好み

つくり方

1. サーモンはお好みの大きさの角切りにし、むきエビは酒をふり茹でておく。
2. かいわれ大根は根元を切り落とし2cmに切り、ウズラの卵は卵黄のみとっておく。
3. 器にごはんを盛り、ごはんの上に刻み海苔を散らし、その上にサーモン、エビを盛りつける。
4. かいわれ大根、白ごまを散らし、真ん中にウズラの卵黄を乗せる。
5. 食べる直前に、だし醤油（お好みでわさびを入れる）をかける。

（撮影：清澤春恵、レシピ：食薬ライセンス提供）

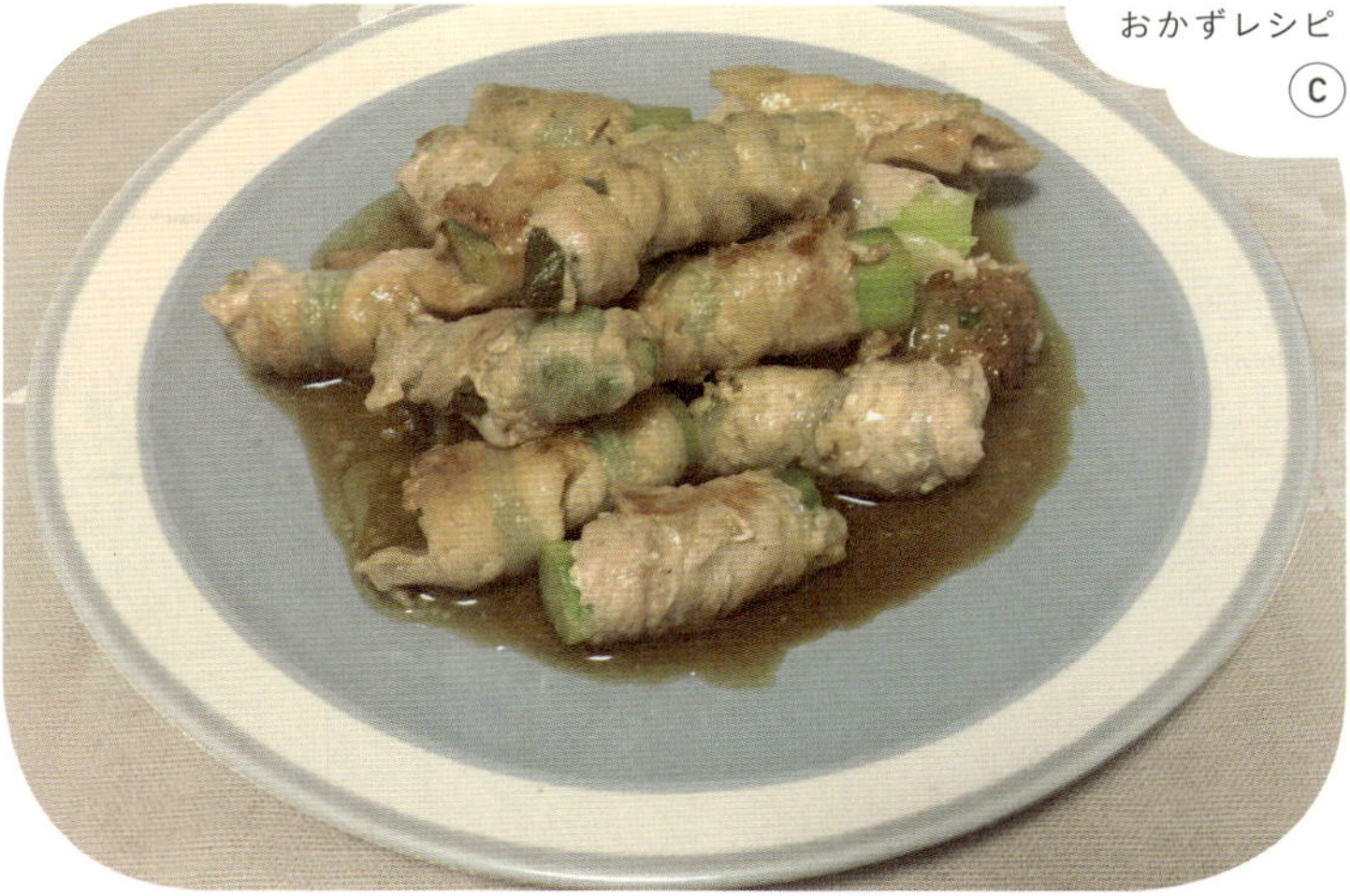

おかずレシピ Ⓒ

長いも効果で体がポカポカ温まる

【タイプ専用食材】アスパラガス

豚バラアスパラ巻き

材料（2人分）

豚バラ薄切り肉…200g
アスパラ…1束
ごま油…大さじ1
塩こしょう…適量
A〈調味料〉
- 酒…大さじ1
- 砂糖…大さじ1
- みりん…大さじ1
- 醤油…大さじ1

つくり方

① アスパラは茎の根元を切り、根元に近い「はかま」をピーラーで削り、さらに下から1/3を薄く皮むきしてから4等分に切る。
② フライパンに湯をわかし、塩をひとつまみ入れ、1分半ほど茹でる。
③ 豚バラ肉はアスパラを巻きやすい長さで切る。
④ 豚バラ肉をアスパラに巻いて塩こしょうをする。
⑤ **A**〈調味料〉をあらかじめ混ぜておく。
⑥ フライパンにごま油を入れて熱し、中火で両面を焼き、⑤の調味料を回しかけ、強火で照りあがるまで焼いたら完成。

（撮影：玄野るい、レシピ：食薬ライセンス提供）

［おすすめ食材＆レシピ］

気の滞りがある（気滞）タイプの人へ

● とるべき食材・避けるべき食材

気が滞り、おならやゲップ、イライラなどの症状が出やすい「気滞」タイプの人は、気を巡らす食材を選びましょう。体をゆっくり温めてくれる温性で、辛味や苦味のある食材を選ぶといいでしょう。

気を巡らす食材には、香りのよいものが多いです。ただ、多すぎると気や津液不足になりますから注意しましょう。

そば、玉ねぎ、エンドウ豆、らっきょう、ミカンなどが代表的なおすすめ食材となります。

避けるべき食材には、いも類や貝類、酸っぱいものや揚げものなどが挙げられます。

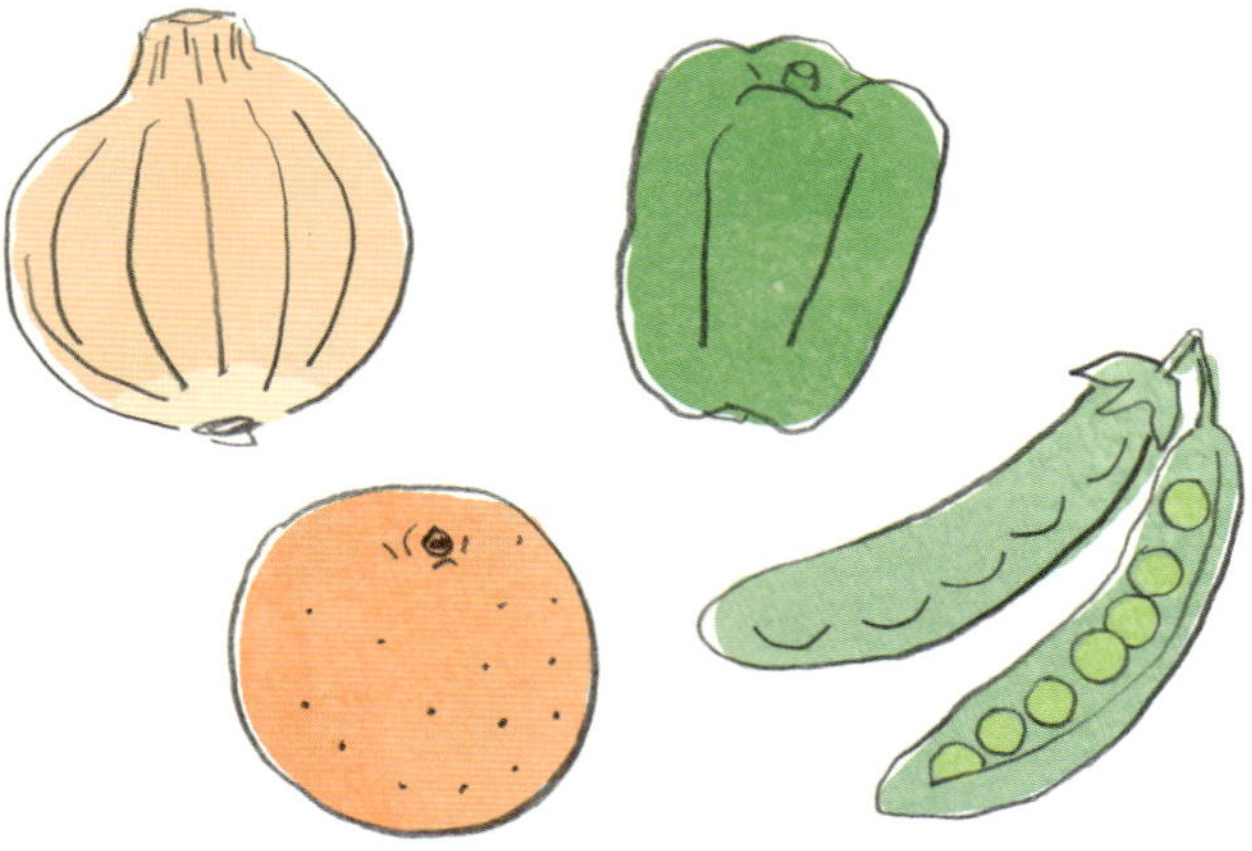

ピーマン、生の大根、エシャロット。これらは、滞っている気を巡らせる働きをします。ほかにも、陳皮（ミカンの皮を乾燥させたもの）・オレンジ・金柑・赤ワインなどが効果的です。

おかずレシピ Ⓐ

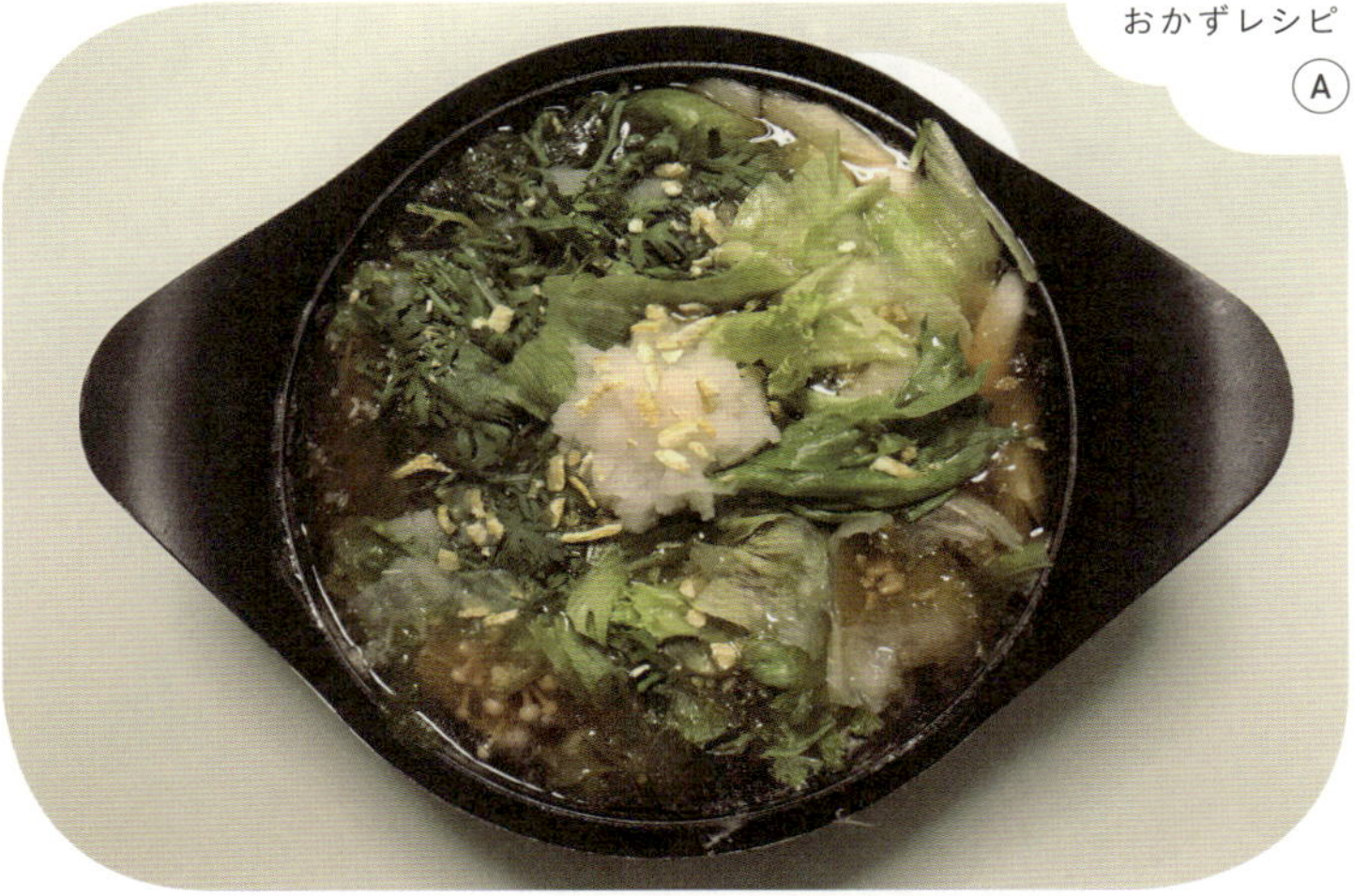

野菜がいっぱいとれるヘルシー鍋

【タイプ専用食材】柚子の皮、大根、春菊

レタスのみぞれ鍋

材料（2〜3人分）

鶏もも肉…300g
レタス…２個
春菊…１袋
ねぎ…1/2本
柚子の皮…少々
ごま油…大さじ１
だし汁…適量
大根…1/4本
A〈調味料〉
　白だし…大さじ２
　片栗粉…大さじ１
　こしょう…少々

つくり方

1. A〈調味料〉を入れたボウルに一口大に切った鶏もも肉を入れ揉みこむ。
2. 大根は皮をむき、すりおろしておく。
3. 春菊、ねぎは５㎝に切り、レタスは食べやすい大きさにちぎる。このとき、春菊は茎の部分と葉の部分に分けておく。
4. 鍋にだし汁、①の鶏もも肉を入れ中火で10分加熱する。
5. ③に春菊の茎部分、ねぎを加え、さらに５分ほど加熱する。
6. 強火にし、レタス、大根おろしを半分のせる。
7. 鍋がぐつぐつしたら火を止め、春菊の葉と残りの大根おろしを中央にのせる。
8. 最後に柚子の皮を削りながら散らし、ごま油を回しかける。

（撮影：飯塚静子、レシピ：食薬ライセンス提供）

落ち込みやすい性格とバイバイできる

【タイプ専用食材】エンドウ豆

おかずレシピ Ⓑ

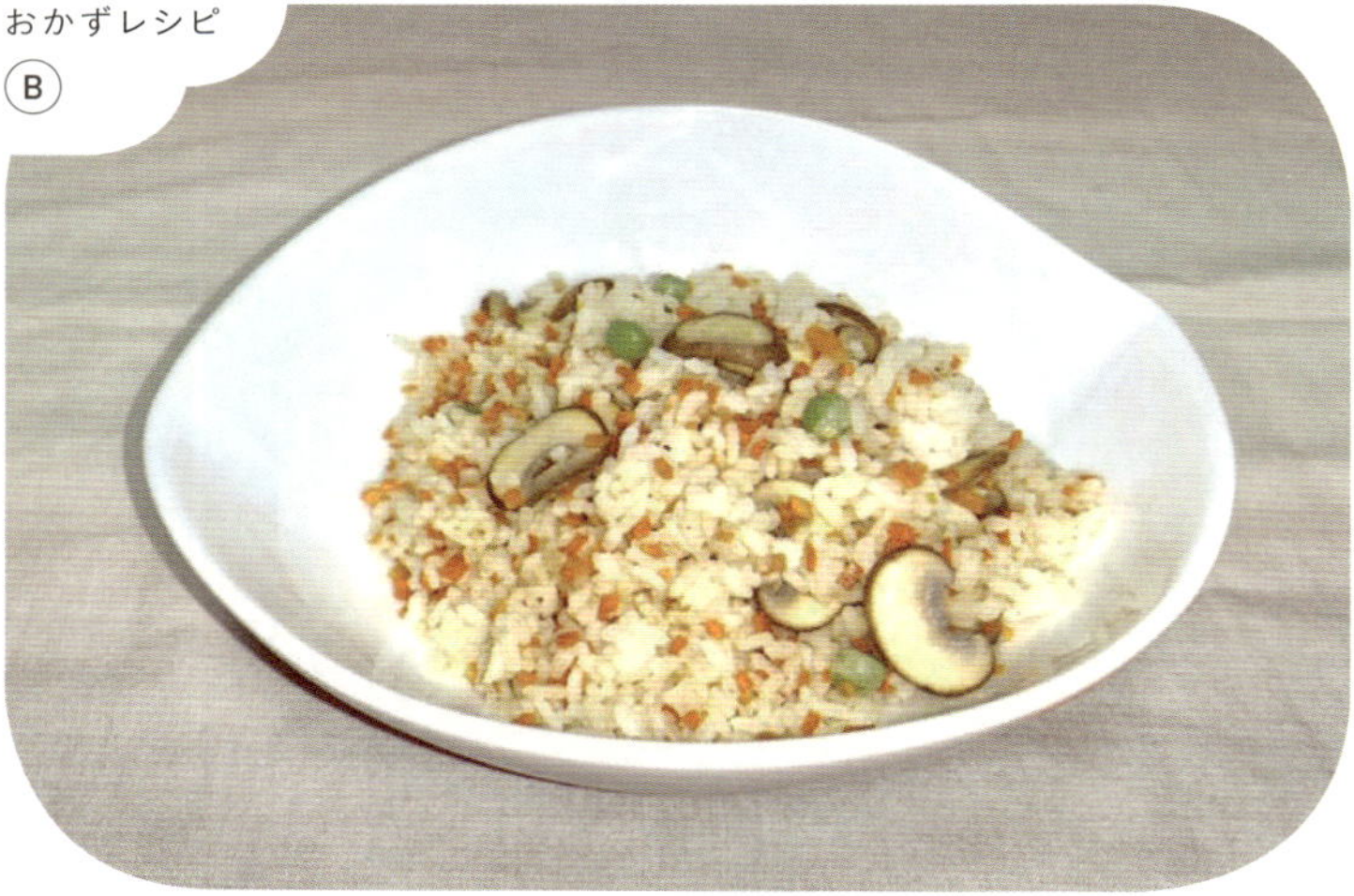

簡単野菜ピラフ

材料（2人分）

ごはん…2膳
エンドウ豆…20g
にんじん…1/3本
マッシュルーム…4個
A〈調味料〉
　バター…10g
　塩…少々
水…1/2カップ
顆粒だし…大さじ1

つくり方

1. にんじんはみじん切り、マッシュルームは5㎜幅に切る。
2. ごはんはレンジで軽く温めておく。
3. 鍋に水、顆粒だしを入れ、ひと煮立ちしたらエンドウ豆を入れ3分間煮る。
4. フライパンにバターを熱し、①の材料を入れ炒め、火が通ったらごはんを加え混ぜ合わせる。
5. 最後に③を加え、塩で味を整える。

（撮影：古池八代江、レシピ：食薬ライセンス提供）

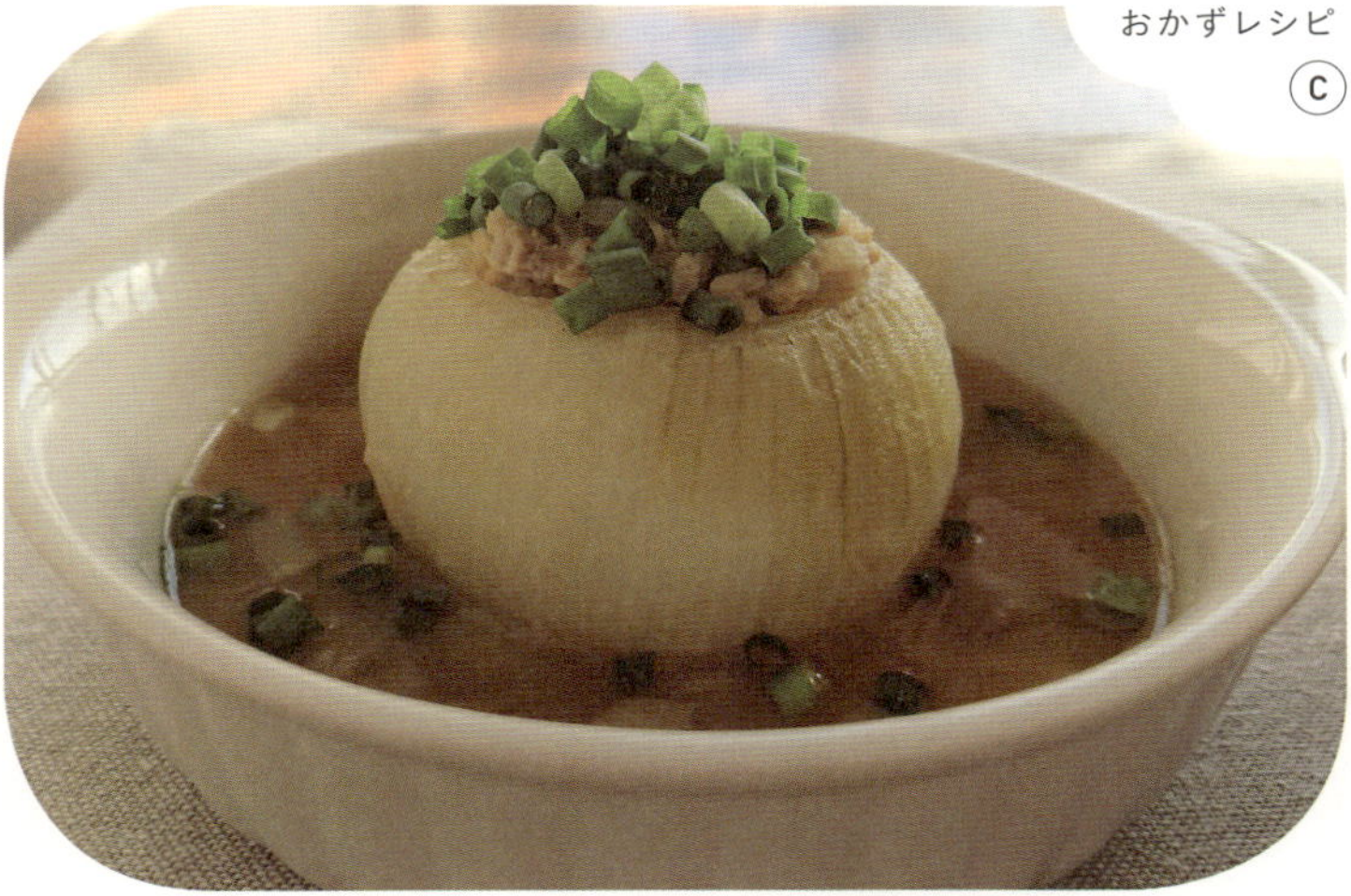

おかずレシピ Ⓒ

玉ねぎ効果でイライラ防止

【タイプ専用食材】玉ねぎ、マッシュルーム、ねぎ

玉ねぎの肉詰め

材料（2人分）

玉ねぎ…２個
マッシュルーム…１個
★合いびき肉…120g
★卵…１個
★パン粉…大さじ２
★コンソメ…大さじ１
★ナツメグ…少々
★塩こしょう…少々
水…３カップ
ねぎ…お好み

つくり方

① マッシュルームはみじん切りにし、★の材料と混ぜ合わせる。
② 玉ねぎの上の部分を切り落とし、中身をスプーンでくり抜く。くり抜いた玉ねぎの中心部分は粗いみじん切りにしておく。
③ 中心をくり抜いた玉ねぎの中に①を詰め、ラップをかけて耐熱皿に入れ、500wの電子レンジで５分加熱。
④ 水を鍋に入れて火にかけ、粗いみじん切りにした玉ねぎとコンソメを入れて中火で煮る。
⑤ レンジで温めた玉ねぎを④の鍋に移し、弱火で10〜15分蓋をして煮込む。
⑥ 最後にお好みで小口切りにしたねぎを散らす。

（撮影：若林香織、レシピ：食薬ライセンス提供）

［おすすめ食材&レシピ］

血の滞りがある（血瘀《お》）タイプの人へ

●とるべき食材・避けるべき食材

血が滞り、ザラザラしたサメ肌や月経血が暗い赤色になるなどの症状が出る「血瘀」タイプの人は、血を巡らす食材を選びます。

血の循環をよくする熱性や温性の食材、辛い味や苦い味の食材がおすすめです。

代表的なものとしては、里いも、小豆、クワイ、ナス、ニラ、桃などが挙げられます。

逆に避けるべき食材は、血が不足した血虚や、熱が足りない陽虚タイプの人と同様、体を冷やす食材です。にがうりや冬瓜《とうがん》、セロリ、梨やリンゴ、豆腐、火を通していない生の食材などは控えましょう。

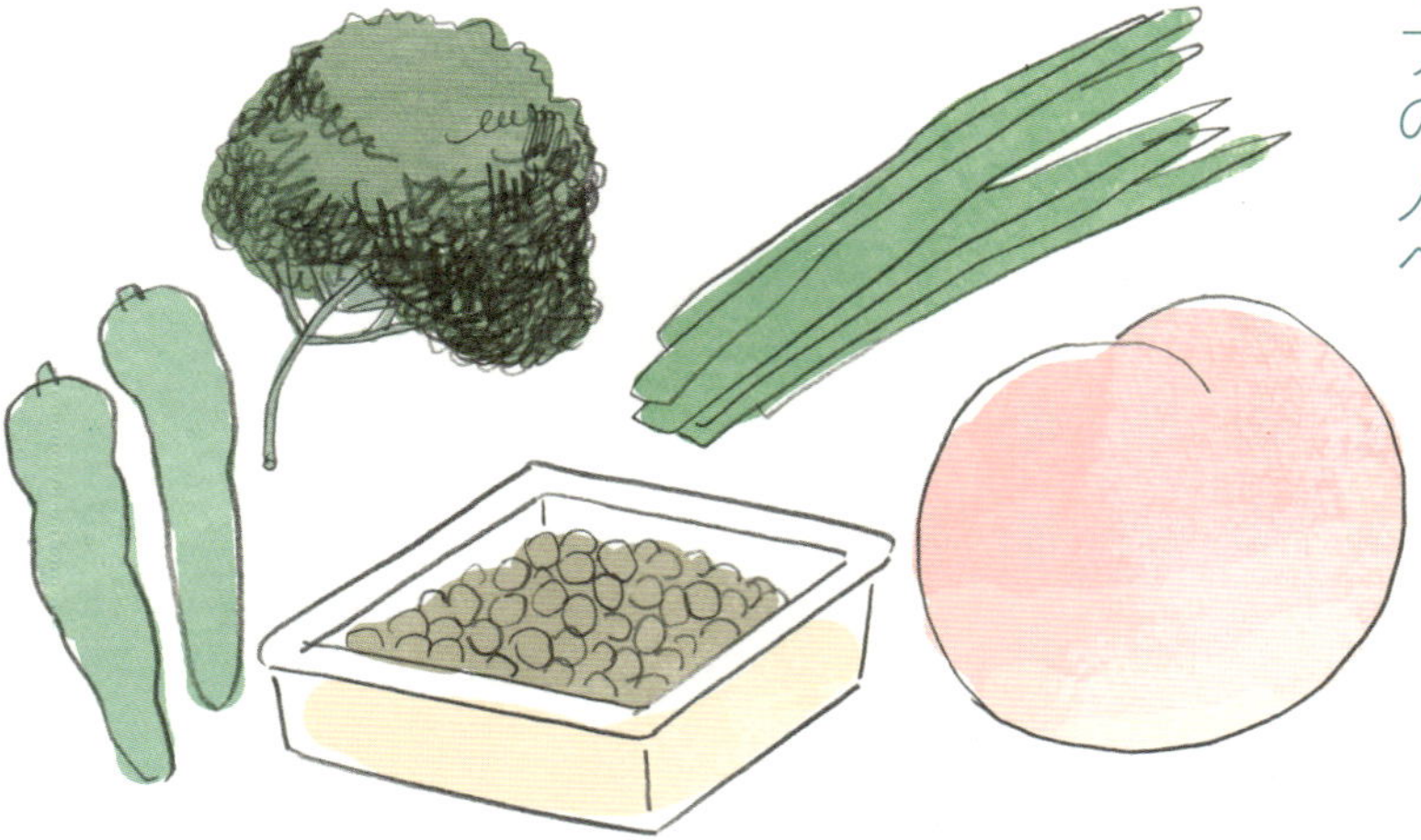

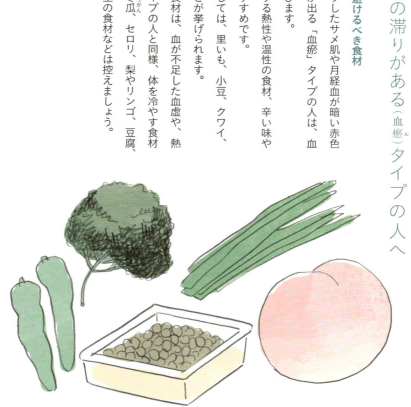

納豆、桃、ししとう、パセリ、ニラ。これらは、滞っている血を巡らせる働きをします。
ほかにも、ナス・里いも・小豆・カニなどが効果的。

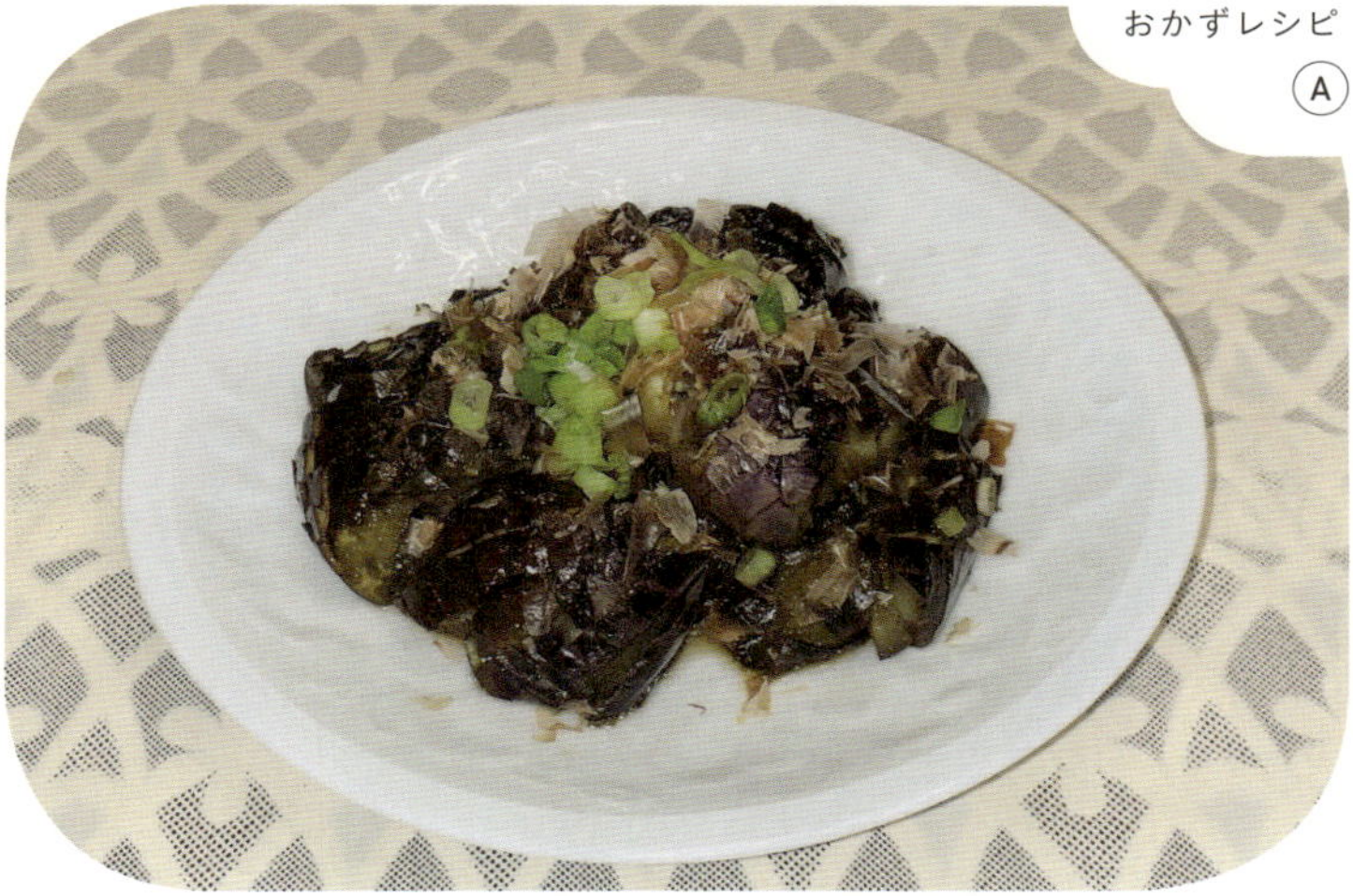

おかずレシピ Ⓐ

定番料理でシミ、そばかすの改善を

【タイプ専用食材】ナス

ナスの揚げ浸し

材料（2人分）

ナス…３本

A〈調味料〉タレ
- 白だし…小さじ２
- 醤油…小さじ２
- みりん…小さじ１
- 生姜チューブ…３㎝程度

かつお節…少々

ねぎ…少々

サラダ油…少々

つくり方

① ナスは表面に格子状の切り込みを入れ、食べやすい大きさの乱切りにし、水につけてアク抜きをする。

② アク抜き後はしっかり水気を切って、油をひいたフライパンでしんなりするまで炒める。

③ **A**〈調味料〉を混ぜてタレをつくっておき、炒めたナスをお皿に移してタレをよく絡める。お好みでかつお節とねぎをかける。

（撮影：竹平ゆかり、レシピ：食薬ライセンス提供）

おかずレシピ
Ⓑ

シミが気になる人のヘルシー夜食におすすめ

【タイプ専用食材】里いも、パセリ

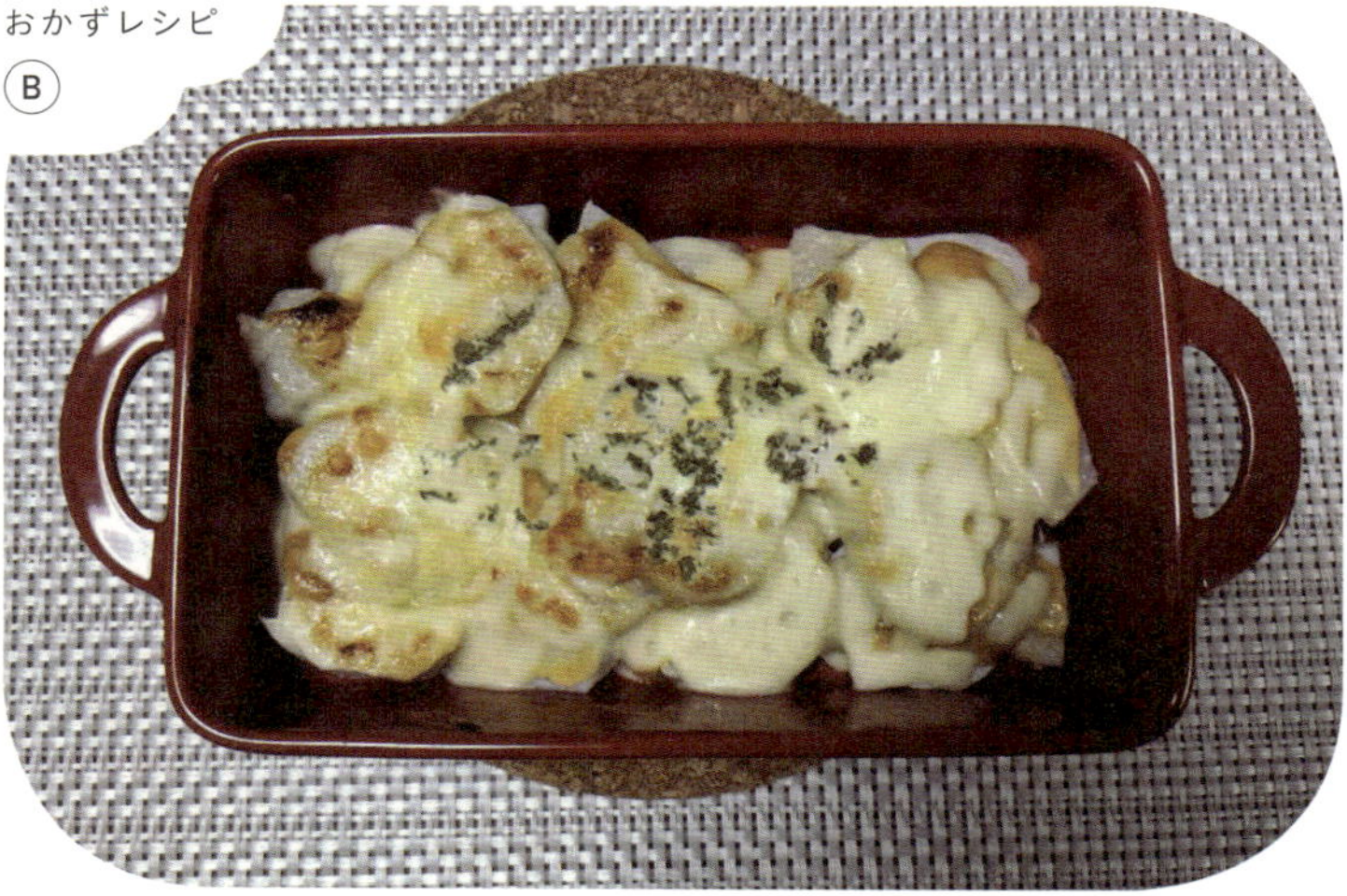

里いものチーズ焼き

材料（2人分）

里いも…4個
A〈調味料〉
マヨネーズ…大さじ4
味噌…小さじ2
とろけるチーズ…適量
パセリ…適量

つくり方

① 里いもは洗い、ラップで包み、600wの電子レンジで5分加熱する。
② **A**〈調味料〉を混ぜておく。
③ 里いもの皮をむき、食べやすい大きさの乱切りにし、②と混ぜ合わせる
④ ソースを絡めた里いもを耐熱容器に並べ、お好みの量のチーズをかけ、パセリを散らす。
⑤ トースターでパセリが焦げない程度に焼く。

（撮影：小澤千鶴子、レシピ：食薬ライセンス提供）

舌裏の血管の色がきれいになる！

【タイプ専用食材】鱈、ししとう

おかずレシピ C

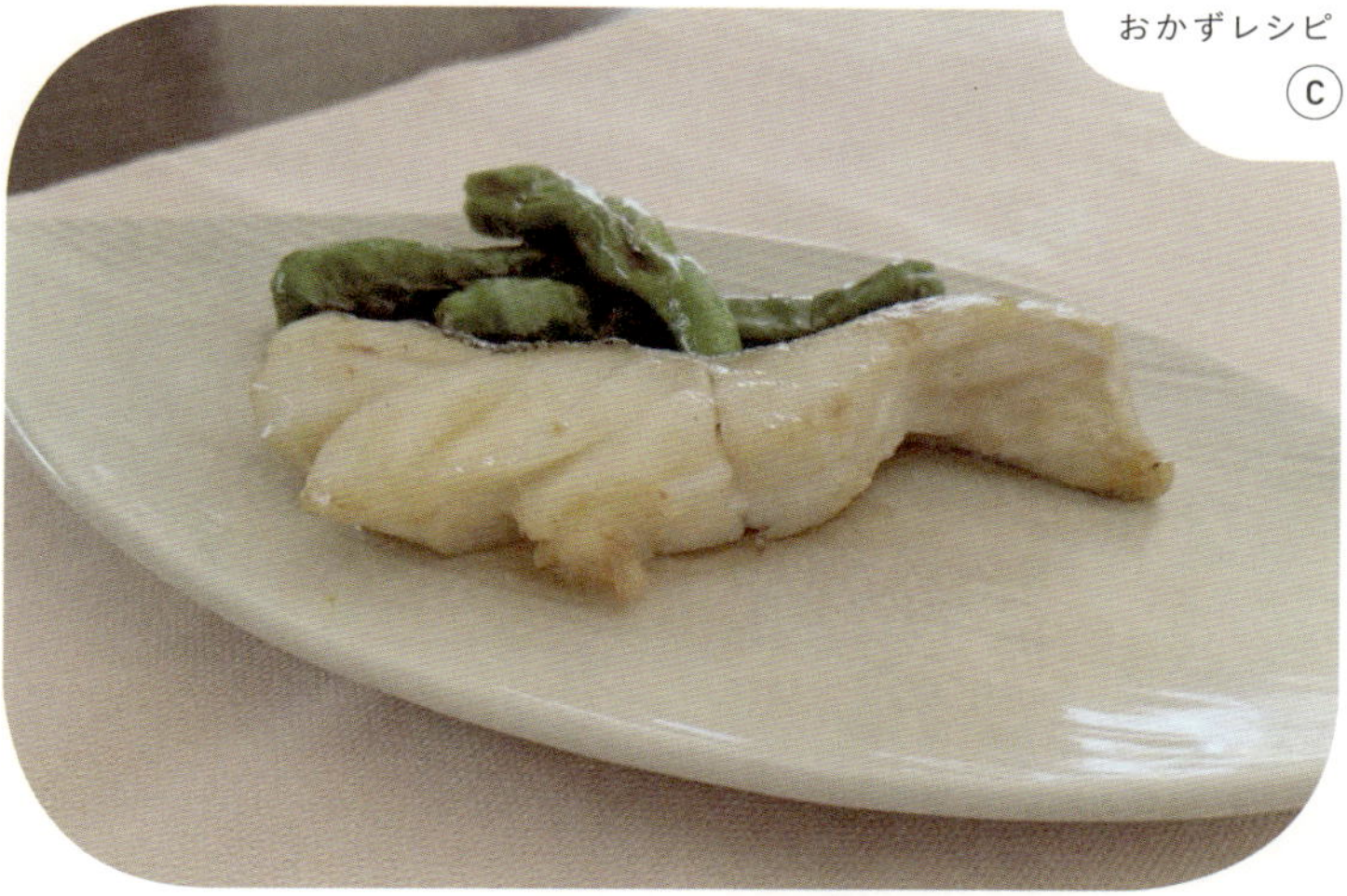

鱈《たら》の照り焼き　ししとう添え

材料（2人分）

生鱈…２切れ
塩…ふたつまみ
ししとう…４本
サラダ油…小さじ２
A〈調味料〉
　醤油…大さじ１
　酒…大さじ１
　みりん…大さじ１
　砂糖…小さじ１

つくり方

① 鱈に塩をふり10分ほど置き、キッチンペーパーで水気をとる。
② ししとうには切り込みを入れておく。
③ A〈調味料〉を混ぜ合わせる。
④ フライパンを中火で熱しサラダ油をひいて、鱈とししとう入れ、鱈の両面に焼き色がつくように焼く。
⑤ 鱈に火が通ったら、③で混ぜ合わせた調味料を入れ、照りが出るまで絡める。

（撮影：小澤千鶴子、レシピ：食薬ライセンス提供）

［おすすめ食材&レシピ］
水分の滞りがある（痰・湿・飲）タイプの人へ

●とるべき食材・避けるべき食材

水分（津液）が滞り、むくみや痰、食欲不振などの症状が出やすい「痰・湿・飲」タイプの人は、水分を巡らす食材を選びます。

気を補ったり巡らす食材は、津が滞る原因を治すことがあり、併用するとよいです。

体温の変化にあまり影響しない平性や、体をゆっくり温める温性の作用を持ち、かつ辛味・苦味・鹹味（塩からい）などの食材がおすすめです。具体的には、ハトムギ、小豆、黒大豆、ねぎ、大根、、筍などが代表的な食材となります。

逆に避けるべき食材は、体を潤す働きのある果物や酒、脂っこいものや甘いものなどで、食べすぎにも要注意です。

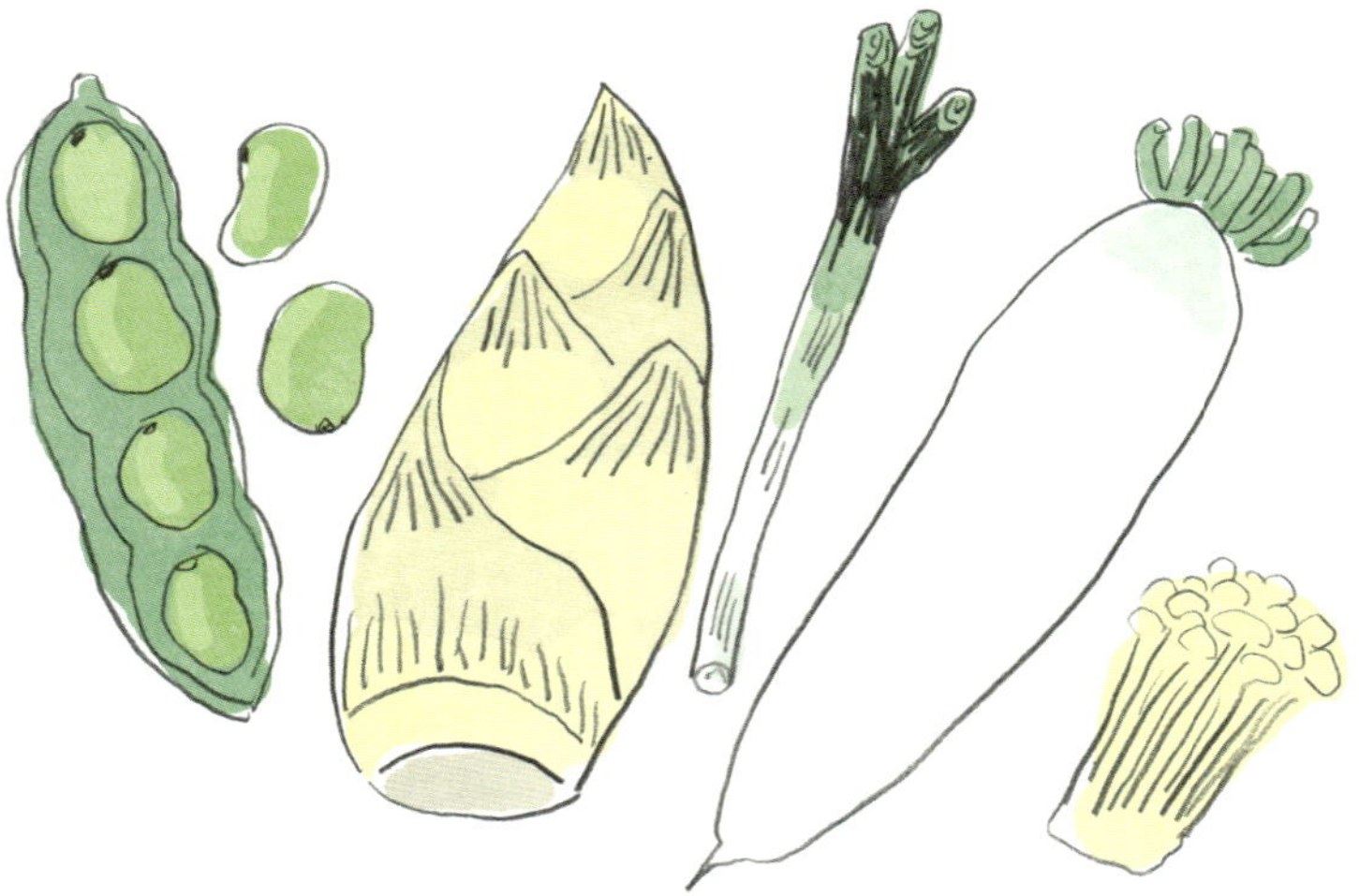

空豆、筍、大根、エノキだけ、ねぎ。これらは、滞っている水分を巡らせる働きをします。ほかにも、海苔・黒大豆・山椒・小豆などが効果的です。

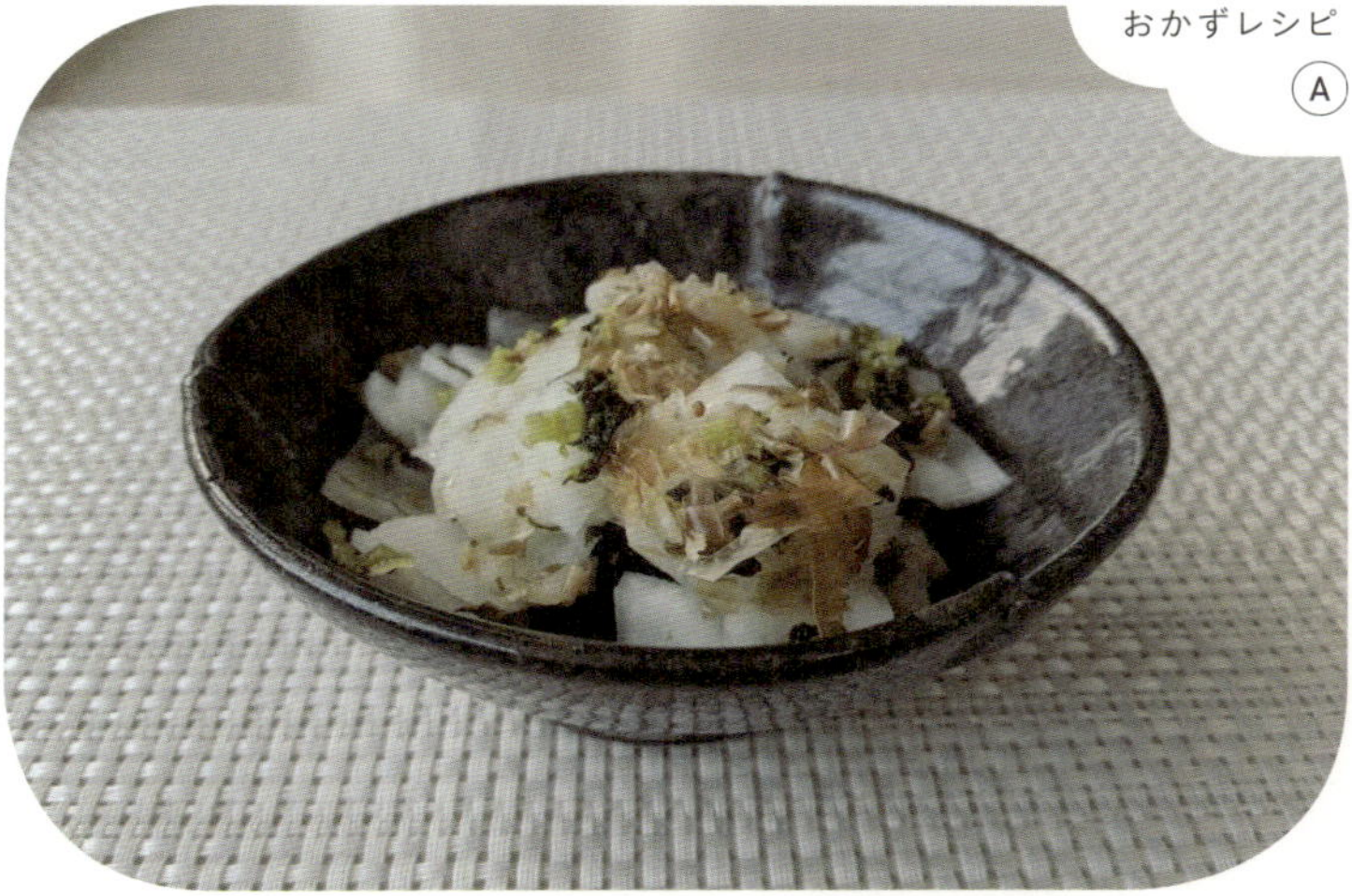

おかずレシピ A

むくみを解消してくれるスッキリサラダ

【タイプ専用食材】大根、高菜

大根と高菜漬けのあえもの

材料（2人分）

大根…1/3本

高菜漬け…大さじ2

ごま油…小さじ1

かつお節…5g

つくり方

1. 大根は皮をむき、薄いいちょう切りにする。
2. 大根と高菜漬け、ごま油、かつお節を和える。

（撮影：小澤千鶴子、レシピ：食薬ライセンス提供）

【タイプ専用食材】ししゃも、エノキだけ

ポン酢の酸味が食欲をそそる

おかずレシピ B

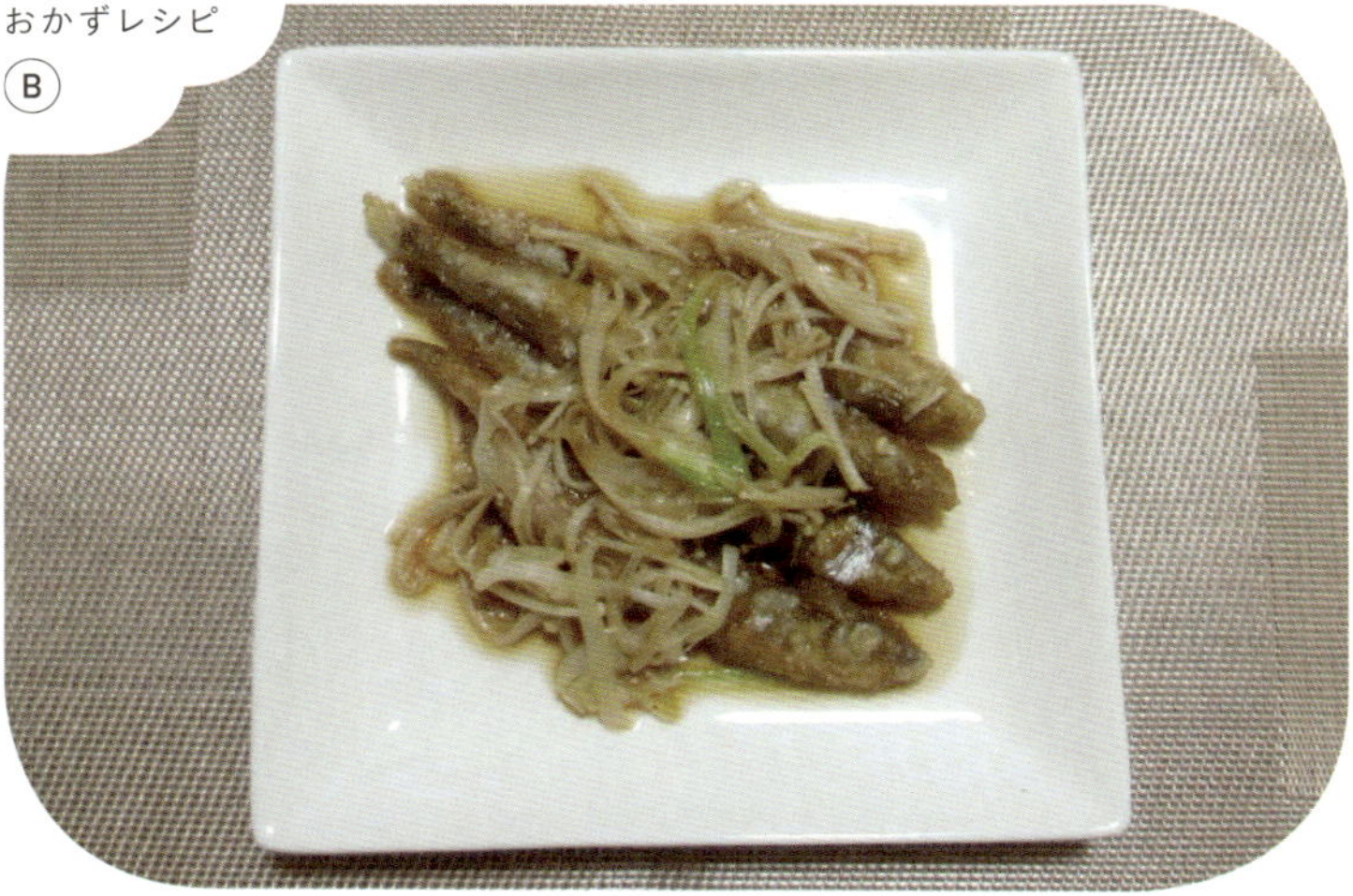

ししゃもの南蛮漬け

材料（2人分）

ししゃも…10匹
片栗粉…適量
長ねぎ…1本
エノキだけ…1/2株
A〈調味料〉
酢…大さじ3
醤油…大さじ3
酒…大さじ1と1/2
砂糖…大さじ1と1/2

つくり方

1. 長ねぎは10cmの長さに切って白髪ねぎにし、エノキだけは石づきを切り落とし小房に分けておく。
2. 耐熱容器にエノキだけと長ねぎを並べてふんわりラップをし、500wの電子レンジで1分加熱する。
3. **A**〈調味料〉を混ぜ合わせておく。
4. ③に熱い状態の長ねぎとエノキだけを入れて味をなじませておく。
5. ししゃもに片栗粉をまぶして170～180℃の油で揚げる。
6. ししゃもが揚がったら④に入れ、全体に味をなじませる。

（撮影：高田希美、レシピ：食薬ライセンス提供）

おかずレシピ Ⓒ

筍と高菜のシャキッとした食感がおいしい

【タイプ専用食材】高菜、筍

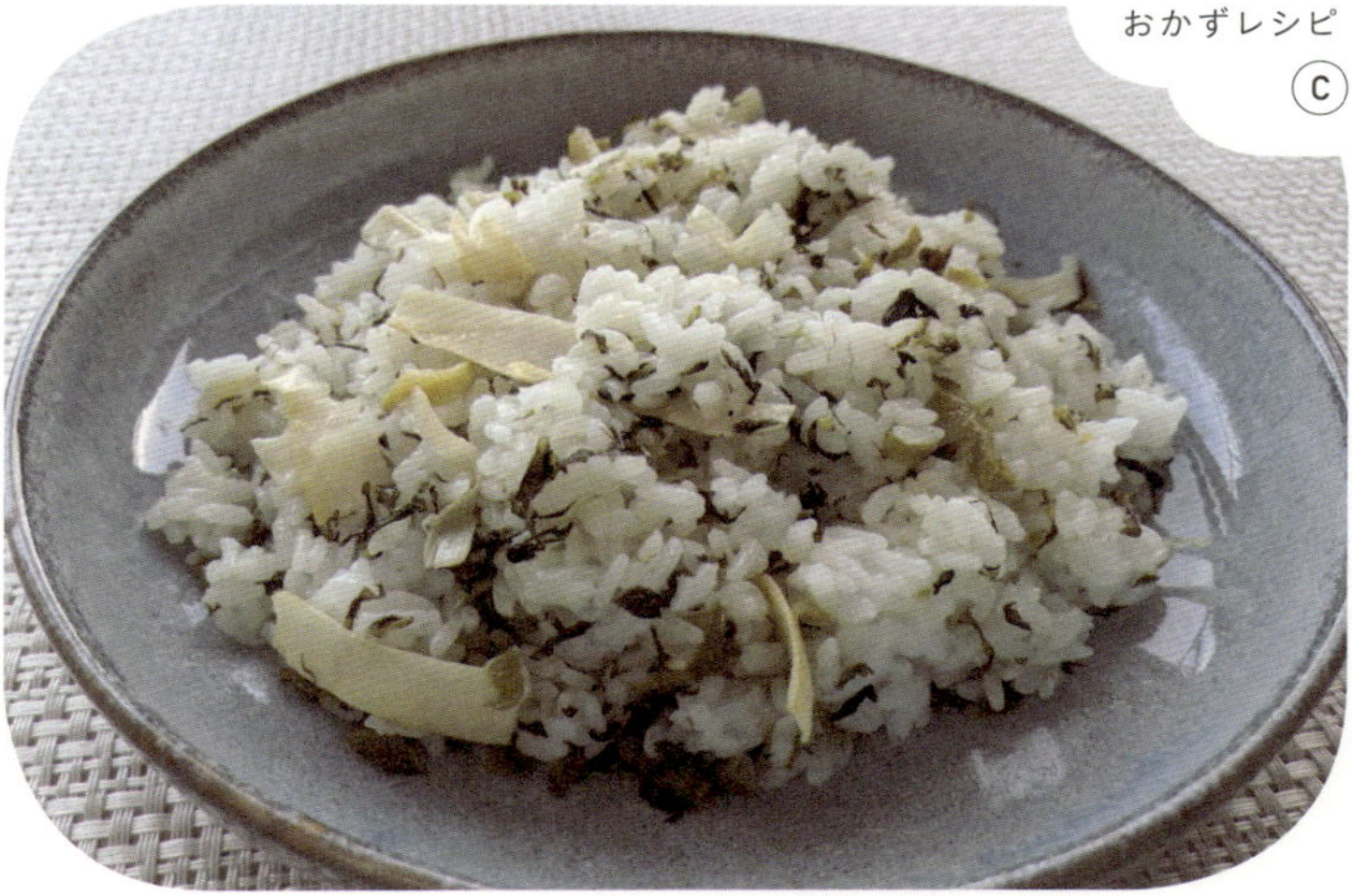

高菜と筍のチャーハン

材料（2人分）

筍の水煮…100g
高菜漬け…大さじ2
ごはん…1合分
ごま油…大さじ1

つくり方

① 筍は粗みじんに切り、高菜漬けは刻んでおく。
② フライパンにごま油をひき①を炒め、油がなじんだらごはんを加えてさらに炒める。

（撮影：小澤千鶴子、レシピ：食薬ライセンス提供）

［おすすめ食材&レシピ］

熱&水分の滞りがある（熱痰・湿熱）タイプの人へ

●とるべき食材・避けるべき食材

水分（津液）が滞って熱を帯びて、黄色くネバネバした分泌物が出たり、排泄物のにおいがきつくなったりするのが「熱痰・湿熱」タイプです。

この状態にある人は、冷やしながら水分の循環をよくする食材を選びます。

体を冷やす効果のある涼性や寒性の作用を持ち、かつ苦味や鹹味（塩からい）を持つ食材がおすすめです。小麦、白菜、金針菜《きんしんさい》、セロリ、ナス、きゅうり、とうもろこし、アサリ、わかめなどが代表的な食材となります。

逆に避けるべき食材としては、体を温めたり潤すもので、生姜、ねぎ、牛肉、鶏肉、羊肉、酒などが挙げられます。

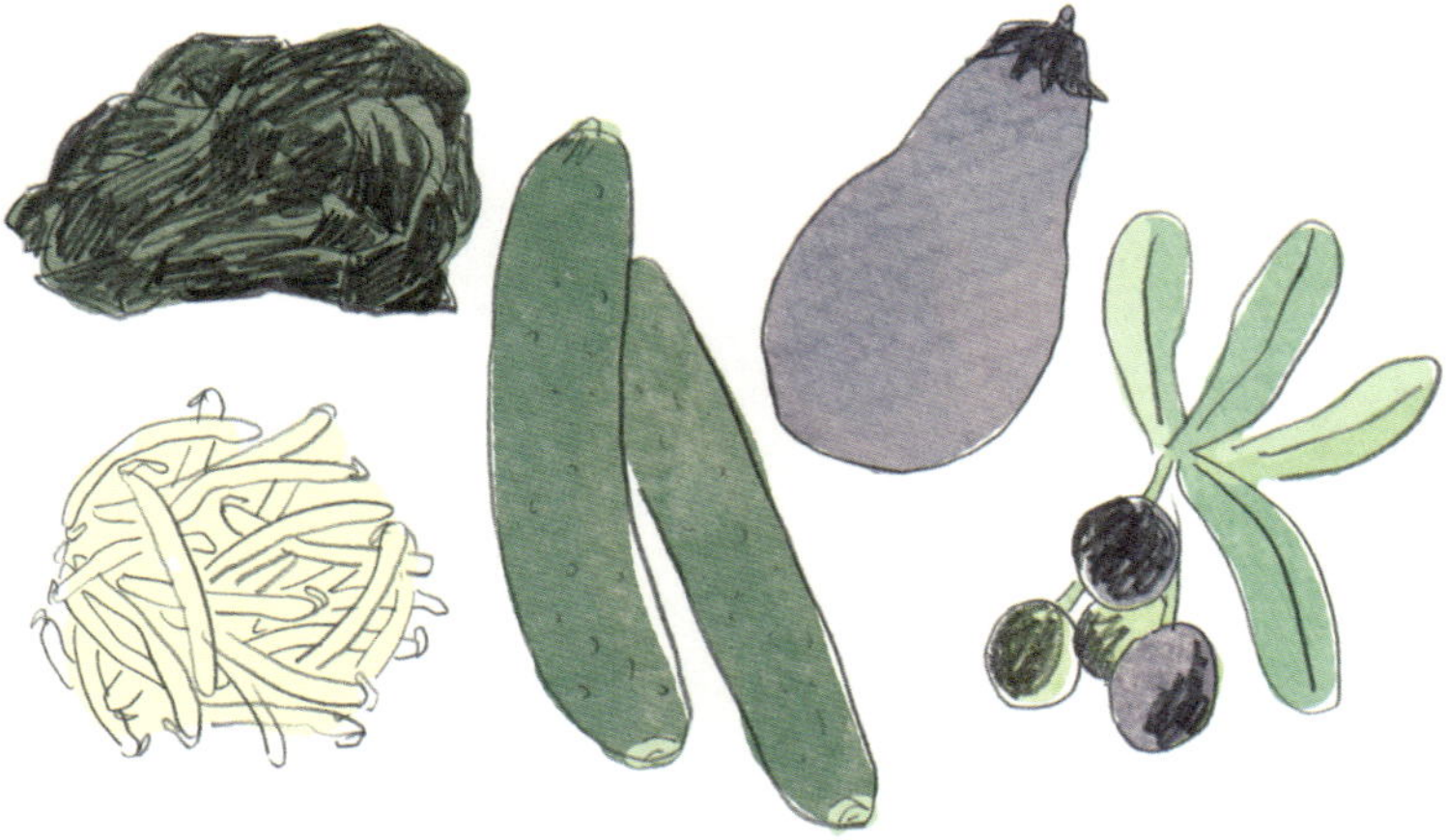

もやし、もずく、ズッキーニ、豆腐。これらは、滞っている水を巡らせて冷やす働きをします。ほかにも、にがうり、小豆、昆布、オリーブ、バナナ、柿などが効果的です。

おかずレシピ Ⓐ

アサリの出汁が豆腐にしっかりしみこんだ一品

【タイプ専用食材】アサリ、豆腐

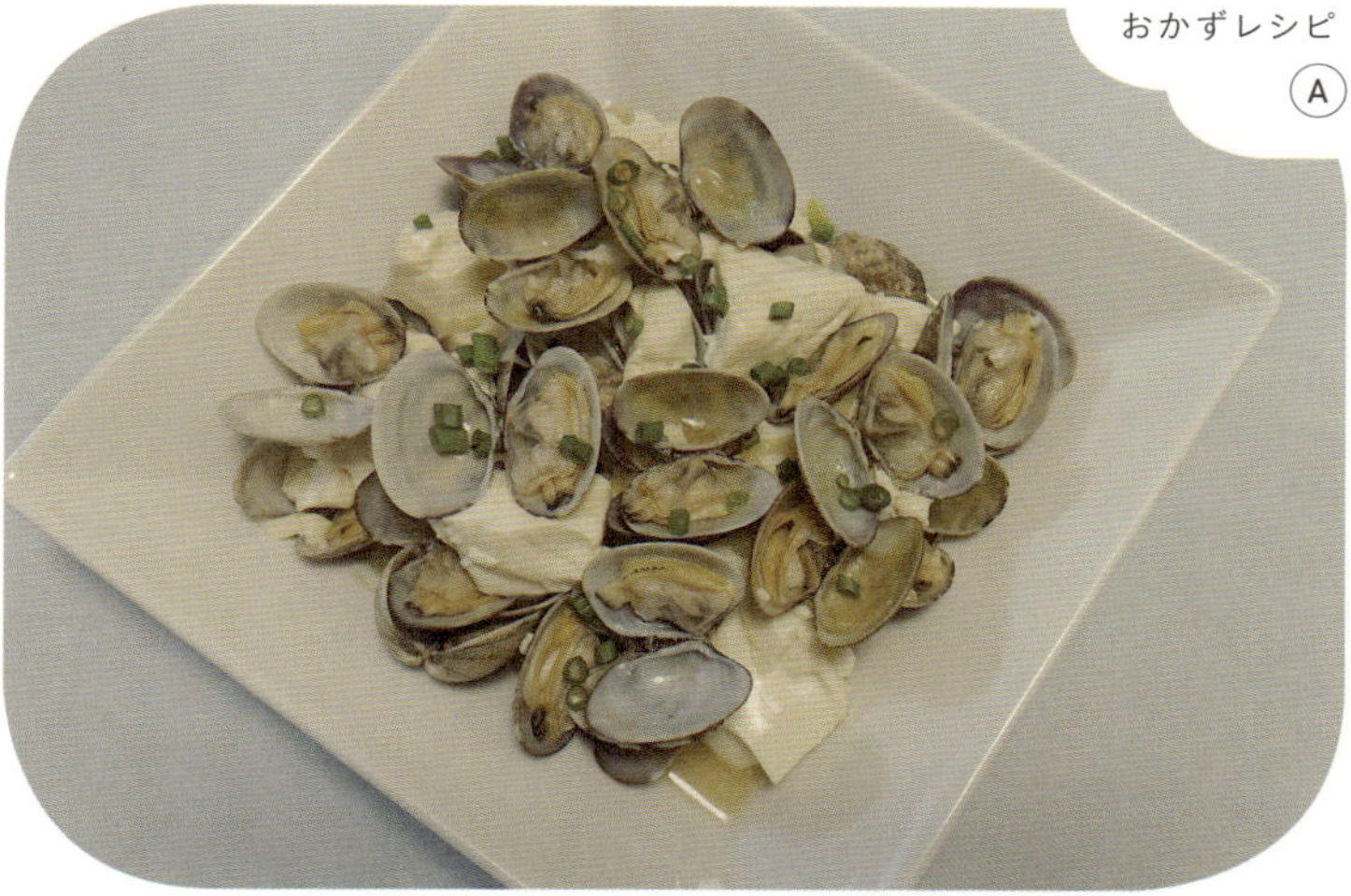

アサリと豆腐の蒸し炒め

材料（2人分）

アサリ…250g
豆腐（絹ごし）…300g
万能ねぎ…適量
ごま油…大さじ1
酒…大さじ3
醤油…小さじ2
塩…少々

つくり方

1. 豆腐はペーパータオルに包んで上からお皿などで重しをして水切りをしておく。
2. フライパンにごま油を熱して長ねぎを軽く炒め、全体に油が回ったら、砂抜きしたアサリ、酒の順に入れる。アサリの口が開くまで酒蒸しにする。
3. アサリの口が開いたら水切りしておいた豆腐を食べやすい大きさにちぎりながら入れる。
4. 長ねぎ、アサリ、豆腐を混ぜるように炒め、醤油、塩で味を整え、ごま油を少量回し入れる。
5. 最後に小口切りにした万能ねぎをふる。

（撮影：大島裕子、レシピ：食薬ライセンス提供）

おかずレシピ

Ⓑ

トマト缶を使って簡単お手軽！

【タイプ専用食材】ナス、ズッキーニ、オリーブ

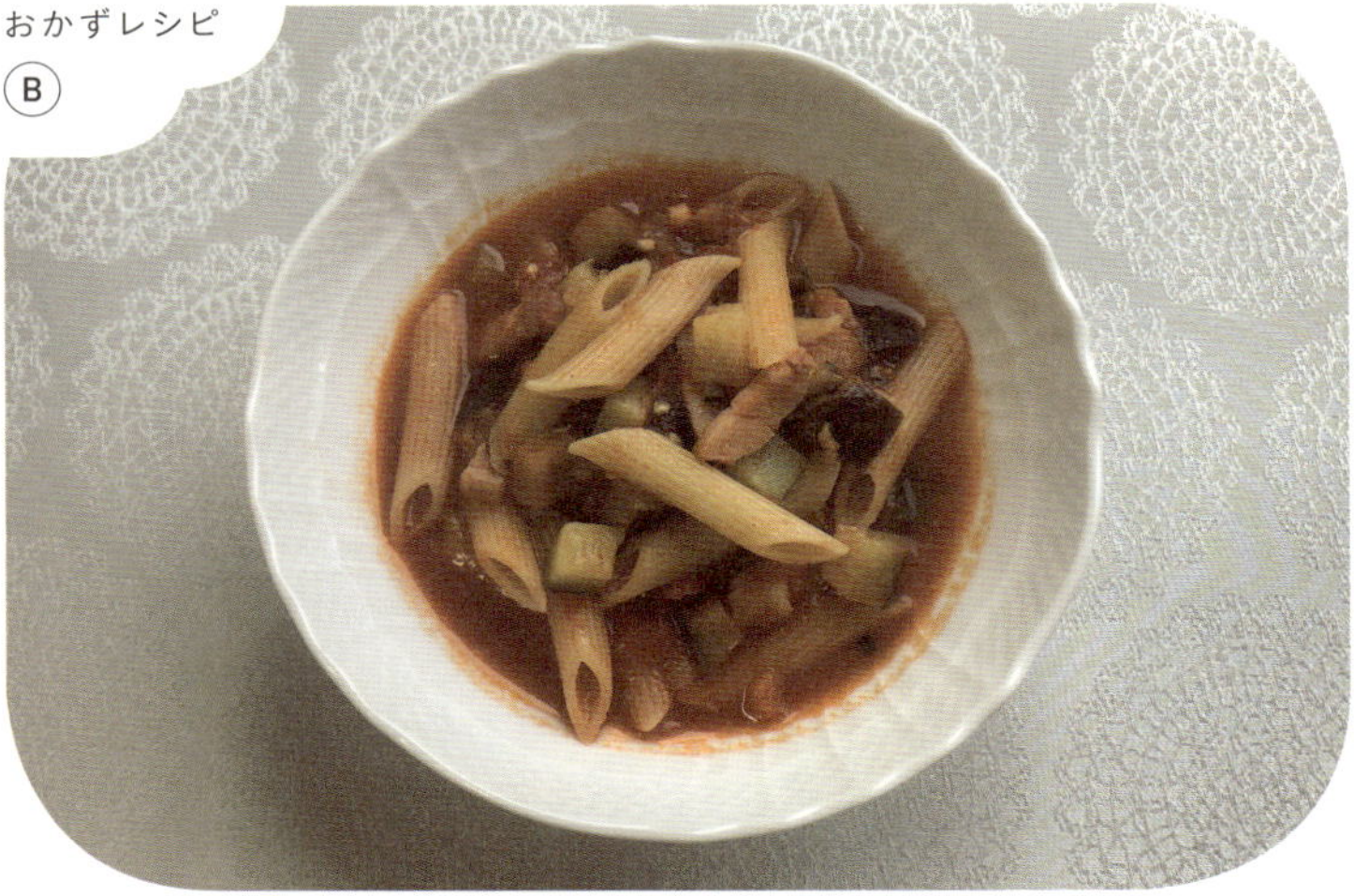

ミネストローネペンネ

材料（2人分）

ペンネ…ひとつかみ
ベーコンスライス…２枚
ナス…1/2本
ズッキーニ…1/2本
オリーブ…４粒
トマト（ホール）缶…1/2缶
にんにく…1/2片
オリーブオイル…少々
★水…100cc
★コンソメ…小さじ１
★塩…少々

つくり方

1. ベーコンは短冊切り、にんにくとオリーブはみじん切り、ナスとズッキーニは角切りにする。
2. 鍋にオリーブオイルをひいて中火で熱し、にんにくを炒め、香りが出てきたらベーコンを炒める。
3. ②にナス、ズッキーニ、オリーブを加えて全体に油がなじむまで炒め合わせる。
4. ③にトマト缶を加え、トマトを潰すようにしながら炒め、★の材料を加え、蓋をして弱火で10分ほど煮る。
5. ④にペンネを加えて３分ほど煮る。

（撮影：田邉佳子、レシピ：食薬ライセンス提供）

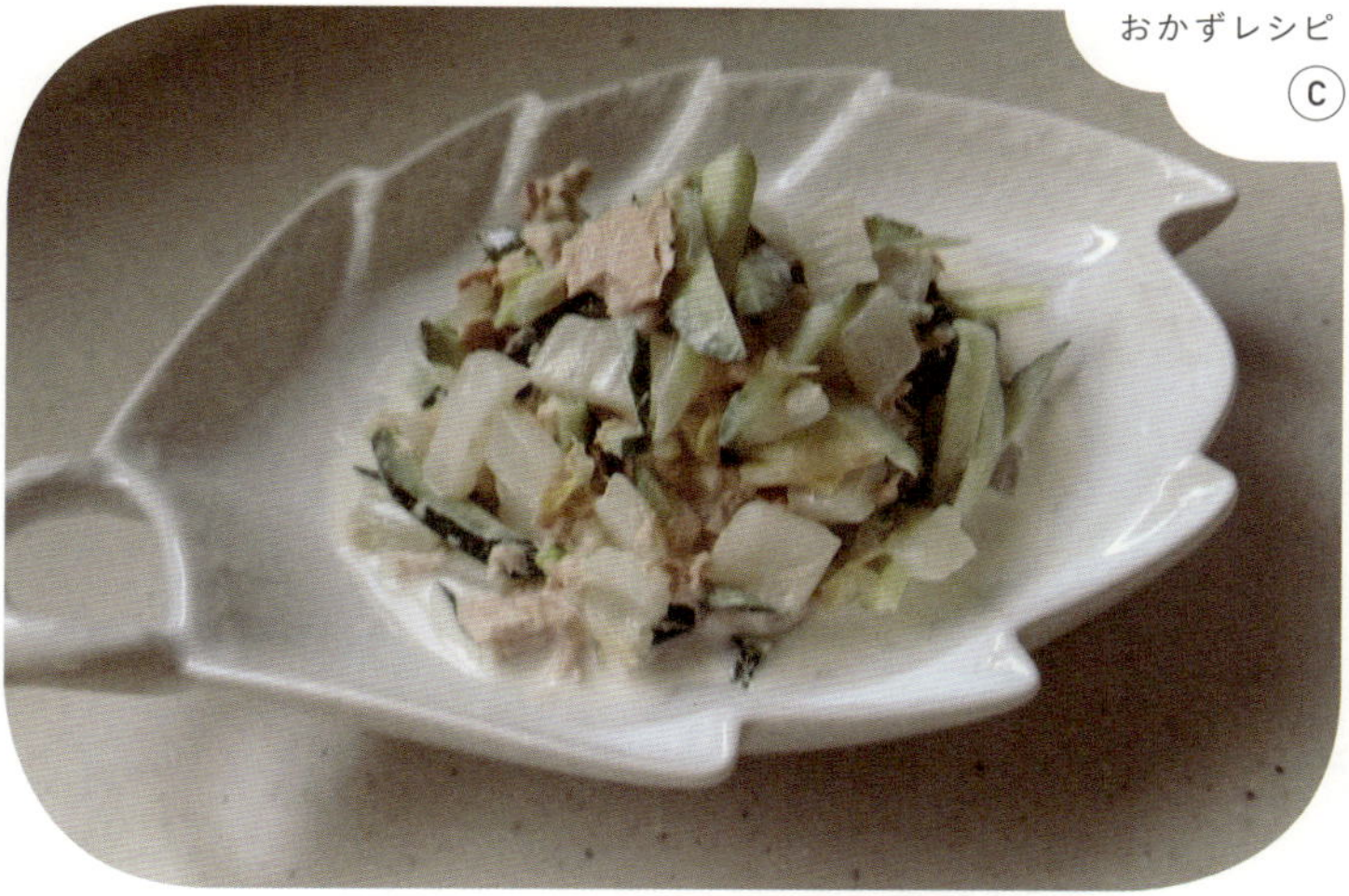

おかずレシピ C

野菜効果で体の余分な熱をとり除く

【タイプ専用食材】白菜、きゅうり

白菜ときゅうりのツナあえ

材料（2人分）

白菜…3枚
きゅうり…1/2本
ツナ缶…1個
マヨネーズ…大さじ3
塩こしょう…少々

つくり方

1. 白菜は縦半分にし、1cm幅に切る。軽く茹でて水気をしっかりとって冷ましておく。
2. きゅうりは細切りにする。
3. ツナは軽く油を切っておく。
4. ボウルに材料をすべて入れ、マヨネーズを加え、塩こしょうで味を整える。

（撮影：清澤春恵、レシピ：食薬ライセンス提供）

6

飲むだけで体調が整う手軽な「食薬茶」

毎日の生活にとり入れやすいところがいい

気・血・津（水分）のバランスや、熱の過不足、冷えをよりこまやかにケアしたいときには、自分の状態（証）に合った食材を乾燥させ、それにお湯を注いで「食薬茶」を飲む習慣を、日々の生活にとり入れてみるのもおすすめです。

ゆるやかな薬効があり、毎日飲むことで体調が整えられます。体調が整うと、結果として美容にも役立ちますし、なにより手軽です。食薬の食事と組み合わせることで、より高い効果を期待することもできるでしょう。

「漢方」というと、独特のにおいがある生薬のイメージが強いかもしれませんが、「食薬茶」はクコやナツメ、アップルなど、お茶にしてもおいしい食べものを乾燥させてそのまま使う、というものです。中には、すでにハーブティーや漢方薬の材料として、広く利用されている食材もあります。

そもそも「食薬」とは、自然界にある食べられる動植物や鉱物のこと。それぞれが特徴的な効能を持っています。

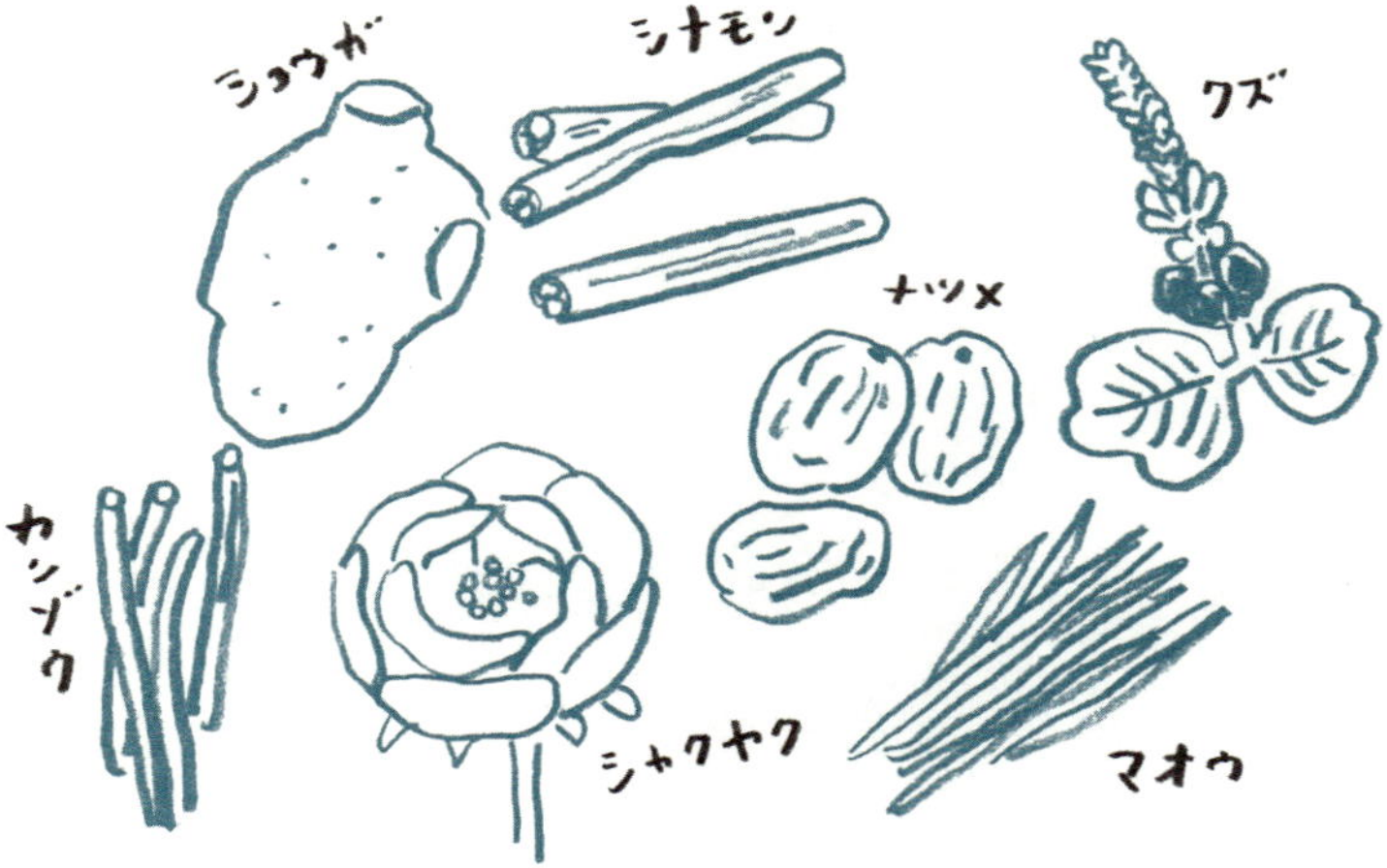

葛根湯の成分。風邪の初期などの頭痛、発熱、首の後ろのこわばり、寒気がするが汗は出ないなどの症状に効果があります。発汗を促すことで熱を下げ、風邪を治します。

昔から使われている漢方薬も、こうした「食薬＝食べるくすり」を組み合わせてつくられているのですが、それらの食薬の中には、じつは私たちがふだんの食事で口にしているものも多くあります。たとえば、ゾクゾクとした寒気のする風邪に効く漢方薬として有名な「葛根湯《かっこんとう》」には、生姜、シナモン（桂枝《けいし》）、ナツメ（大棗《たいそう》）、葛《クズ》の根（葛根《かっこん》）といった、通常の料理でも利用されることがある植物が「食薬」として調合されています。

こうした漢方薬の調合と同じようなイメージで、ここまでに解説してきた五気（温めるのか、冷やすのか）や、補う食薬か巡らす食薬か、現在の証（タイプ）に合っているかどうかを考えて、そのときの〝自分にとってよいお茶〟を飲むのが、「食薬茶」というわけです。

次ページに、代表的な8つのタイプごとにおすすめの食薬茶のブレンドを掲載しておきますので、まずはここからはじめてみてください。

血虚〈血不足〉

- 黒豆
- 大豆
- よもぎ
- 干し葡萄
- なつめ
- 黒ごま
- 牛乳

気虚〈気不足〉

- 玄米
- 大豆
- タイム
- グァバ
- セージ
- とうもろこし
- レモングラス

陰虚〈水分不足〉

- 緑茶
- 白ごま
- ラカンカ
- ライチ
- リンゴ
- ナルコユリ
- クコの実

陽虚〈温める力不足〉

- 紅茶
- 杜仲《とちゅう》
- 生姜
- よもぎ
- クローブ
- シナモン
- フェンネル（小茴香）

血瘀〈血の滞り〉

- 黒豆
- プルーン
- ハイビスカス
- ローズレッド（バラのつぼみ）
- ウコン
- 蓮の葉
- サフラン

気滞〈気の滞り〉

- シソの葉
- ジャスミン
- ペパーミント
- ローズヒップ（バラの果実）
- オレンジピール（陳皮）
- ハマナスのつぼみ
- ハイビスカス

痰・湿・飲〈水分滞り〉

- ウーロン茶
- 紅茶
- 昆布
- タンポポ
- ドクダミ
- アマチャヅル
- コーヒー

熱痰・湿熱〈熱＆水分滞り〉

- ウーロン茶
- 緑茶（煎茶）
- 大麦
- ゴボウ
- 小豆
- ハトムギ
- ゴーヤ

「バランス」と「適量」がキーワード

COLUMN

「ダイエット」は、やせる方法ではありません

ダイエットを試みたことのある人は多いでしょう。

「ダイエット」と聞くと、日本人の多くは、「やせる方法」だと思っているかもしれませんが、本来の英語のｄｉｅｔは「日常の飲食物」のことを指しています。

東洋医学からは少し外れますが、世界ではさまざまな公的機関から「ダイエット」の指針が公表されています。

たとえば「地中海式ダイエット」。これは１950年代に、当時、世界一の長寿国であったギリシアの食生活を世界保健機構（ＷＨＯ）が調査し、発表した食事法です。オリーブオイル、低脂肪の乳製品、魚介類などを多

くとり、毎日1〜2杯の適量のワインを飲むことなどが特徴で、日々の運動を欠かさないところも重要なポイントとして強調されています。

あるいはアメリカでは、1970年代に10大死因のうち6つがふだんの食生活と大きく関連していることがわかり、1977年に〝米国の食事目標〟として「マクガバン・レポート」を発表しています。このレポートでは、炭水化物をたくさん食べることを勧めていました。

アメリカではその後も、いろいろな「ダイエット」の指針が公表されていて、中でも〝ヒット作〟となったのが、アメリカ国立心肺血液研究所が発表した「DASHダイエット」です。

これは本来は高血圧症予防のための食事指針で、野菜や果物を積極的にとり、赤身の肉や鶏肉、魚から動物性タンパク質をとることを推奨しています。同時に主食は玄米や全粒粉のパンなど、精製されていない穀物を選ぶことなどが推奨されていました。

実際に血圧をとてもよく下げる効果があると科学的に立証されており、

善玉コレステロールを増やし悪玉コレステロールを減らす作用や、心臓病のリスクを軽減させる作用もあるとされています。

さらに、アメリカでは国立衛生研究所から「TLCダイエット」という指針も発表されています。この食事法では必要なカロリーを摂取するのですが、そのうちの飽和脂肪酸からとるカロリーや、コレステロール・脂肪の摂取量を減らす、という食事療法です。

6週間で悪玉コレステロールの数値を8〜10%低下させられるとされ、体重の減量効果もあるため、こちらも人気が高い食事法となっています。

なお日本の場合は、現在は17ページで紹介した「食事バランスガイド」が公的な食事の指針になっています。

足りないものは補充し、過剰なものは適量まで減らす

これら公的な指針は、いずれも科学的に研究・検証されている信頼のお

ける食事法と言えるでしょう。

そして、じつはこれら多様な公的食事指針に共通するキーワードがあります。それが「バランス」と「適量」です。

食生活を考える上では、食べものや飲みものに関する現状の〝偏り〟を把握し、足りないものは適量になるように補充し、過剰なものは適量になるように減らし、全体のバランスをとるよう心がけることが非常に重要なのです。

ここで紹介した世界の食事指針も、この「バランス」と「適量」の視点で、その時代時代の各国民に足りていないところや、過剰なところを調整して、食生活全体のバランスを調整する、という狙いで公表されています。

そのため、時代の変化とともに各国の人たちのライフスタイルが変わると、変化した食生活に合わせて、食事指針も新しいものが公表されていきます。科学の発展による新しい知見も合わせて反映されていくため、よいとされる食生活の内容が、時代とともに少しずつ変わっていく、という現象がおこるのです。

例に挙げたアメリカの各食事指針は、その典型例です。

以前はコレステロールを減らすよう勧告していましたが、細胞やホルモンの原料となるコレステロールの重要性から、最新の栄養指針ではその勧告をとりやめました。

同様に、日本の食事指針も時代に合わせて少しずつ変わっています。たとえばひと昔前には、「毎日30種類以上の食材を食べるように！」と言われていたことを覚えていないでしょうか？　いまでは、この推奨には確かな根拠がなかったことがわかり、まったく言われなくなっています。

このように、もっとも信頼性が高いとされる各国の食事指針でさえも、じつは時代の変化とともに少しずつ内容が変わっているのです。

ただし、その背景にある「健康な食事についての思想」はどれも同じです。つまりは、「バランス」と「適量」です。そして、長い伝統と臨床経験に基づいている中医学、さらにはその中医学の思想をベースとしている「食薬」も、「バランス」と「適量」を中心的な思想にしていることには変わりありません。

気・血・津の３要素と、それにともなう寒熱、それぞれの循環不全や量の不足に着目して、すべてが適切となるようにバランスをとる、というのが中医学や食薬の根本思想です。

さらには個人の体質の差や、同じ人でもそのときの体調変化にまで配慮する「オーダーメイド」の視点も備えています。

最近では現代医学の手法による研究でも、中医学の治療法にさまざまな効果があることが証明されはじめています。

そうした取り組みはまだ初歩段階にあるため、中医学や食薬のすべてに医学的・科学的に高い信頼性があると言うことはまだできないのですが、長い時間の経過に耐えて生き残り、また各種の伝統医学の中でも特にロジカル（論理的）で理解しやすく、日常生活にとり入れやすいのが中医学であり、「食薬」です。

食事や食薬茶といった形で、日々の食生活に気軽にとり入れみてはいかがでしょうか？

第3章

ボディバランスを整える「体のツボ」と「タイチエクササイズ」

1

「食薬」に「ツボ押し」を組み合わせて効き目をアップさせよう

鍼やお灸にはメリットがたくさんある

現代の西洋医学に、中医学などの伝統医学や民間療法を組み合わせることで、病気を改善したり、患者の生活の質を向上させたりする医療システムを「統合医療」と呼びます。近年、この統合医療への注目が世界中で高まっており、その流れの中で鍼灸や指圧への注目も高まっています。

前述しましたが、皮膚には刺激すると特定の内臓に特定の作用を起こすとされる「経穴《けいけつ》」、いわゆる「ツボ」があります。そのツボ同士や、ツボと内臓などをつなぐ経路である「経絡《けいらく》」に、鍼《はり》やお灸《きゅう》で刺激を与える治療方法が「鍼灸《しんきゅう》」です。

東洋医学では２０００年以上にわたり、こうした鍼灸治療がおこなわれてきました。その効用については、少し前まで医学的に解明されておらず謎に包まれていましたが、昨今ではそのメカニズムが解明されてきています。

実際に鍼灸の治療の中には、ＷＨＯ（世界保健機構）でその効果を認定されているものもあります。たとえば神経痛やパニック障害、頭痛などの痛みのコントロール、五十肩、関節炎、脳卒中による麻痺、アレルギー性鼻炎、尿もれ、月経困難症など、数多くの症状が鍼灸で緩和できると認められているのです。

こうした鍼灸治療の一番のメリットは、なにより副作用が少ないこと。薬物を使用しないため、腎臓や肝臓が弱って代謝機能が落ちている高齢者の方や、持病のある方などにも利用しやすい点が魅力と言えるでしょう。

鍼灸の理論を活用し、自分の指を使ってツボを押す「ツボ押し」も、特別な器具などを使わず、災害時や緊急時のように薬もないときでも、いつでもどこでも気軽にできるので、ふだんの生活にとり入れやすいというメリットがあります。

さらに鍼灸は、検査をしても異常な数字や所見があらわれず、現代西洋医学では対応しにくい多様な「不定愁訴《ふていしゅうそ》」に対応できる点も魅力でしょう。中医学では患者さんの主観も重視するため、こういった症状にも正面から対応できるのです。

もちろん病院や鍼灸院などで鍼灸治療を受けてもいいのですが、まずは自分でツボ押しに挑戦し、健康な体の維持に役立つかどうか試してみることをおすすめします。

ツボの位置は一人ひとり微妙に違う

さっそく、ツボ押しの具体的な方法を解説していきましょう。

まず、ツボを押すときには、治したい症状に合ったツボを刺激するのが鉄則です。

ただ、いまある症状に合ったツボがどれか、正確に把握するには、多少の専門的知識やコツがいります。

たとえば、同じ症状でも、原因となっている証（タイプ）は異なることがありますし、原因になっている証がひとつとも限りません。

逆に複数の異なる症状が出ていても、ひとつの証が原因であれば、その証に合った食べものやツボへの刺激で、まとめて症状を改善できることもあります。

さらに、ひとつのツボは、漢方薬や食材と同じように複数の働きを持っています。そのため、あるツボへの刺激は、症状の原因となっている複数の証に対して同時に効果をあらわすこともあります。加えて、実際の治療では、同じツボでも症状と証によって刺激の仕方を変えることもよくおこなわれます（たとえば温めたり、冷やしたりなど）。

読者のみなさんは専門家ではありませんから、こうしたツボの詳細についてまでは把握しなくてもかまいません。本書のようなツボ押しについて触れている書籍を読んだり、専門家に相談するなど、現在の症状や体質・体調のタイプ（証）に応じて、対応するツボがどれなのかをまずは大まかに把握するようにしましょう。

本書もそうですが、対応する可能性があるツボがいくつか紹介されています。それらのツボの位置を経絡の図（142～147ページ参照）などで確認したら、順に刺激していき、押して「気持ちいい」と感じるところを重点的に刺激するようにします。逆に、押しても痛いだけのところは、刺激しないようにしてください。

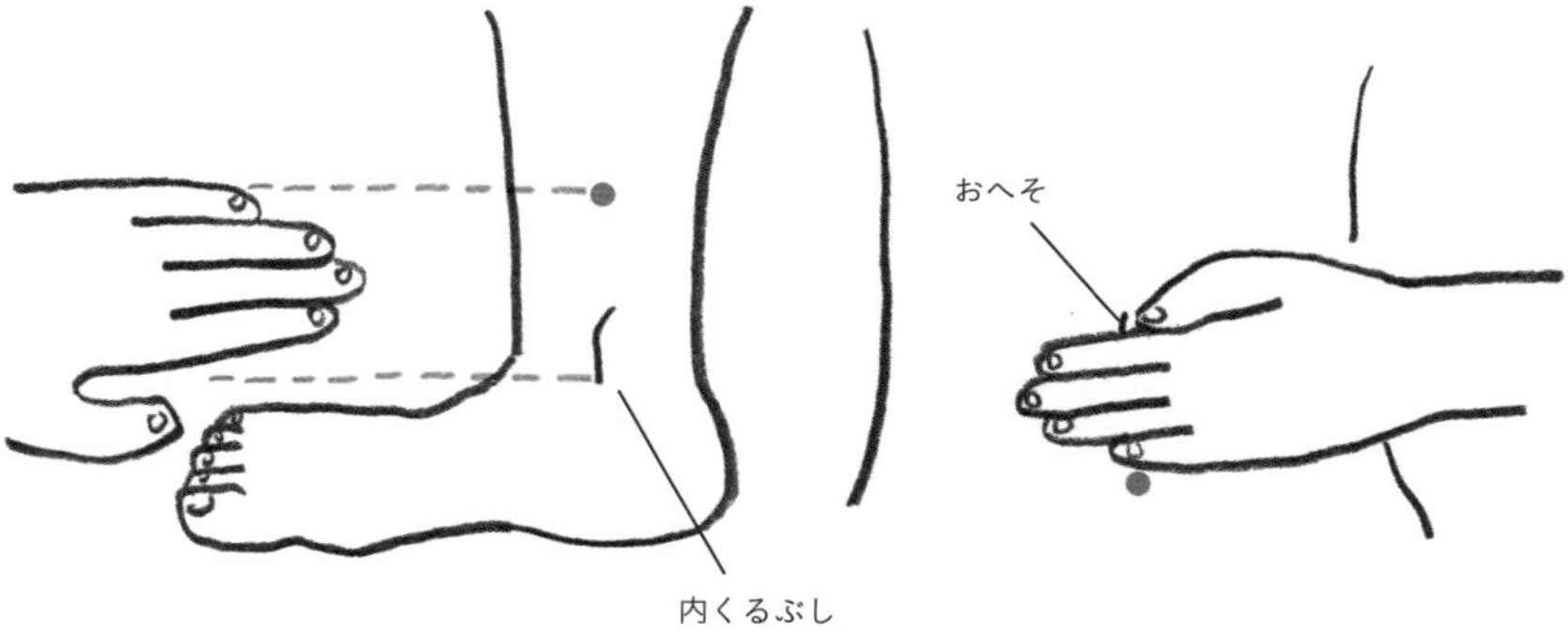

内くるぶしから指４本分上にあるツボが「三陰交」。おへそから指４本分下にあるのが、気が集まるツボ「丹田　(関元)」。覚えておくと便利です。

一人ひとりの身長や体格に違いがあるように、ツボの位置も一人ひとり微妙に違います。指による刺激によって、正確な位置を測っていき、「ここだ！」というところを刺激していきます。

これが、いまある症状に合わせたツボを選ぶときの基本です。

なお、ツボの位置を説明する文中では、一般に「指1本分」は自分の親指の幅、「指2本分」は自分の人差し指と中指を合わせた幅、「指3本分」は自分の人差し指と中指、薬指を合わせた幅、そして「指4本分」は自分の人差し指から小指までを合わせた幅を指しています。

たとえば、生理痛や冷え性に効果があるとされるツボ「三陰交《さんいんこう》」は、内くるぶしから指4本分上にあります。また、気が集まるためにいろいろな症状に効用がある「丹田《たんでん》（関元《かんげん》）」は、おへそから指4本分下です。

安全にツボを押すコツ

体に不調を感じたとき、症状をやわらげるためにお風呂に入って体を温めたり、患部を使い捨てカイロや湯たんぽで温めたり、保冷剤や氷などで冷やしたりした経験のある人も多いのではないでしょうか。

ツボを刺激する方法も同じで、単に押すだけではなく、さする、温める、冷やす、低周波やレーザーを当てる、などさまざまな方法があります。また、このあとで述べるタイチエクササイズ（太極拳）のように、体を動かすことでも刺激できます。

基本となる指でのツボ押しでは、ツボに触れるときには軽く、やわらかく触れていきます。特に知覚が過敏なツボには、軽く素早く触れることが重要です。その上で、押すときには垂直に、まっすぐに圧をかけていきます。この方法が一番無駄なく、圧が深くまで浸透します。

ゆっくりと力を加えて押していき、しばらくその圧力を持続したあとに、ふたたびゆっくりと力を抜きながら離していきます。押したあと、グリグリとねじるのは避けてください。押されて〝イタ・キモチいい〟以上には押さないようにします。

また押していくときの時間と、圧力を持続する時間、そして力を抜いていく時間は、大体同じぐらいにします。ちなみに、押す時間を長くするほど刺激量は増えます。

ツボを押すのに使うのは、手の指だけとは限りません。広い範囲を押したいときには肘《ひじ》などを利用しても構いませんし、ツボが狭い箇所にあるときは、指の腹ではなく指先や爪を使って押すこともあります。

また、このように指でツボを押していると、指が疲れたり痛くなったりすることもありますので、そんなときはツボ押しのためのグッズや、ボールペンのとがっていない側などを利用して刺激するようにすると、ラクにツボ押しができます。硬い床の上にテニスボールやゴルフボールなどを置いて、その上に横になったり、足で踏みつけたりすると、ひとりでも背中や足の裏のツボを刺激できます。ピップエレキバンなどの磁気治療器やパッチ鍼のようなものをツボに貼ることでも効果が得られますし、昔は青竹踏みをしたり、木の実をツボに貼ることもありました。

ツボを押す回数には決まりはありませんが、ひとつのツボに対して3回くらいを目安にして、やりすぎないように注意してください。そして、できるだけリラックスしているときにおこないましょう。

こうしたポイントに注意しつつ、ツボ押しを食薬や運動と組み合わせておこなうことで、より高い健康維持効果を狙えるのです。

2

気の流れを整えるには「運動」も欠かせない

「太極拳」なら、体力のない人や運動が苦手な人でも試しやすい

もし、食薬やツボ押しと合わせて何か運動をしようと考えるなら、「タイチエクササイズ」、より一般的に知られている名称では「太極拳」をおすすめします。

タイチエクササイズは自らの心身の状態に耳を傾け、経絡上の気・血・津の流れに意識を向けながら、決められた呼吸とともにおこなう運動です。

そして、これはあまり知られていないのですが、その動きの一つひとつに、人体の主要な経絡やその上にある経穴（ツボ）を刺激する効果が備わっています。

そのため、ツボ押しと同様に食薬と組み合わせることで、たとえ自分ひとりでも、中医学ベースの統合医療を実践できる、という大きな利点があります。

ゆっくりとした動きで体への負担も少なく、体力のない人や運動が苦手な人、高齢者でも無理なく続けやすい、という魅力もあります。

そしてさらに、食薬やツボ押し同様、体調や体質のタイプ（証）に合わせた動きを選ぶことで、そのときどきのつらい症状の緩和にも効果を発揮します。場合によって

は、ダイエット効果も期待できるでしょう。

不調があるときには、必ず自分の心や体からメッセージが出ています。そのメッセージを自力で感じとることが大切で、そうすると体調が本格的に悪化する前に食薬やタイチエクササイズ（太極拳）で対策が打てるようになります。

「動く瞑想」とも呼ばれるタイチは、自分の心や体の状態を把握し、改善することが可能な運動と言えるでしょう。


124ページの写真は、古来から伝わる一般的なタイチエクササイズの型です。

たとえば手にある肺の経絡（手太陰《てのたいいん》肺経《はいけい》）を刺激すると、咳、痰、咽の痛みや呼吸器の症状を改善できます。

足から胴体にある脾の経絡（足太陰《あしのたいいん》脾経《ひけい》）を刺激すると、食欲不振やおなかをこわした際などに、消化器の症状を改善できます。

このように、私たちの知っているタイチエクササイズの動きには、じつは一つひとつに経絡やツボを刺激する効果があるのです。

すべての動きをおこなうと、全臓器を満遍なく刺激できる内容になっている型などもあります。

興味のある方は、お近くのジムや太極拳教室などでぜひ挑戦してみてください（筆者が監修の任に当たっている「タイチスタジオ」という教室でも、レッスンをおこなっています）。

この手の太陰肺経のポーズを30秒間キープすると、咳、痰、鼻水など呼吸機能の不調に効果的です。手首を90度にしっかり曲げて、指をしっかり折りこむのがポイント。

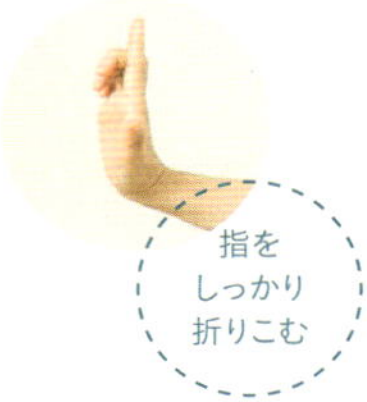
指を
しっかり
折りこむ

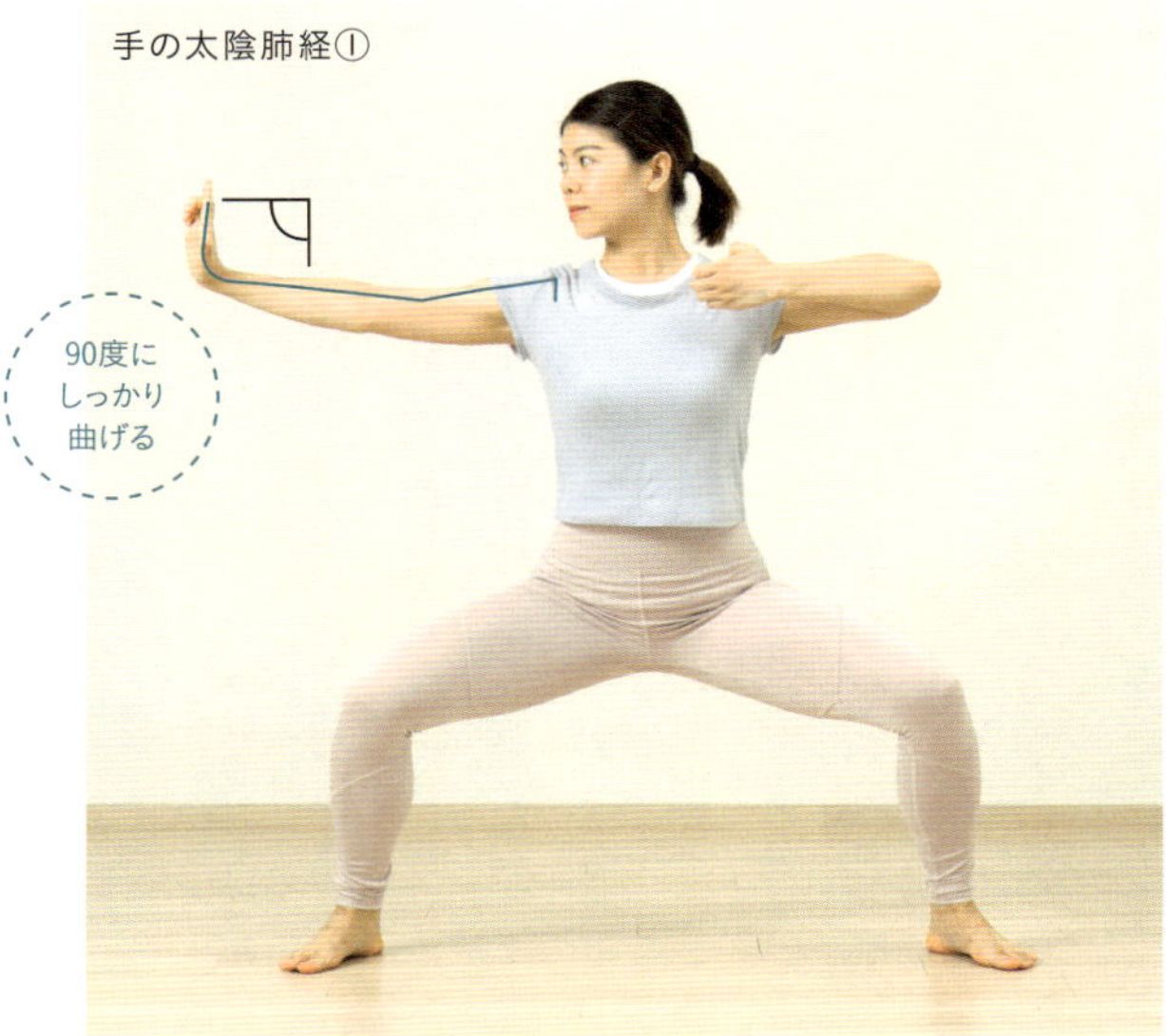
手の太陰肺経①
90度に
しっかり
曲げる

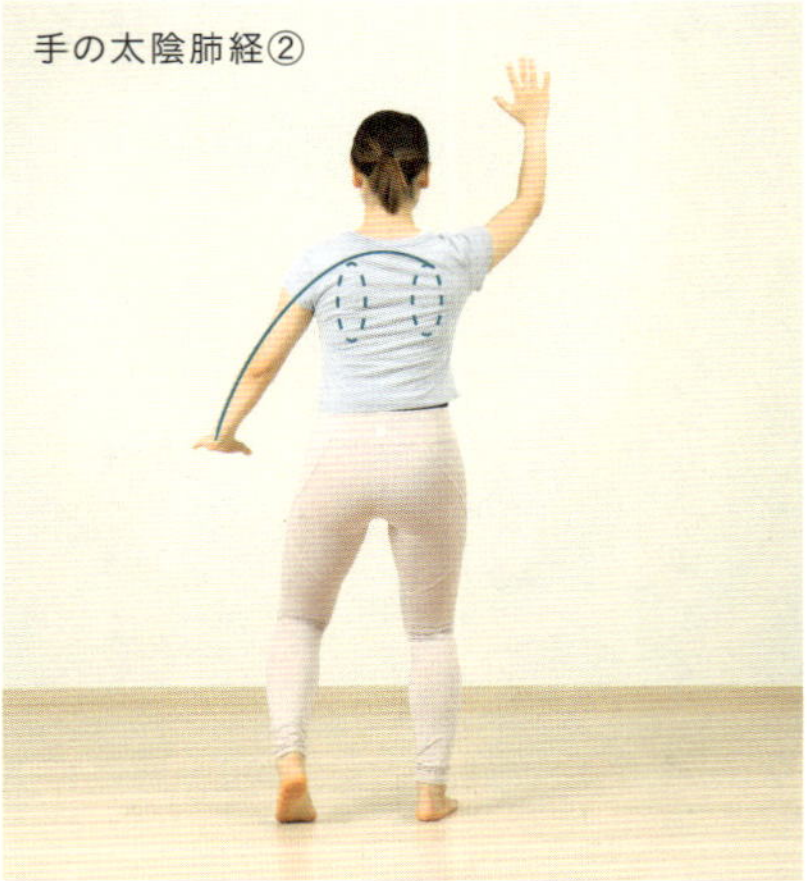
手の太陰肺経②

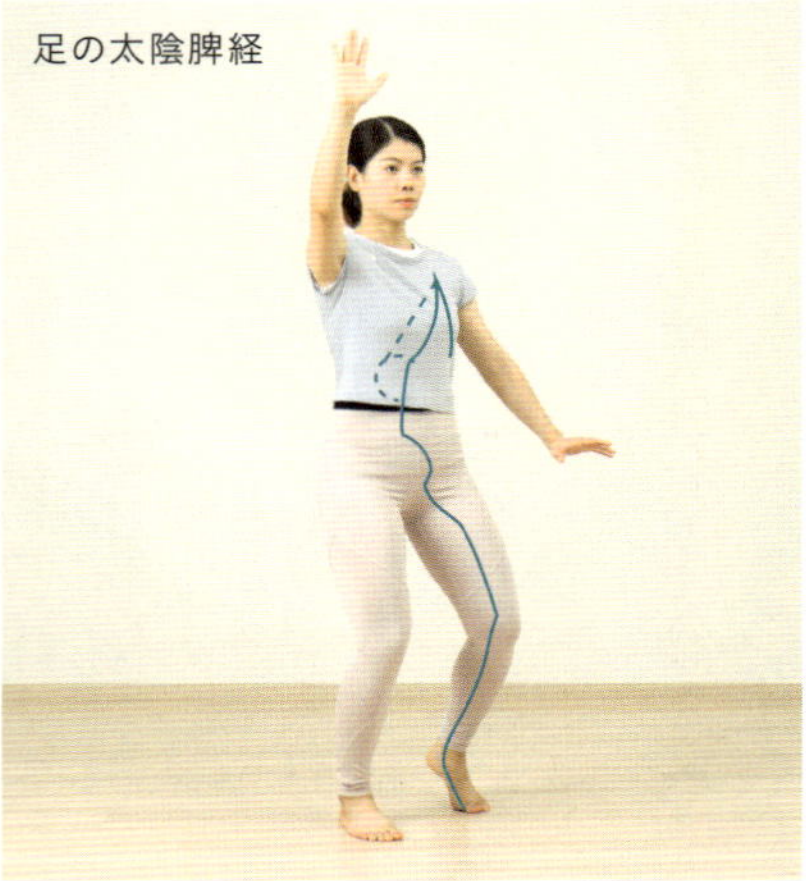
足の太陰脾経

経穴が連なったライン「経絡」を刺激するポーズ。タイチエクササイズには、いろいろな型があり、その動きは経絡と結びつけて考えられています。

3 タイチエクササイズ3つの基本「呼吸」「姿勢」「経絡への意識」

タイチエクササイズ（太極拳）において、一番の基本となるのは「呼吸」「姿勢」「経路への意識」の3つです。

まずは、この基本を押さえるところからスタートしましょう。

丹田を意識しながら呼吸する

呼吸は心身に大きな影響を及ぼします。呼吸の仕方によって心身の状態も変化することは、現代の西洋医学でも知られており、ヨガなどの修行法でも使われています。

タイチをおこなうときには、特に前述した「丹田《たんでん》（関元《かんげん》）」を意識しながら呼吸をします。丹田とは、大人の場合、おへそから指4本分ぐらい下（約9cm下）の位置にある〝気を蓄積する〟と言われている場所のことです。

さらに、息を吸うときおなかをへこませ、吐くときにおなかを膨らませる「逆腹式呼吸」も、タイチにおける呼吸の仕方の特徴です。

この丹田を意識した逆腹式呼吸は、心が落ち着き、体内に気力を充実させ、血行を促進する効果があるとされています。

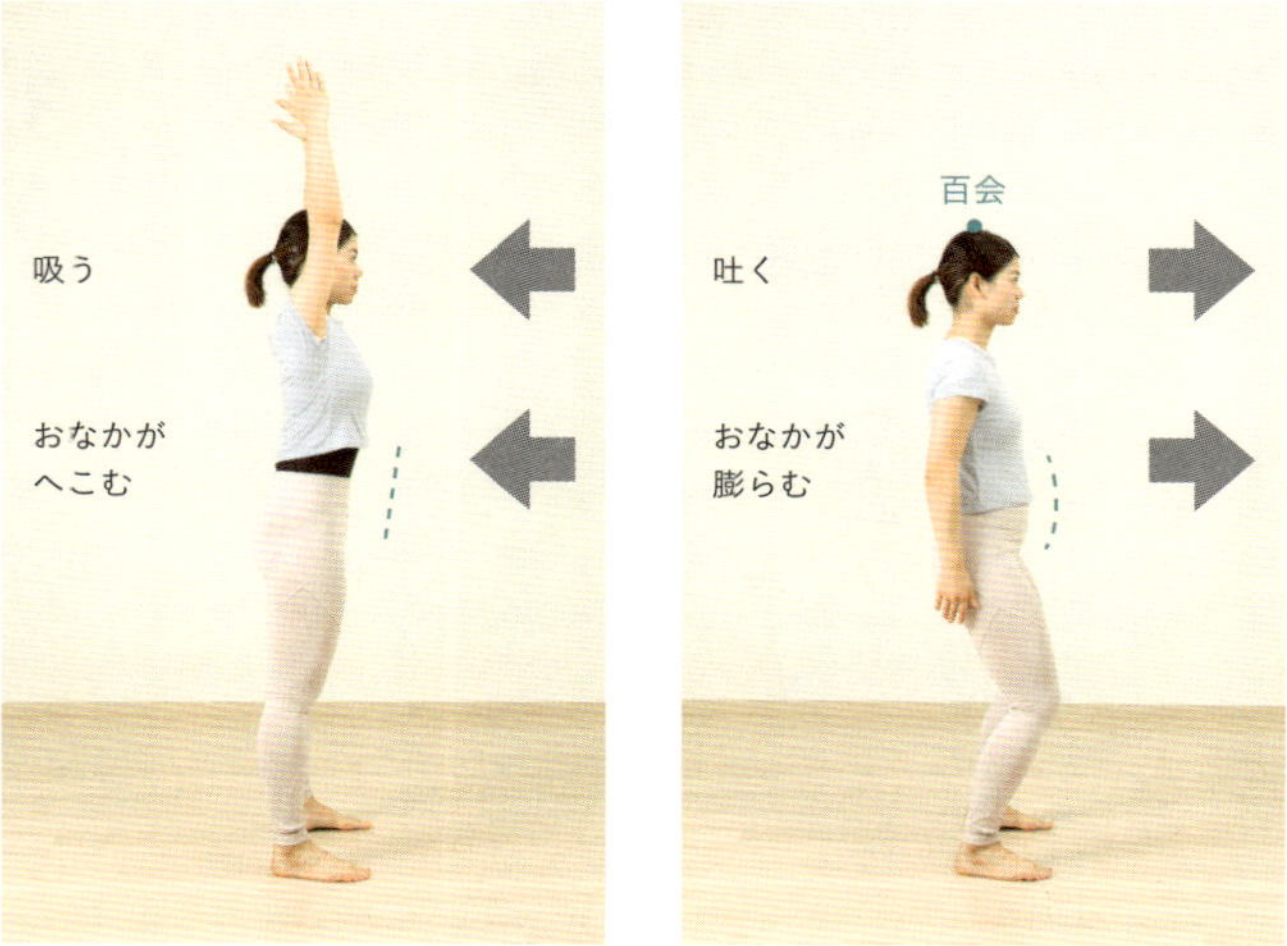

逆腹式呼吸。手を上げる動作のときは、下腹部をへこませて鼻から息を吸います。
手を下げる動作のときは、下腹部を膨らませながら鼻から息を吐きます。

「立身中正」が基本の姿勢

タイチにおける姿勢は、背骨を頭頂部から尾骶骨《びていこつ》まで一直線にする「立身中正《りっしんちゅうせい》」が基本です。立身中正になると、体が前後や左右に傾いたりせず、自然と丹田に気が集まり、重心が安定します。全身の力が抜けて、どっしりとしているような感覚が生じるはずです。

コツは、まず首の力を抜き、「百会《ひゃくえ》」という頭のてっぺんにあるツボに意識を集中して立ちます。その際に肛門を締め、尾骶骨をまるめて前に出すイメージで、背中がまっすぐになるように立ちましょう。

タイチエクササイズでは、この基本姿勢を正しくとれるようにならなければ、それ以外のポーズもうまくとれません。正しく立てるように壁などを使って練習してみてください。

基本の姿勢

さまざまな動作の基本になる「立身中正」の姿勢。酸素をしっかり取り込める呼吸をするためにも重要です。この基本姿勢だけでも、経絡をしっかり意識すれば汗をかきます。

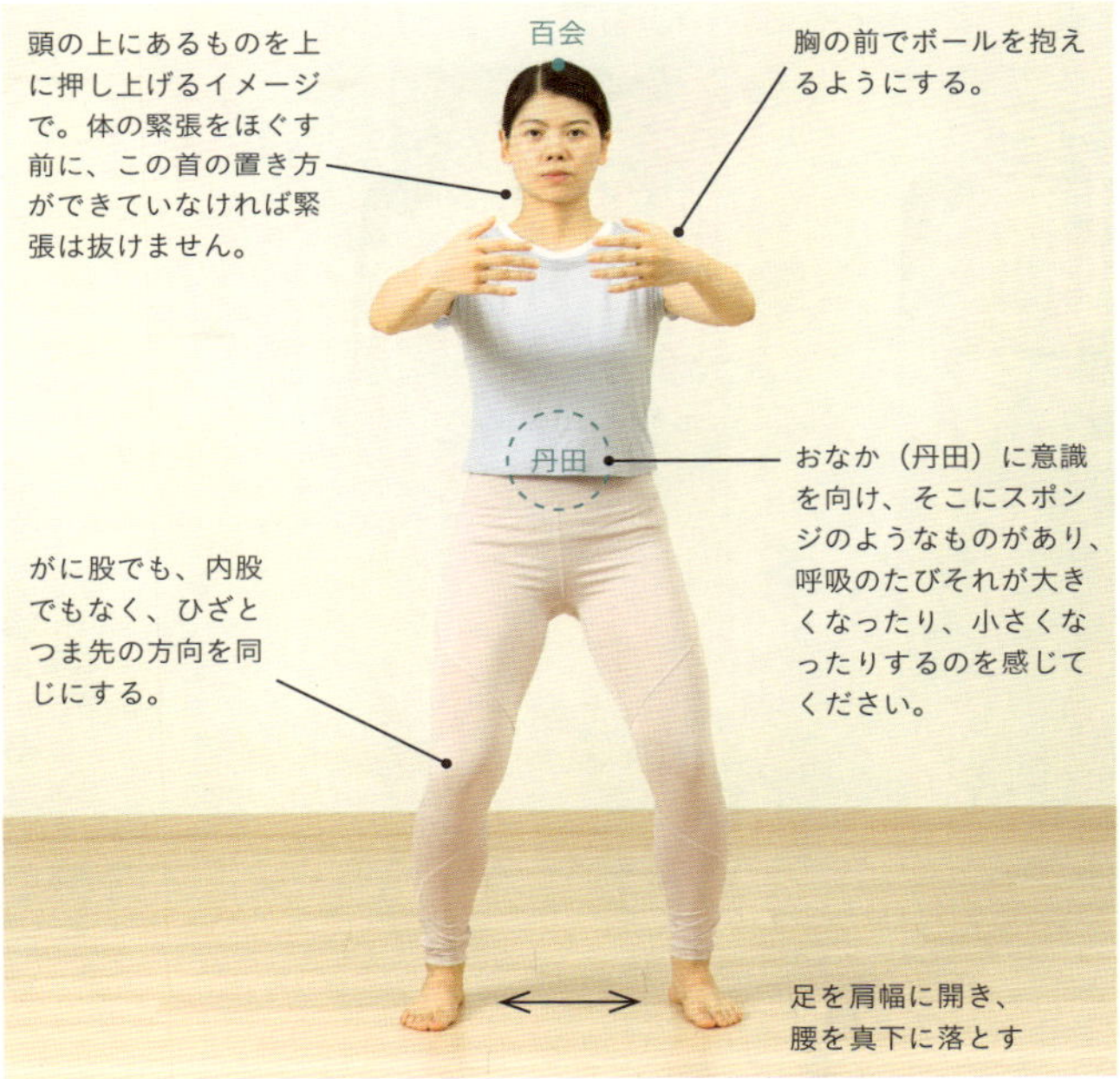
百会
頭の上にあるものを上に押し上げるイメージで。体の緊張をほぐす前に、この首の置き方ができていなければ緊張は抜けません。
胸の前でボールを抱えるようにする。
丹田
おなか（丹田）に意識を向け、そこにスポンジのようなものがあり、呼吸のたびそれが大きくなったり、小さくなったりするのを感じてください。
がに股でも、内股でもなく、ひざとつま先の方向を同じにする。
足を肩幅に開き、腰を真下に落とす

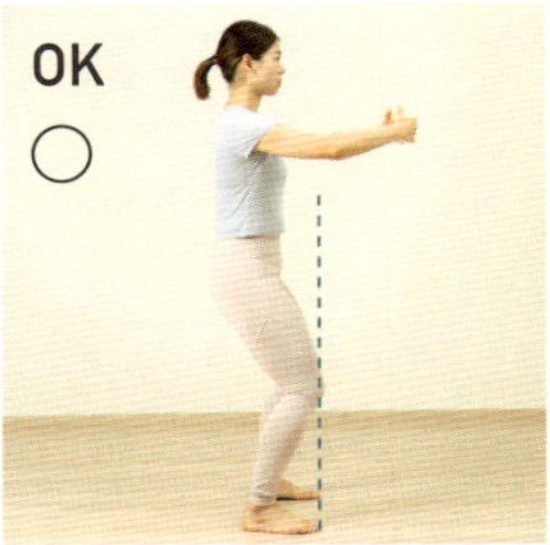
OK
○

重心を落として、高めの椅子に腰掛けるようにするのがコツです。

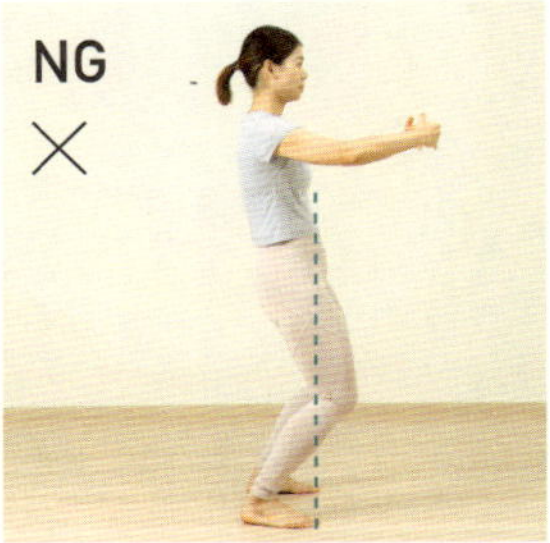
NG
×

ひざをただ曲げるのはNG。ひざがつま先より前に出てしまい、重心を真下に落とすことができていません。

壁を使った練習法

壁を使って練習すると、背中がまっすぐになるのでおすすめです。通常、生活していると、背中とお尻のラインが直線になることはなかなかありません。壁に後頭部、背中、お尻を意識してつけることで、頭からお尻までが、まっすぐきれいな直線になります。

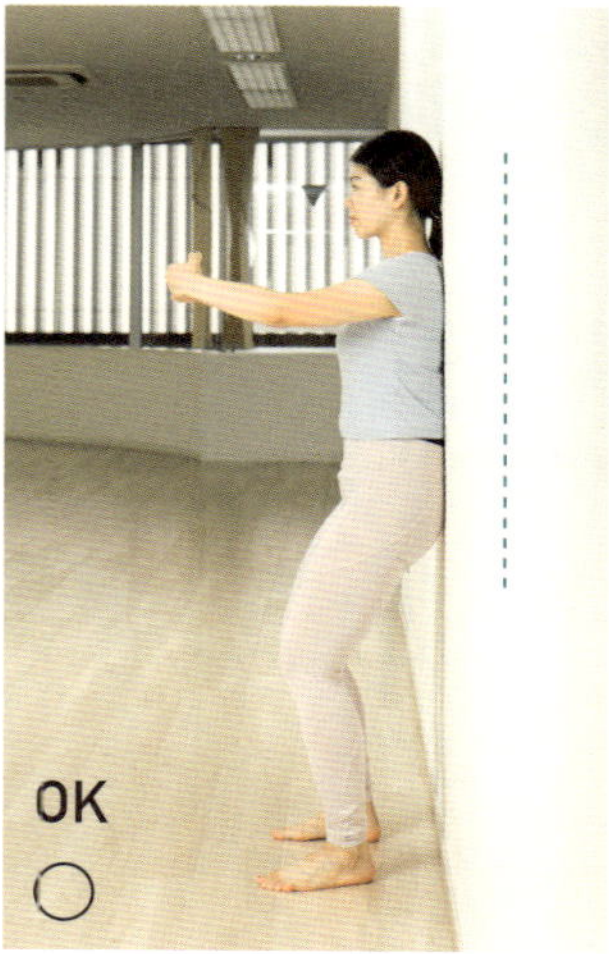

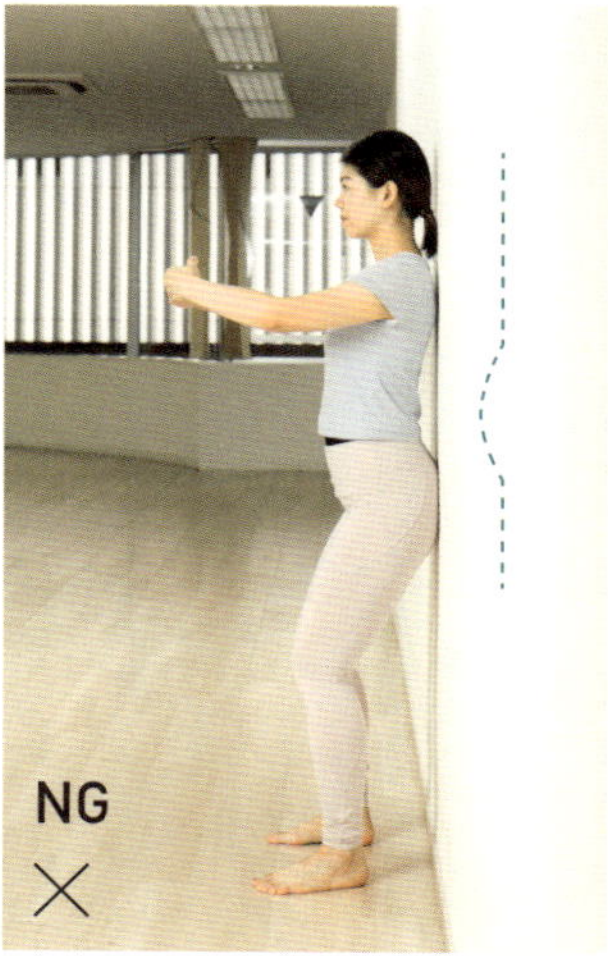

×のNG姿勢は、腰が後ろへ反り、腰の後ろが壁から浮いています。後頭部と背中と腰を壁につけ、肛門を締めて尾骶骨《びていこつ》を前に出してみましょう。

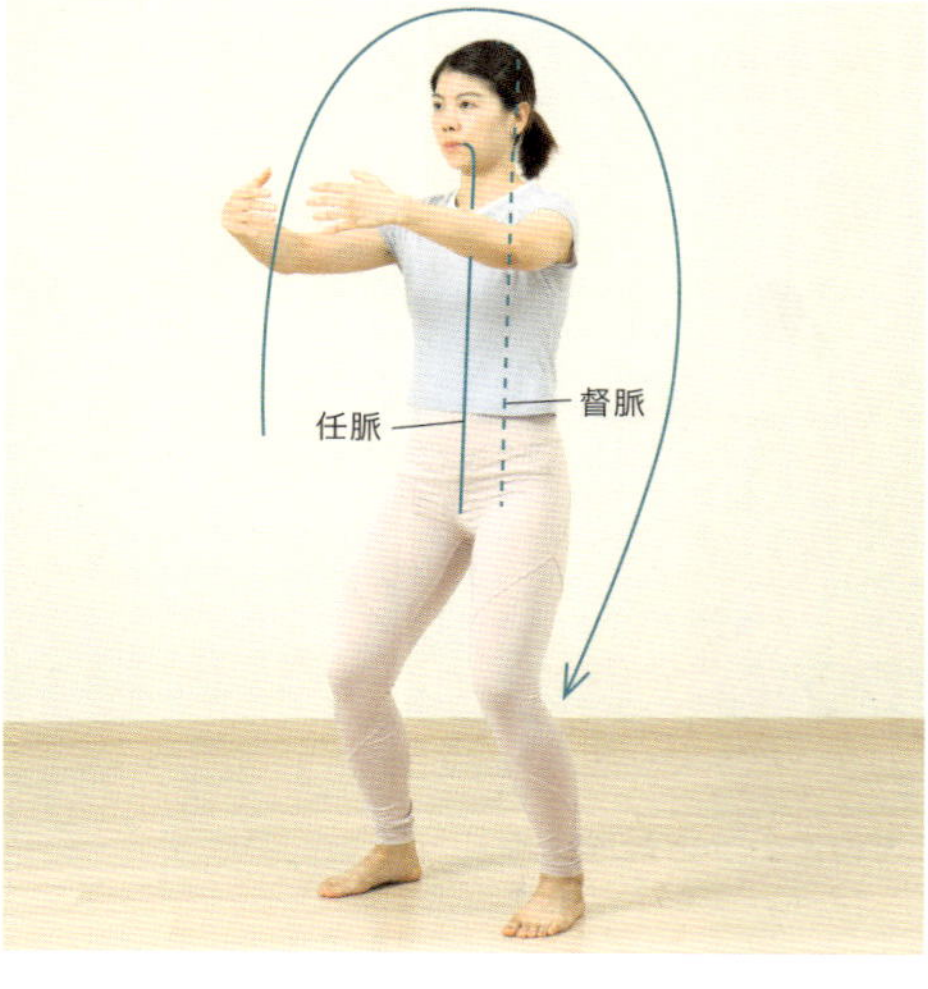

経絡への意識

体の前から、頭上を通って、後ろへ流れるように、気を巡らせるイメージでおこなうとよいでしょう。口は閉じ、呼吸は鼻でおこなってください。舌先を上あごにつけると、上半身の前側（任脈《にんみゃく》）と後側（督脈《とくみゃく》）が、１つの環のようにつながり、気が巡ると言われています。

4

8つの体質（証）別タイチエクササイズ

ポーズをとるだけでツボを一気に刺激できます

本書では、第1章で現在の自分の「証」に合わせた食材をとることの大切さを学びました。ツボ押しやタイチエクササイズでも同様で、前述のように、そのときの「証」に合わせた経絡やツボを刺激することが大切です。

代表的な8つの「証」に効くツボをチェックし、食事と合わせて、ふだんの生活の中でこれらのツボを刺激していきましょう。次第に、気になる症状も少しずつ改善していくはずです。

次ページ以降、8つの証（タイプ）ごとに、各々の症状を改善するのに効果が高いとされる「刺激すべきツボ」とタイチエクササイズをまとめています。

各ポーズをとることで、それらのツボを一気に自重で刺激することができます。ツボの位置に刺激が入っていることを確認しながらポーズを真似てみましょう。

ポーズ中は呼吸をとめずに、逆腹式呼吸（※）をおこなってください。

※逆腹式呼吸：息を吸うときにおなかをへこませ、吐くときはおなかをふくらませます。

［ツボを刺激するポーズ］
気不足（気虚）タイプの人へ

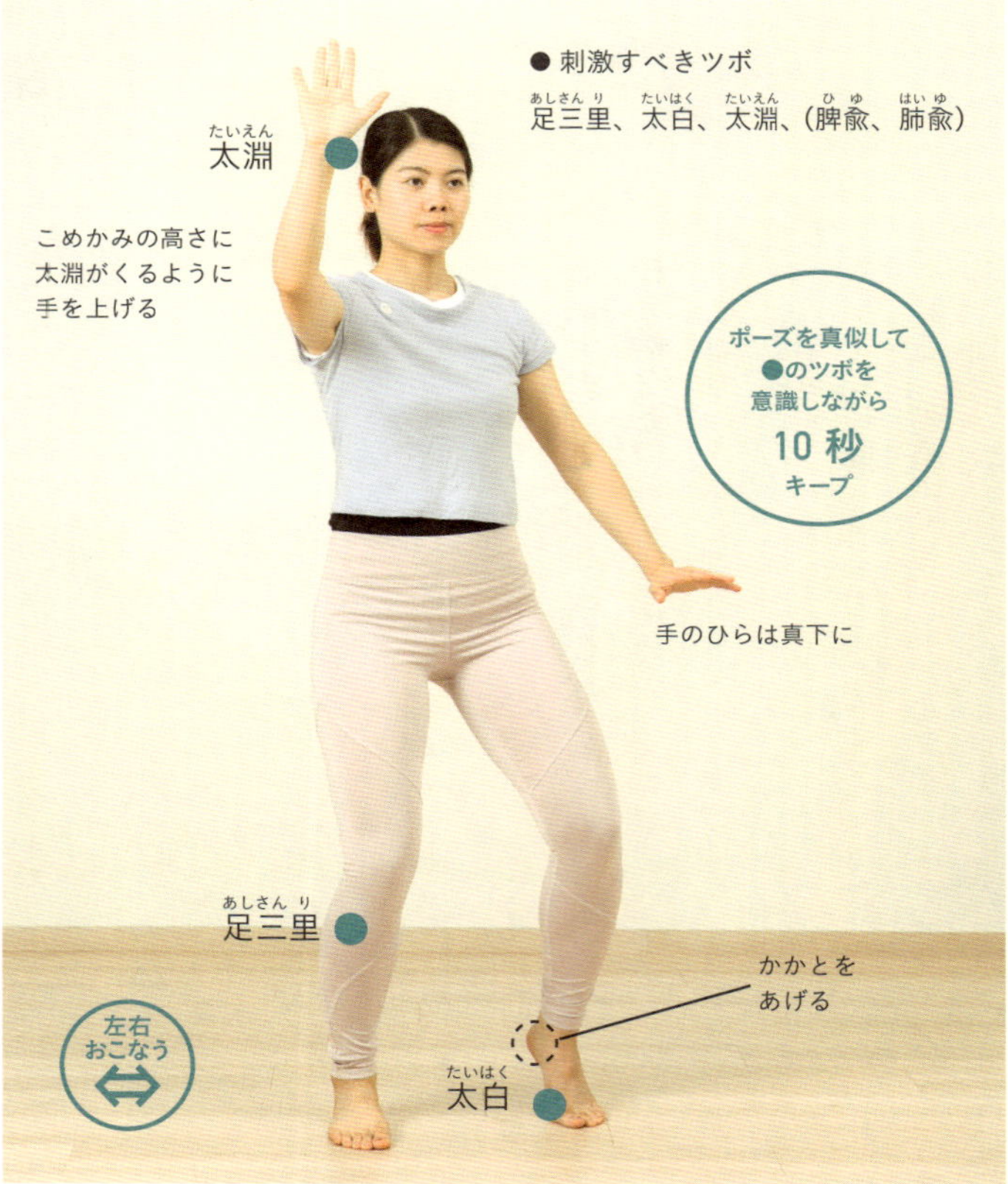
● 刺激すべきツボ
足三里《あしさんり》、太白《たいはく》、太淵《たいえん》、（脾兪《ひゆ》、肺兪《はいゆ》）
太淵《たいえん》
こめかみの高さに
太淵がくるように
手を上げる
ポーズを真似して
●のツボを
意識しながら
10 秒
キープ
手のひらは真下に
足三里《あしさんり》
かかとを
あげる
左右
おこなう
太白《たいはく》

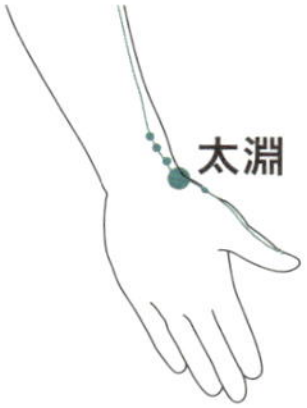

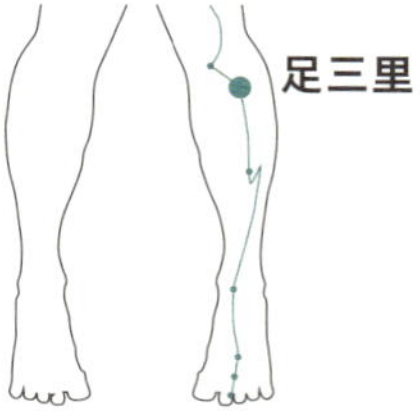

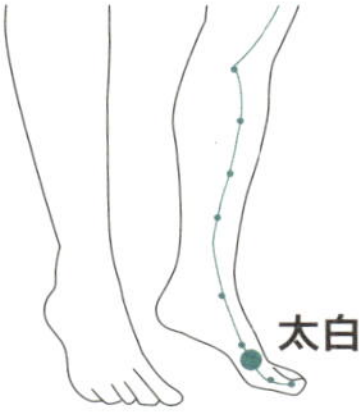

［ツボを刺激するポーズ］
血不足（血虚）タイプの人へ

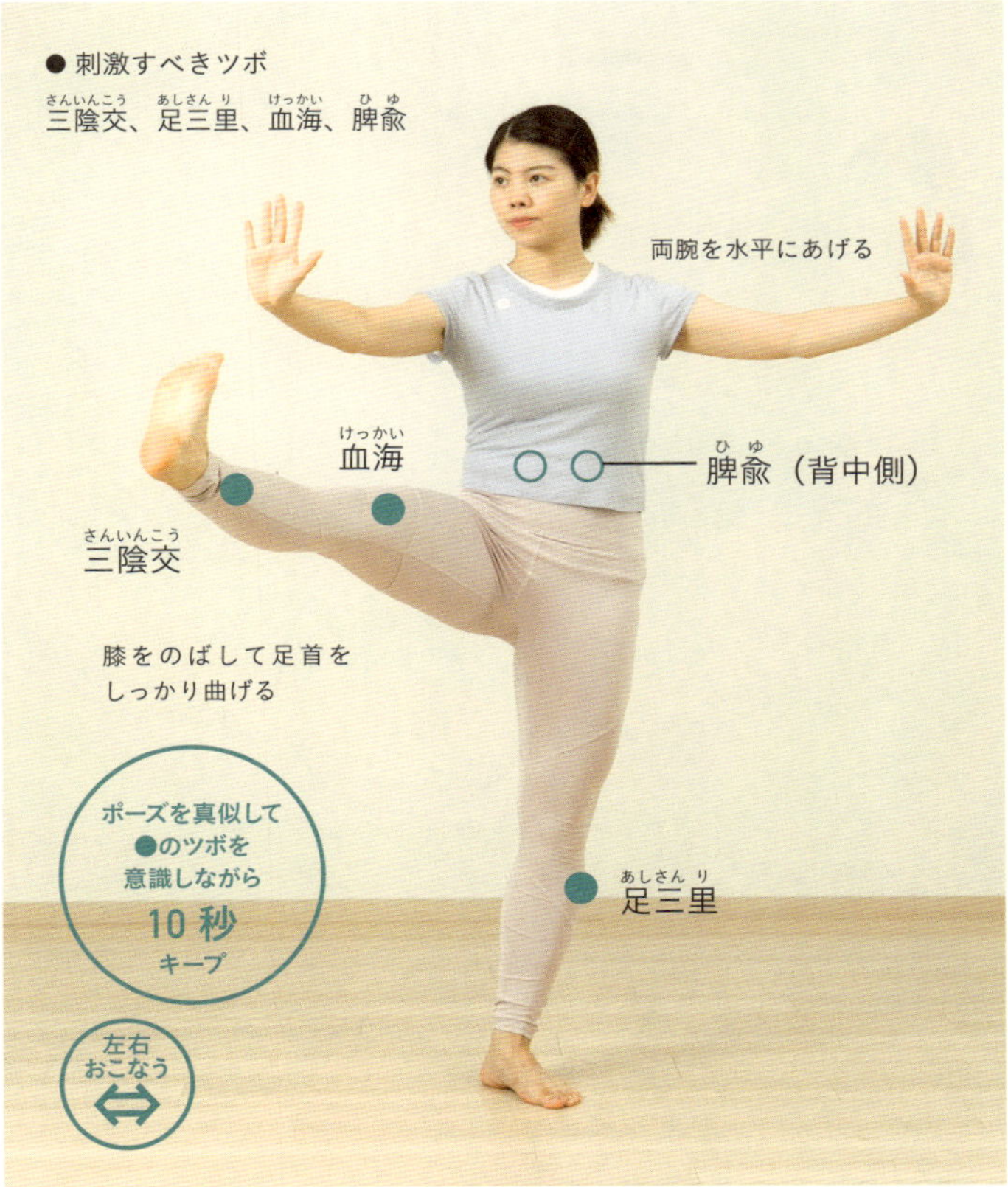
● 刺激すべきツボ
三陰交《さんいんこう》、足三里《あしさんり》、血海《けっかい》、脾兪《ひゆ》
両腕を水平にあげる
血海《けっかい》
脾兪《ひゆ》（背中側）
三陰交《さんいんこう》
膝をのばして足首を
しっかり曲げる
ポーズを真似して
●のツボを
意識しながら
10 秒
キープ
足三里《あしさんり》
左右
おこなう

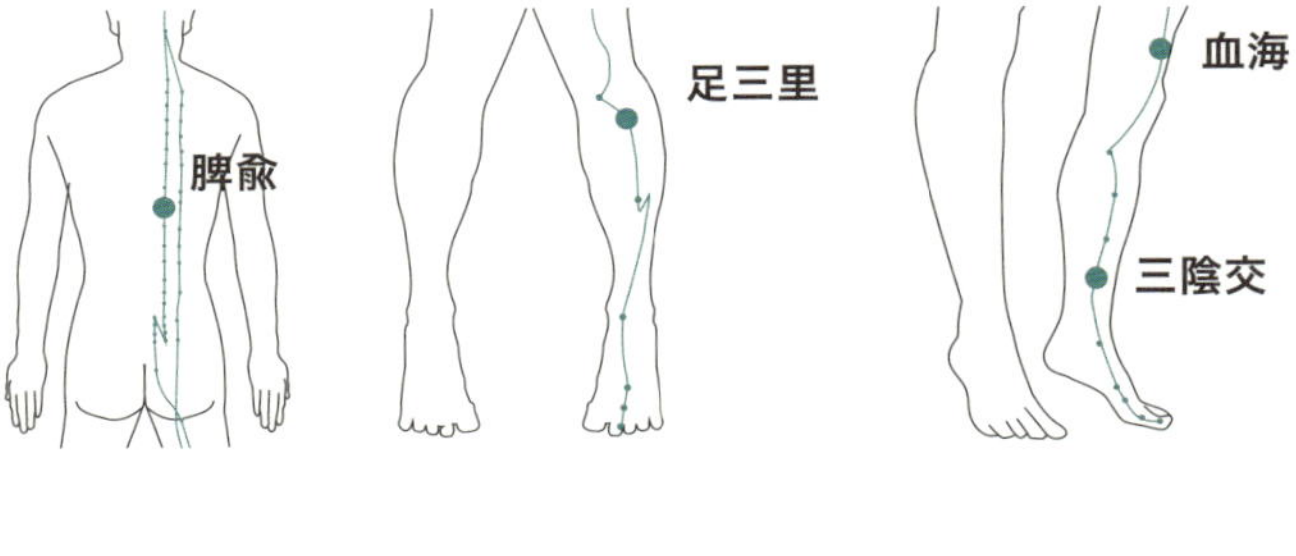

［ツボを刺激するポーズ］

水分不足（陰虚）タイプの人へ

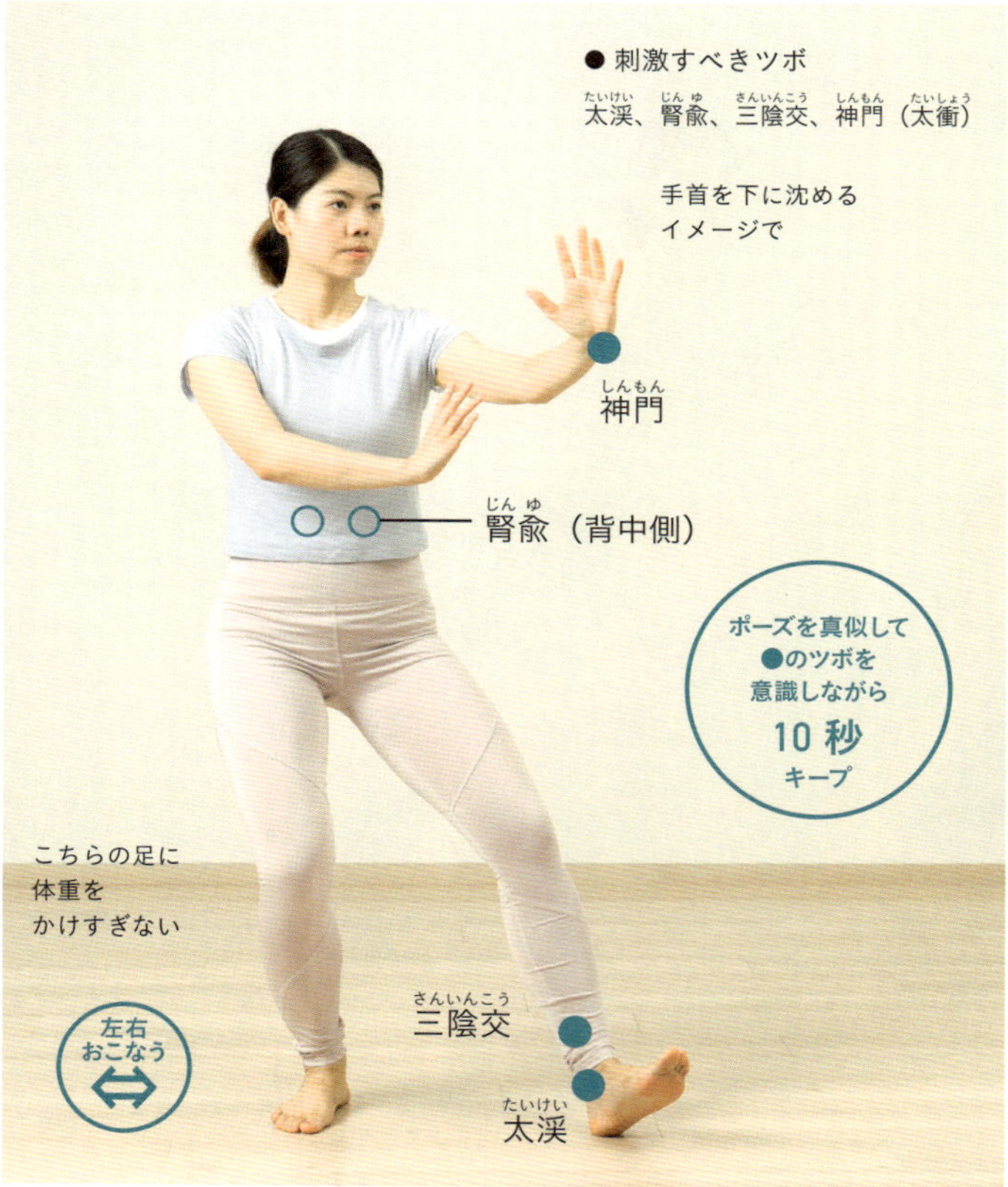

● 刺激すべきツボ
太渓《たいけい》、腎兪《じんゆ》、三陰交《さんいんこう》、神門《しんもん》（太衝《たいしょう》）
手首を下に沈める
イメージで
神門《しんもん》
腎兪《じんゆ》（背中側）
ポーズを真似して
●のツボを
意識しながら
10 秒
キープ
こちらの足に
体重を
かけすぎない
左右
おこなう
三陰交《さんいんこう》
太渓《たいけい》

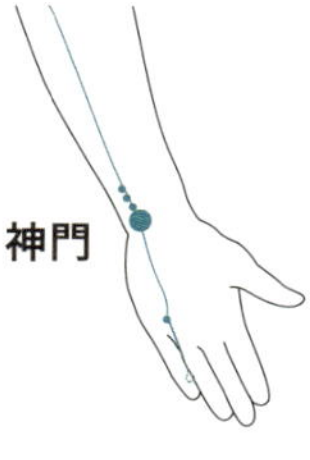

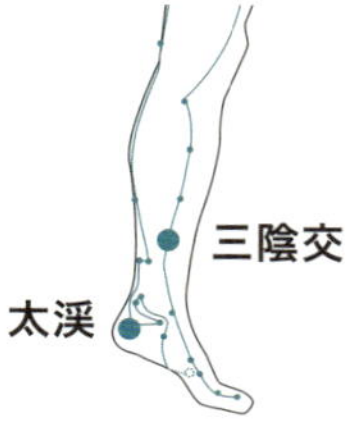

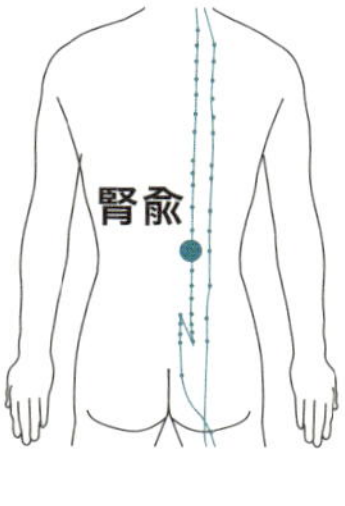

［ツボを刺激するポーズ］
温める力不足（陽虚）タイプの人へ

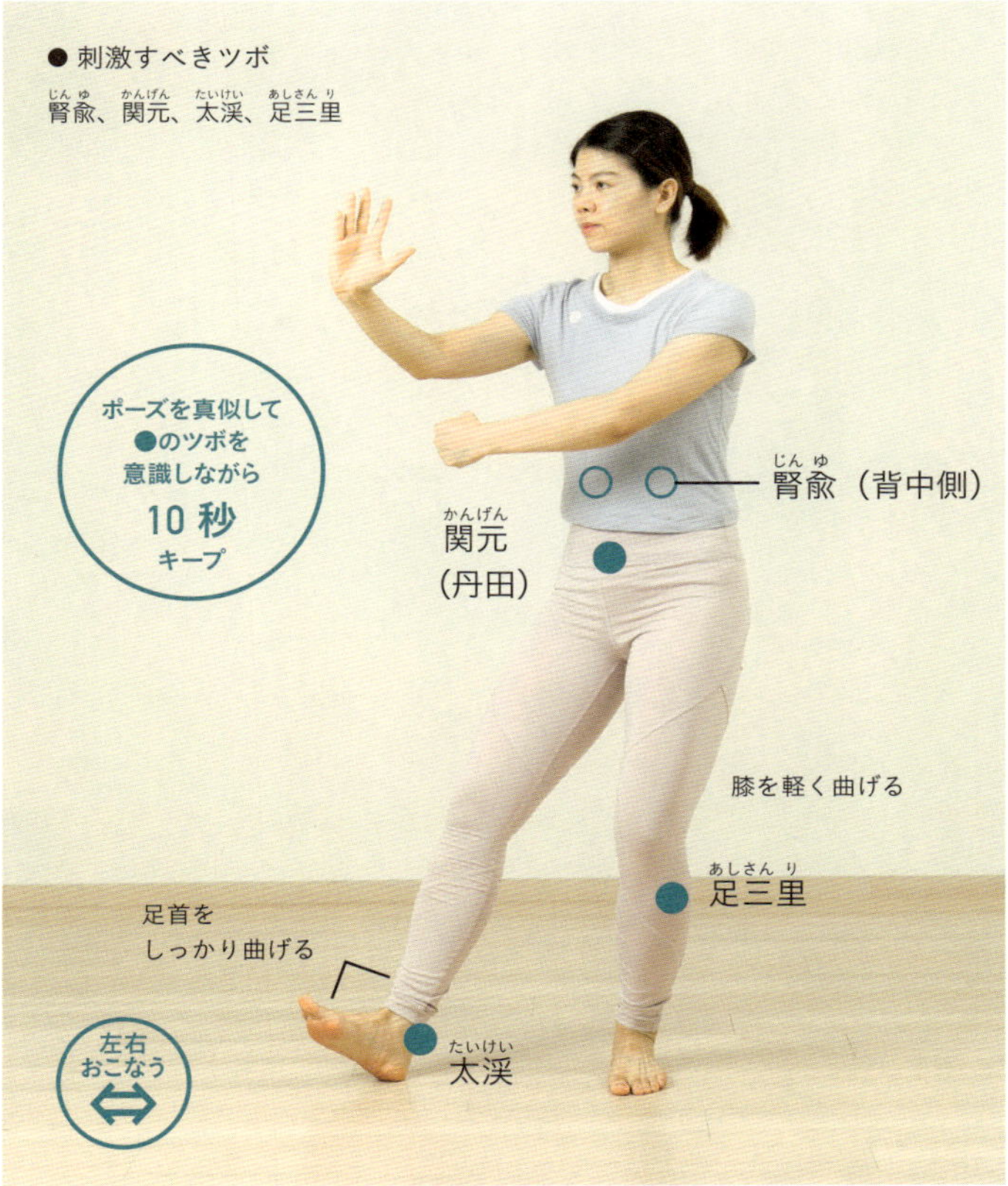
● 刺激すべきツボ
腎兪《じんゆ》、関元《かんげん》、太渓《たいけい》、足三里《あしさんり》
ポーズを真似して
●のツボを
意識しながら
10秒
キープ
腎兪《じんゆ》（背中側）
関元《かんげん》
（丹田）
膝を軽く曲げる
足三里《あしさんり》
足首を
しっかり曲げる
太渓《たいけい》
左右
おこなう

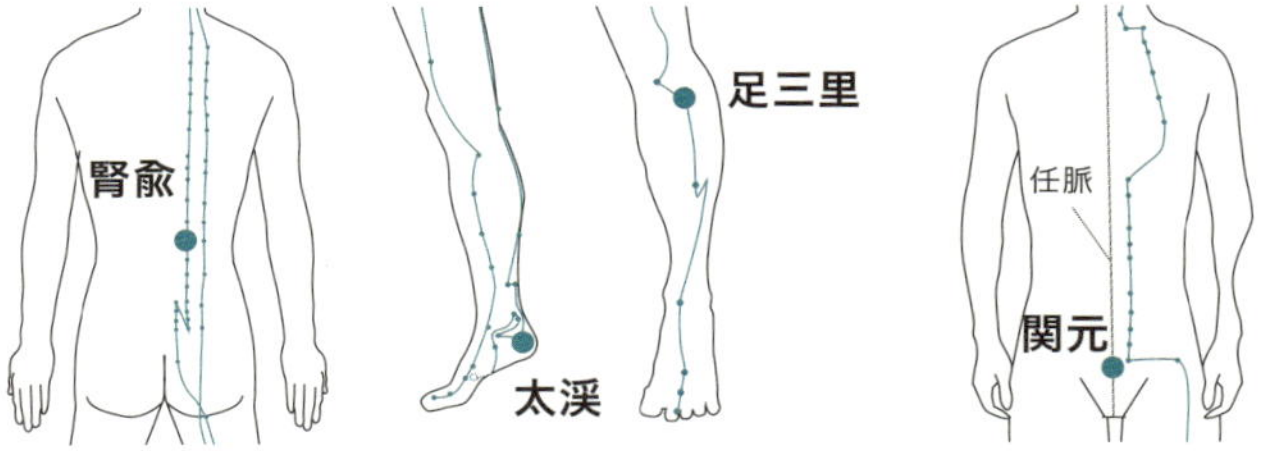

+

［ツボを刺激するポーズ］気の滞りがある（気滞）タイプの人へ

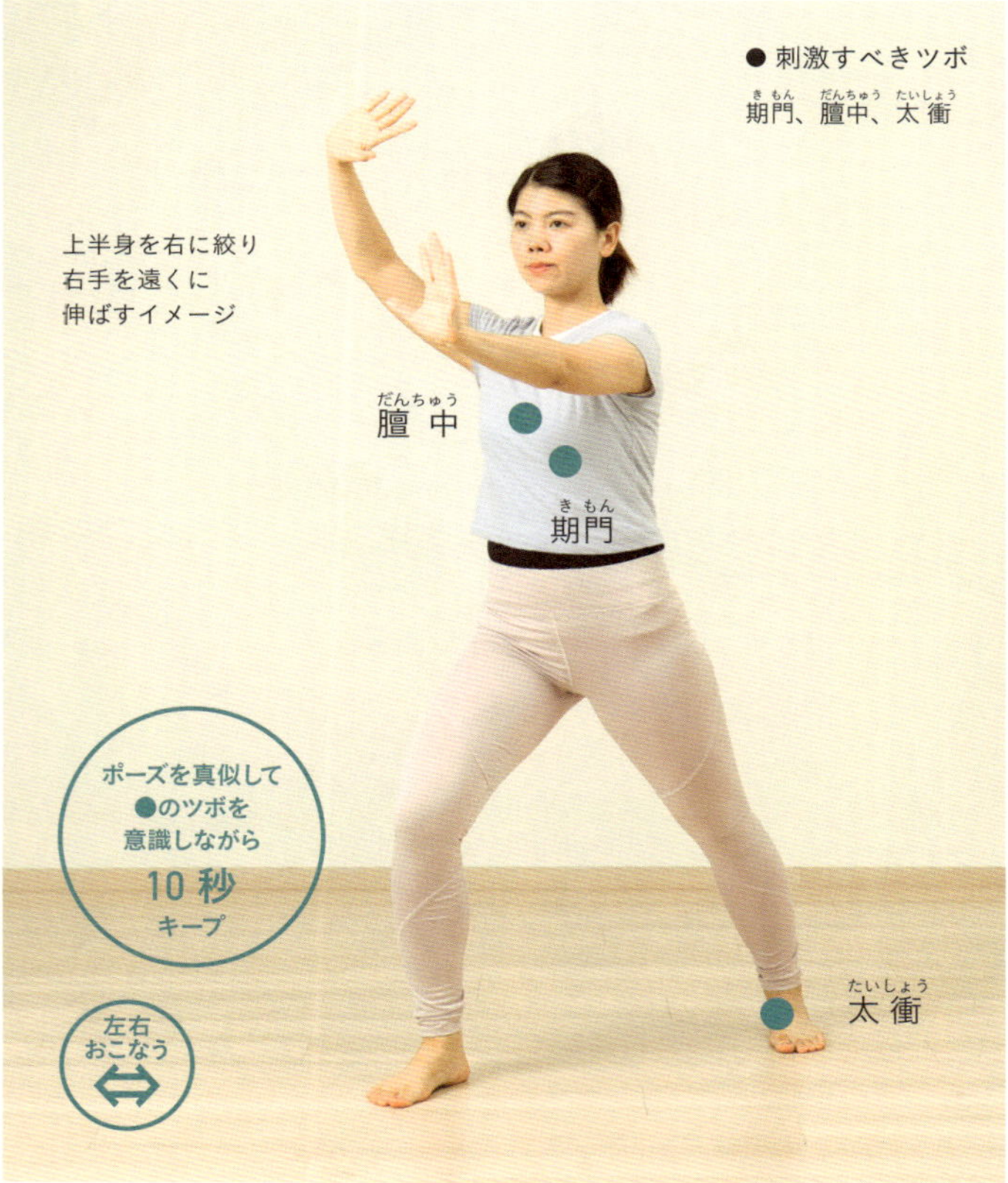

● 刺激すべきツボ
期門《きもん》、膻中《だんちゅう》、太衝《たいしょう》
上半身を右に絞り
右手を遠くに
伸ばすイメージ
膻中《だんちゅう》
期門《きもん》
太衝《たいしょう》
ポーズを真似して
●のツボを
意識しながら
10秒
キープ
左右
おこなう

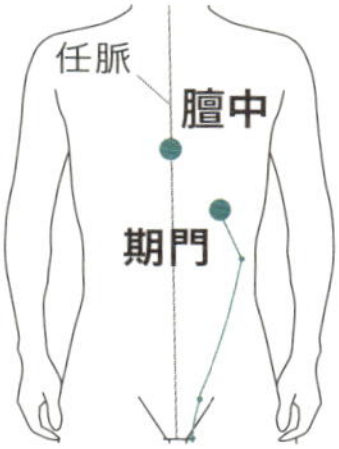

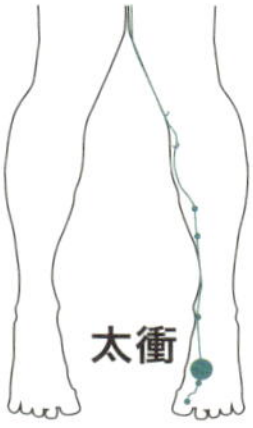

［ツボを刺激するポーズ］血の滞りがある（血瘀《お》）タイプの人へ

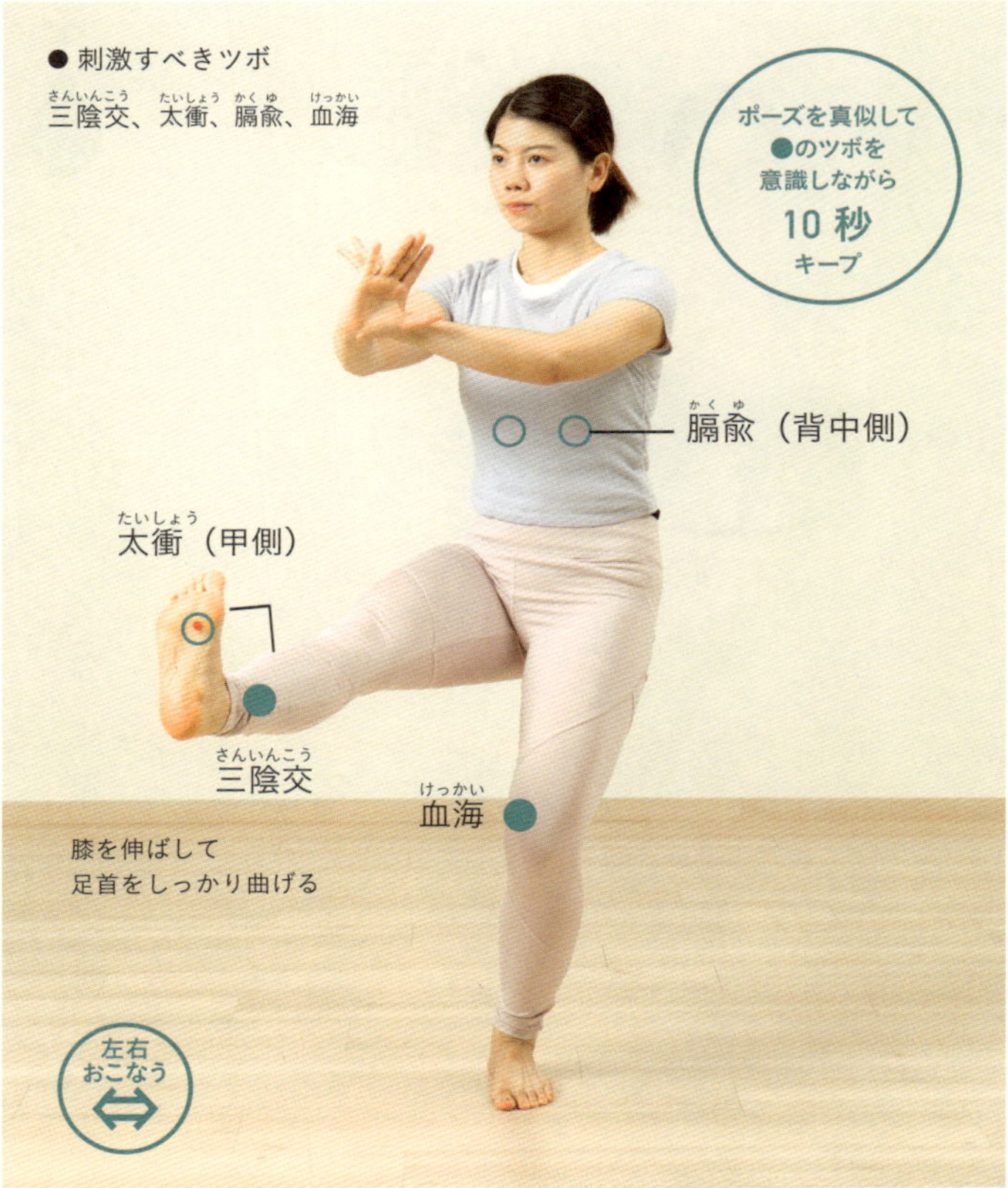
● 刺激すべきツボ
三陰交《さんいんこう》、太衝《たいしょう》、膈兪《かくゆ》、血海《けっかい》
ポーズを真似して
●のツボを
意識しながら
10 秒
キープ
膈兪《かくゆ》（背中側）
太衝《たいしょう》（甲側）
三陰交《さんいんこう》
血海《けっかい》
膝を伸ばして
足首をしっかり曲げる
左右
おこなう

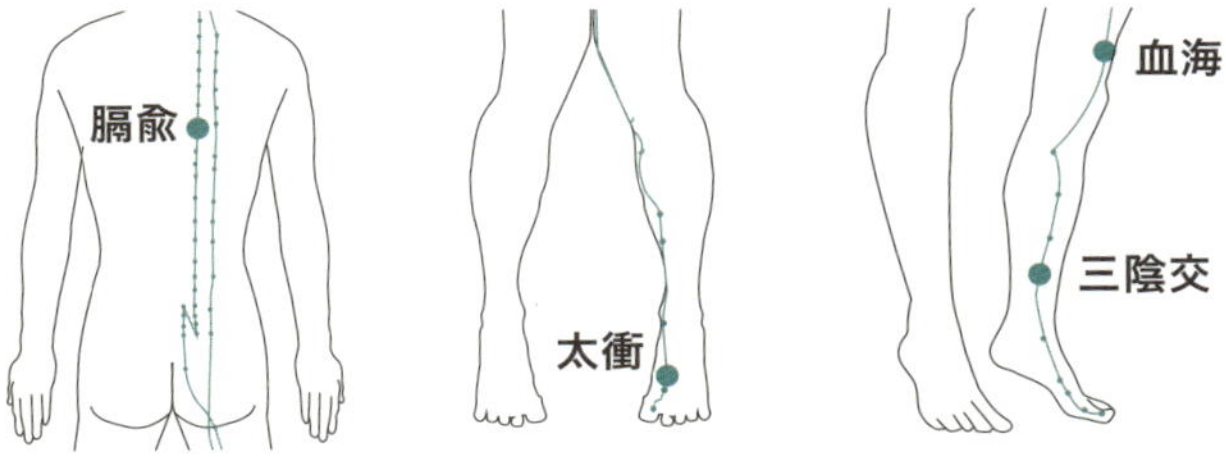

［ツボを刺激するポーズ］

水分の滞りがある（痰・湿・飲）タイプの人へ

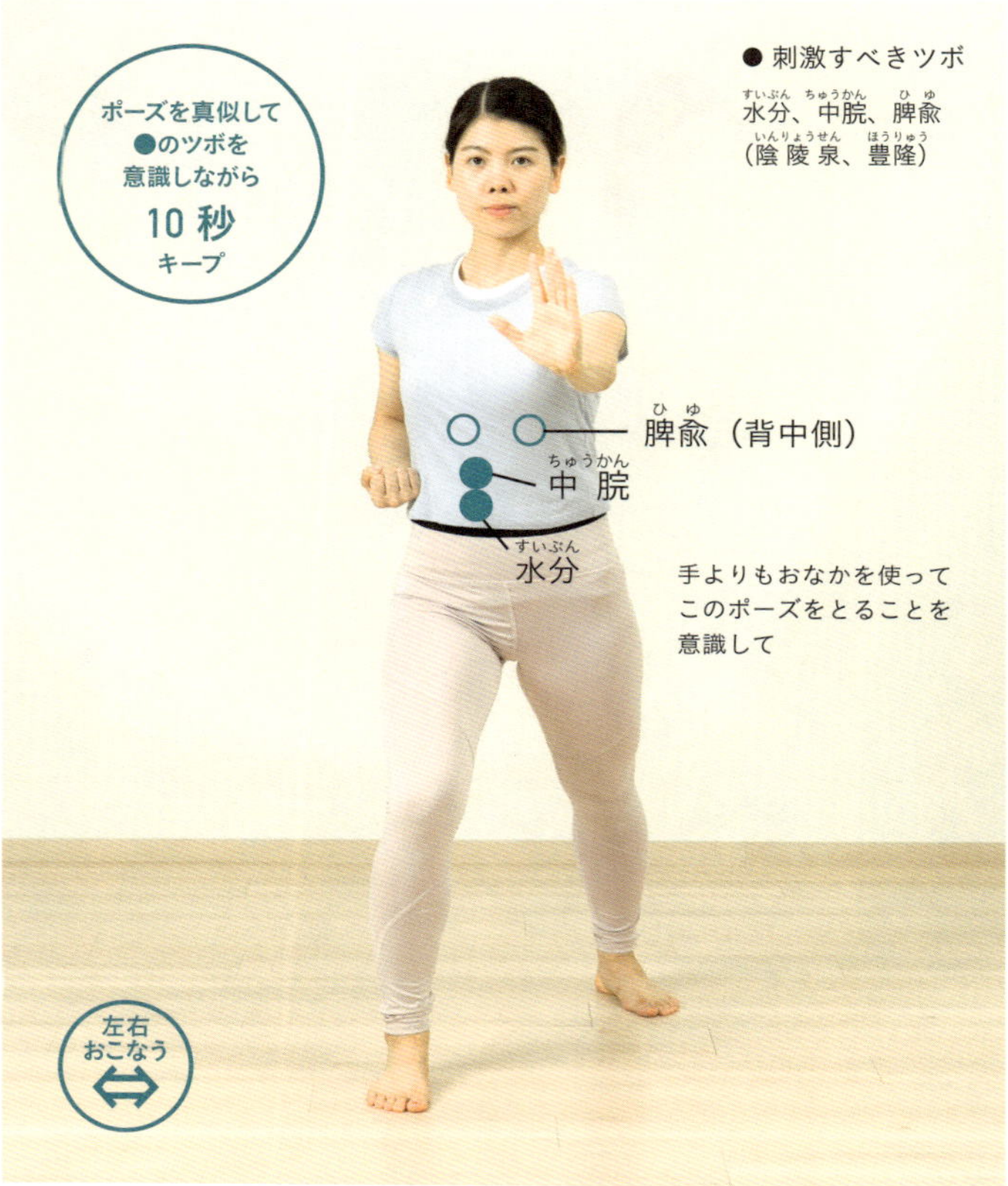
ポーズを真似して
●のツボを
意識しながら
10秒
キープ
● 刺激すべきツボ
水分《すいぶん》、中脘《ちゅうかん》、脾兪《ひゆ》
（陰陵泉《いんりょうせん》、豊隆《ほうりゅう》）
脾兪《ひゆ》（背中側）
中脘《ちゅうかん》
水分《すいぶん》
手よりもおなかを使って
このポーズをとることを
意識して
左右
おこなう

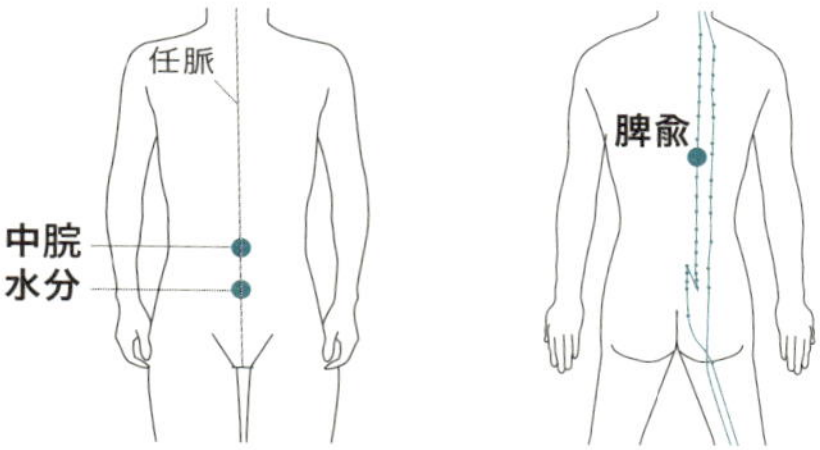

［ツボを刺激するポーズ］

熱＆水分の滞りがある（熱痰・湿熱）タイプの人へ

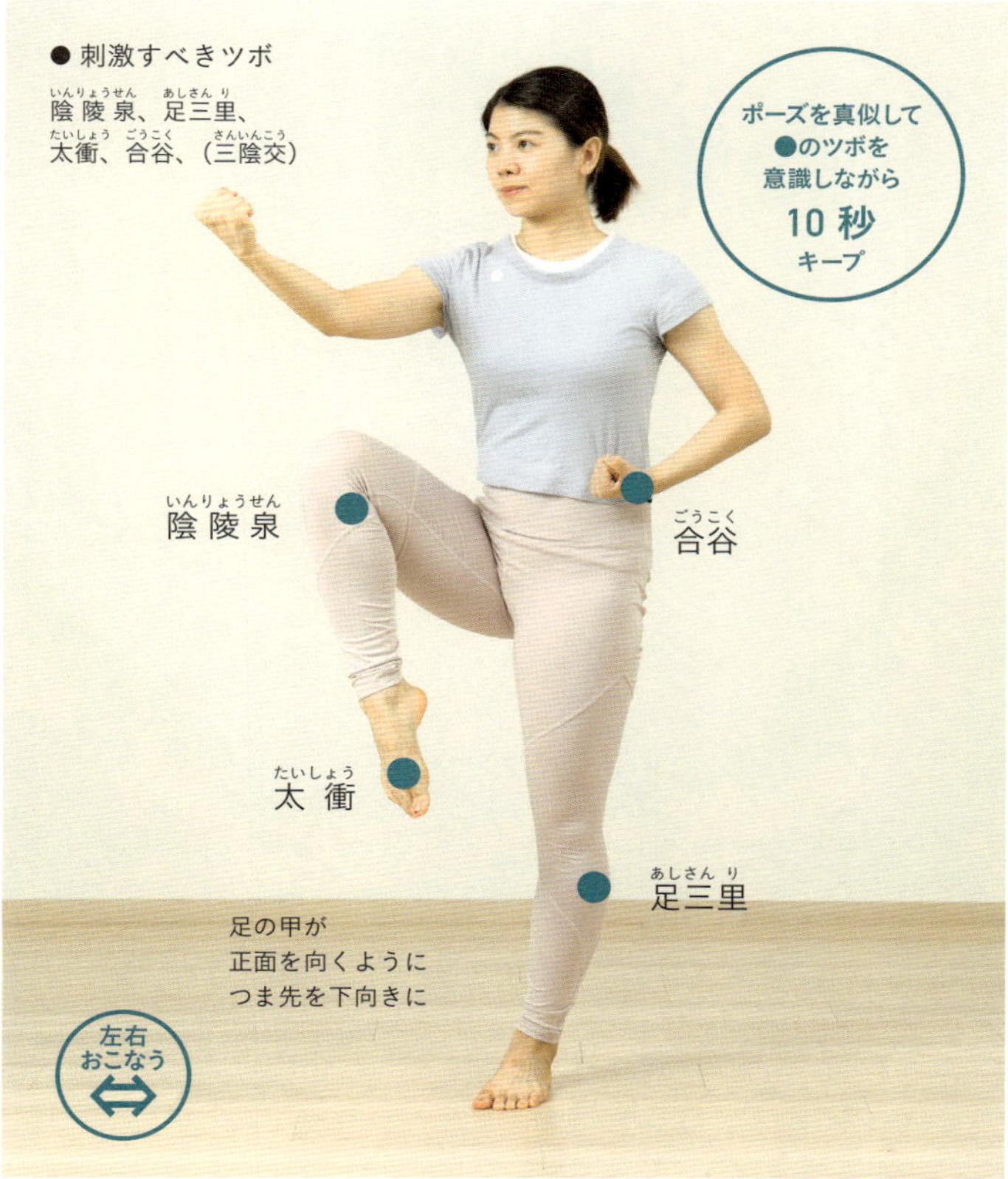
● 刺激すべきツボ
陰陵泉《いんりょうせん》、足三里《あしさんり》、
太衝《たいしょう》、合谷《ごうこく》、（三陰交《さんいんこう》）
ポーズを真似して
●のツボを
意識しながら
10 秒
キープ
陰陵泉《いんりょうせん》
合谷《ごうこく》
太衝《たいしょう》
足三里《あしさんり》
足の甲が
正面を向くように
つま先を下向きに
左右
おこなう

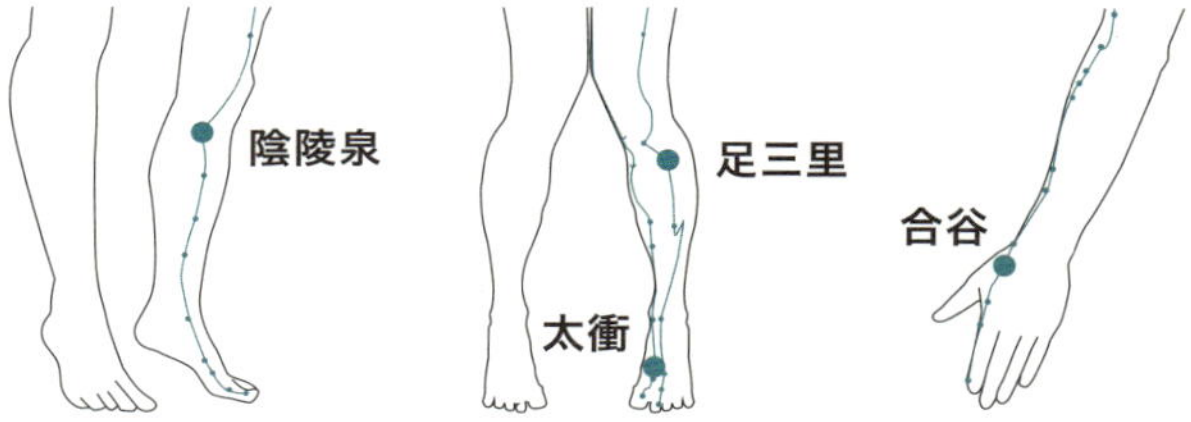

第4章

症例・季節別
おすすめ食材&
すぐ効くツボ

1

症例別おすすめ食材と押すべきツボ

適切な「食材」と「ツボ刺激」でつらい症状に対抗

「汗かきなので、夏は毎年あせもができます」

「最近、肩こりがひどいんです」

「仕事で不安なことがあって熟睡できない」


……どれもつらい症状ですね。

こんなときには、「これを食べたら症状が回復する！」「ここを押したら症状が抑えられる！」といったポイントがわかっていると便利です。

ここまでに述べてきたとおり、そのときどきの体調や体質に合った「食薬」を口にすることは、体のバランスを回復させて、こうした不快な症状を解消します。

また、ツボ押しやタイチエクササイズ（太極拳）で適切なツボ（経穴）を刺激することでも、体内の気・血・津の巡りがよくなり、不快症状の解消に役立ちます。最終的には、内臓の働きや体質の改善にもつながっていくでしょう。

主な経穴

名称	位置	対応する症状の例
丹田《たんでん》	へそから指４本下（気を蓄積する）	気力の衰え、うつ、婦人科疾患、腹部の冷え、頻尿
労宮《ろうきゅう》	てのひらの中央のくぼみ（体の内外の気をやりとりする）	精神的な興奮、みぞおちの痛み、嘔吐、口内炎、口臭
命門《めいもん》	へその真後ろ（命の種火）	腰痛・冷え性・慢性疲労、下痢、インポテンツ
天柱《てんちゅう》	首筋の髪の毛の生え際	頭痛、鼻づまり、首のこわばり
肩井《けんせい》	肩の中ほどにあるくぼみ	首や肩のこり、腕を挙げられない、難産
天枢《てんすう》	へそから指３本外側	腹痛、下痢、便秘、むくみ、月経不順
志室《ししつ》	命門の左右	排尿困難、むくみ、インポテンツ、月経不順
中脘《ちゅうかん》	みぞおちとへその真ん中	胃痛、嘔吐、下痢、消化不良、腹鳴
大陵《だいりょう》	手首内側の横じわの中央部	動悸、胃痛、嘔吐、精神的興奮
合谷《ごうこく》	親指と人差し指の付け根	頭痛、目の痛み、歯痛、無月経
梁丘《りょうきゅう》	ひざの皿の外側にある骨のでっぱりから指３本分上のくぼみ	胃痛、乳腺炎、膝の腫れや痛み、下肢の麻痺
足三里《あしさんり》	ひざの皿の下の外側のくぼみから指４本分下	疲労、胃痛、嘔吐、消化不良、下痢、乳房痛、めまい、片麻痺、むくみ、精神的興奮
湧泉《ゆうせん》	土踏まずの前の部位	不眠症、子供のひきつけ、ヒステリー、下肢麻痺

第2章では、証（タイプ）ごとのおすすめ食材やレシピを紹介しました。この第4章では、風邪や頭痛、睡眠不足、めまい、うつといった〝いまある具体的な不快症状〟ごとに、食べるべき食材と刺激するとよいツボを証別に紹介していきます。つらい症状に悩まされたときに、ぜひお試しください。

それにあたって、まずは気・血・津の主要な通り道である12の経絡と、その上に位置するツボを142〜147ページに掲載しています。必要に応じて確認しながら試してもらうと、ツボを正しく刺激できると思います。

ただし、「食事の前後1時間」「お酒を飲んだあと」「入浴の直前・直後」「刺激したい部分に痛みや腫れ、熱がある」ようなケースでは、ツボへの刺激は控えたほうがいいでしょう。かえって気分が悪くなることがあります。ご注意ください。

手《ての》太《たい》陰《いん》肺《はい》経《けい》

胸の傍ら→上肢内側の前縁→親指

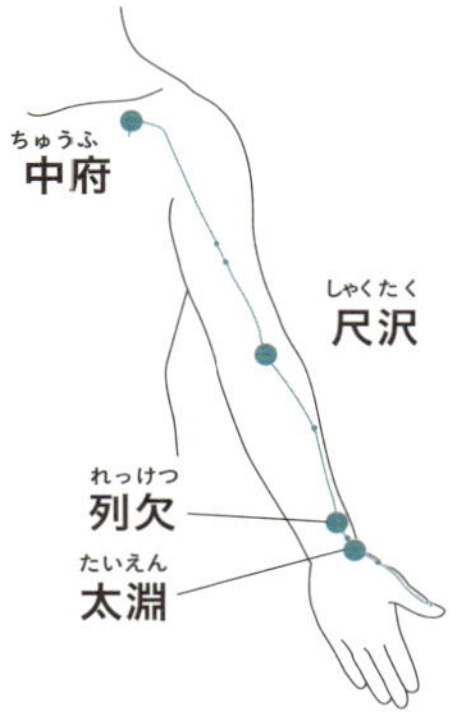

手《ての》少《しょう》陰《いん》心《しん》経《けい》

脇の下→上肢内側の後縁→小指

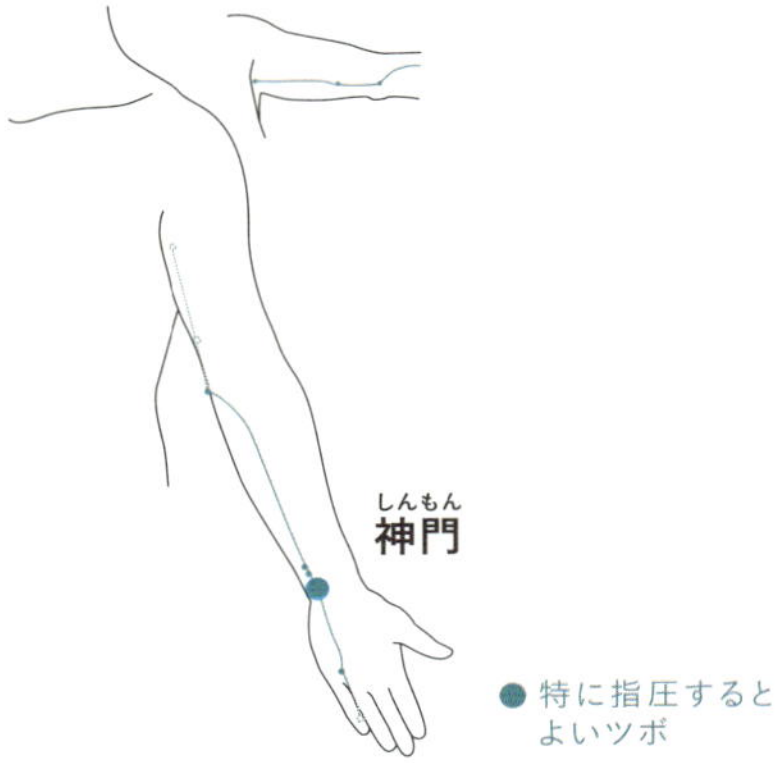

手《ての》太《たい》陽《よう》小腸《しょうちょう》経《けい》

小指→上肢外側後縁→肩甲骨→耳の前

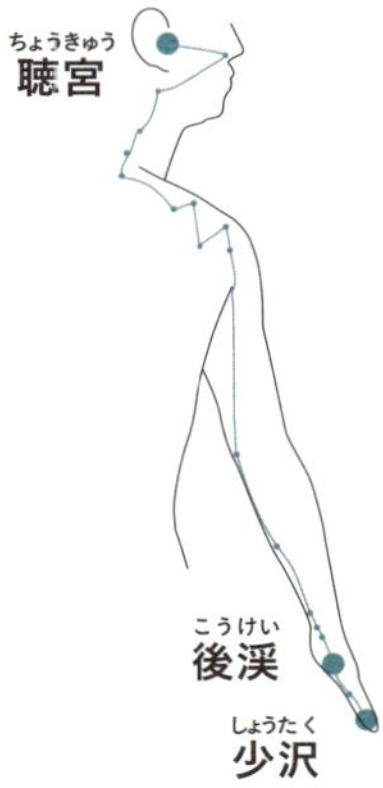

手《ての》厥《けつ》陰《いん》心《しん》包《ぽう》経《けい》

乳の傍ら→上肢内側の中央→中指

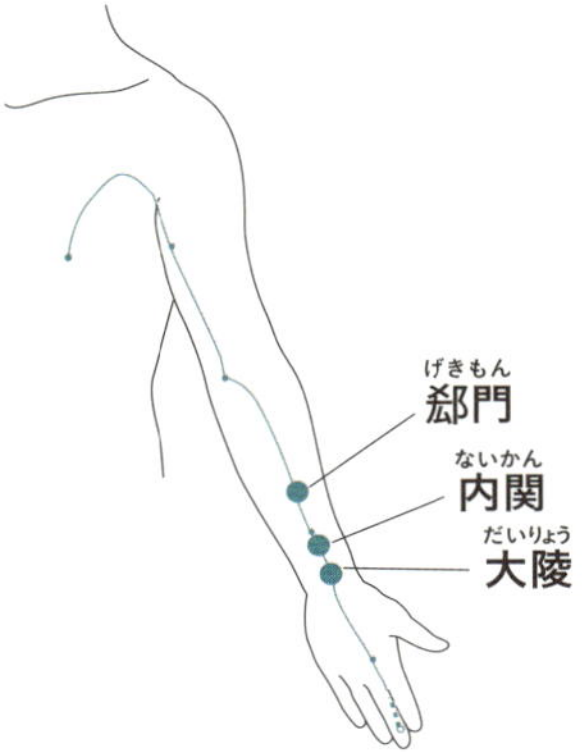

手《ての》陽《よう》明《めい》大《だい》腸《ちょう》経《けい》

人差指→上肢外側前縁→肩の前
→頚《くび》→鼻の傍ら

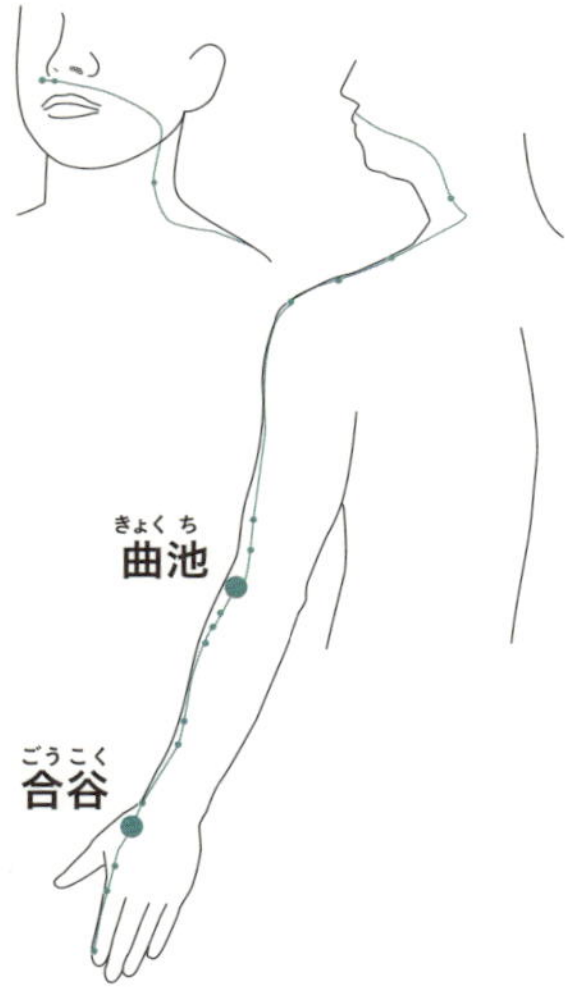

● 特に指圧すると
よいツボ

手《ての》少《しょう》陽《よう》三《さん》焦《しょう》（リンパ系など）経《けい》

外眼角→耳の後ろ→肩の後ろ
→上肢外側中央→薬指

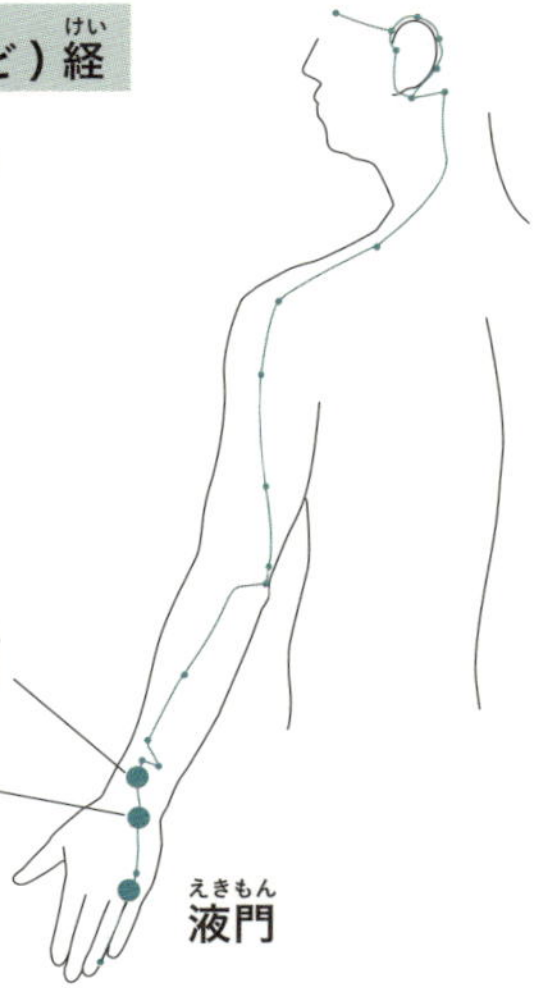

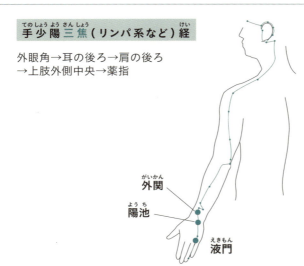

足少《あしのしょう》陰《いん》腎《じん》経《けい》

第五趾下→土踏まず→
下肢内側後面→胸腹部一行線

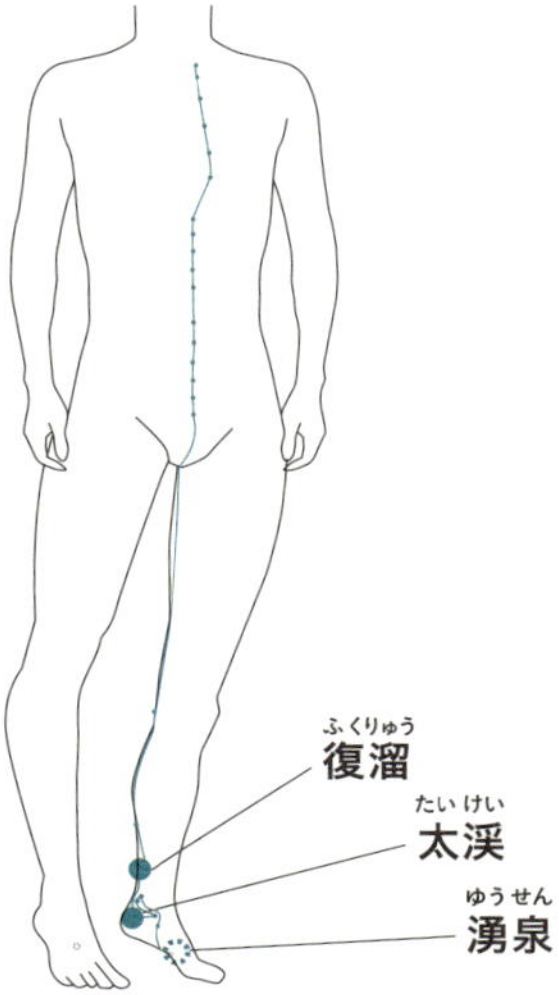

● 特に指圧すると
よいツボ

足少《あしのしょう》陽《よう》胆《たん》経《けい》

外眼角→側頭部
→頚《くび》の外側→胸腰外側
→下肢外側前中央→第四趾

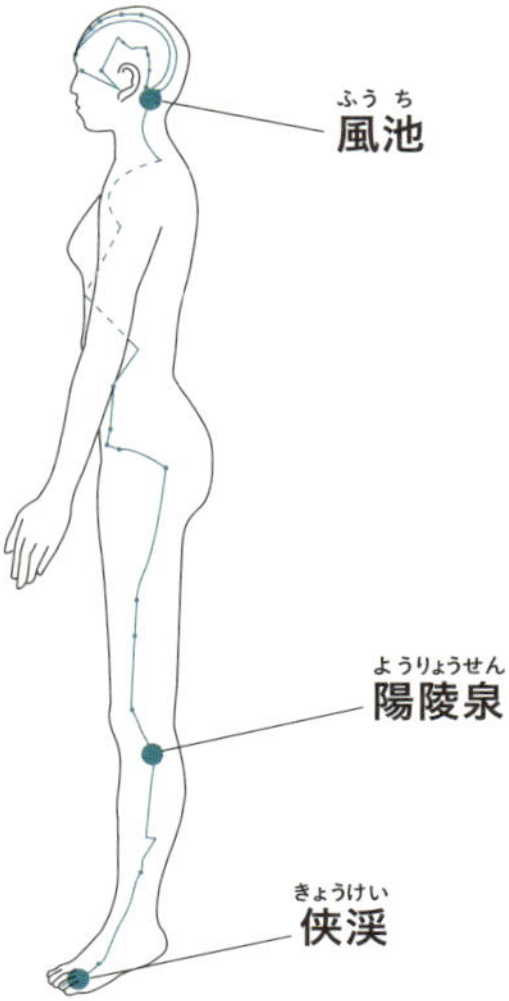

足《あしの》太《たい》陰《いん》脾《ひ》経《けい》

第一趾内側→下肢内側前面と中央
→胸腹部三行線

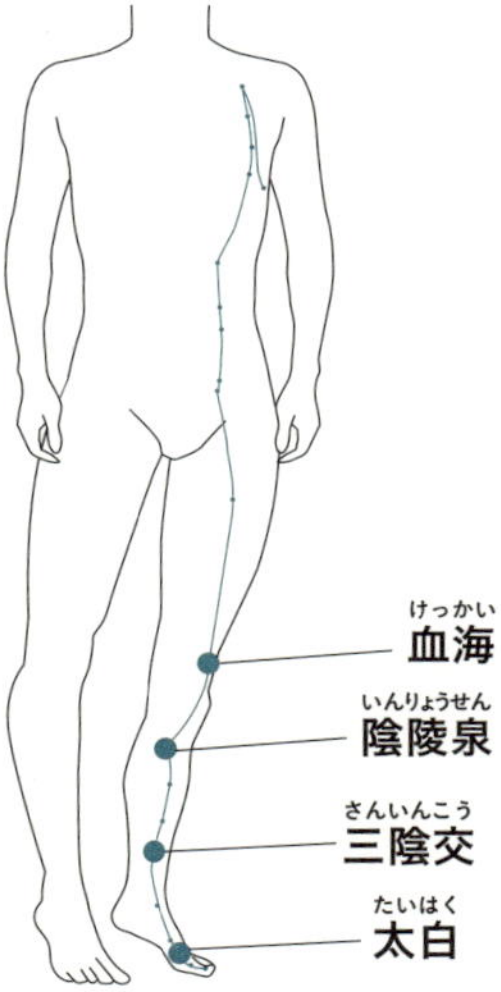

● 特に指圧するとよいツボ

足《あしの》厥《けつ》陰《いん》肝《かん》経《けい》

第一趾外側→下肢内側中央と前面
→陰部→脇部

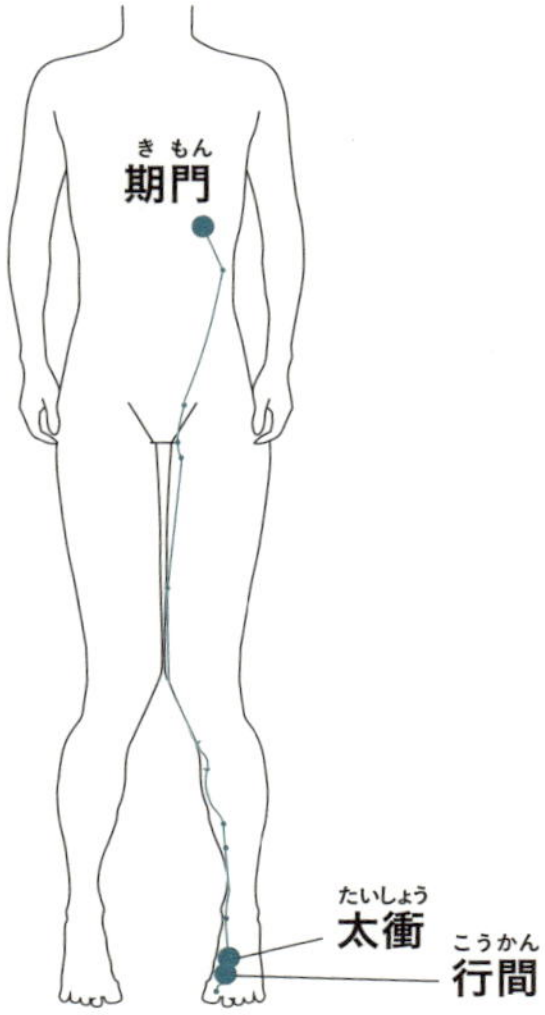

足《あしの》太《たい》陽《よう》膀《ぼう》胱《こう》経《けい》

目頭→頭頂の第一行線→後頚部
→背腰一行線・二行線→仙骨
→下肢外側後面→第五趾

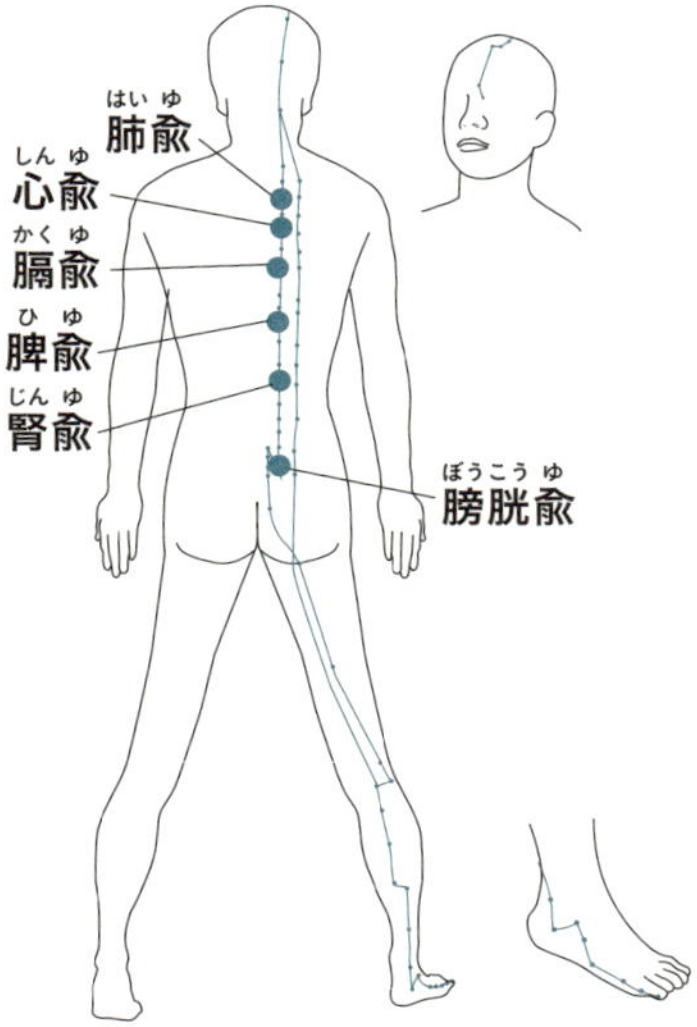

● 特に指圧すると
よいツボ

足《あしの》陽《よう》明《めい》胃《い》経《けい》

目の下→頸《くび》の前→胸腹二行線
→下肢外側前面→第二趾

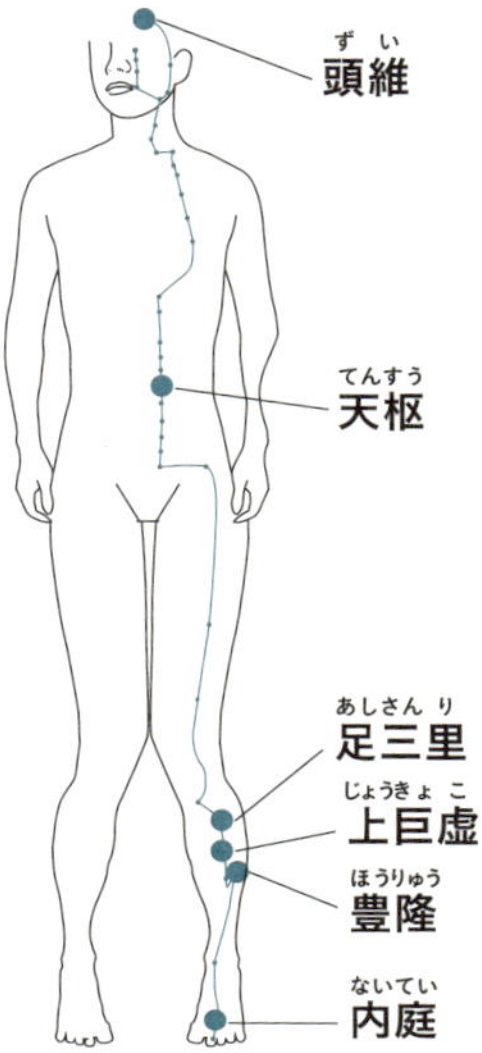

任脈《にんみゃく》の主要穴位置図

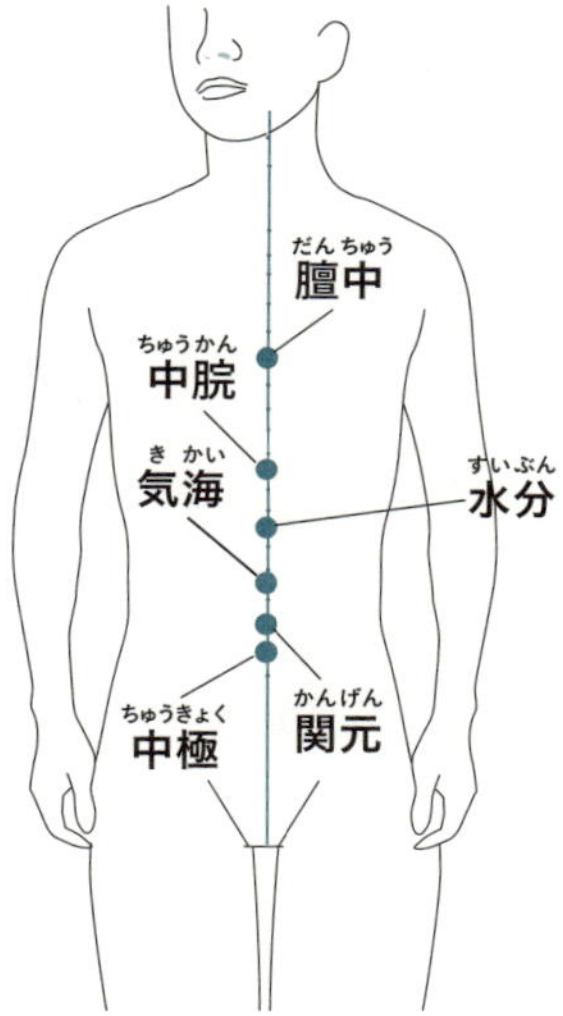

● 特に指圧するとよいツボ

督脈《とくみゃく》の主要穴位置図

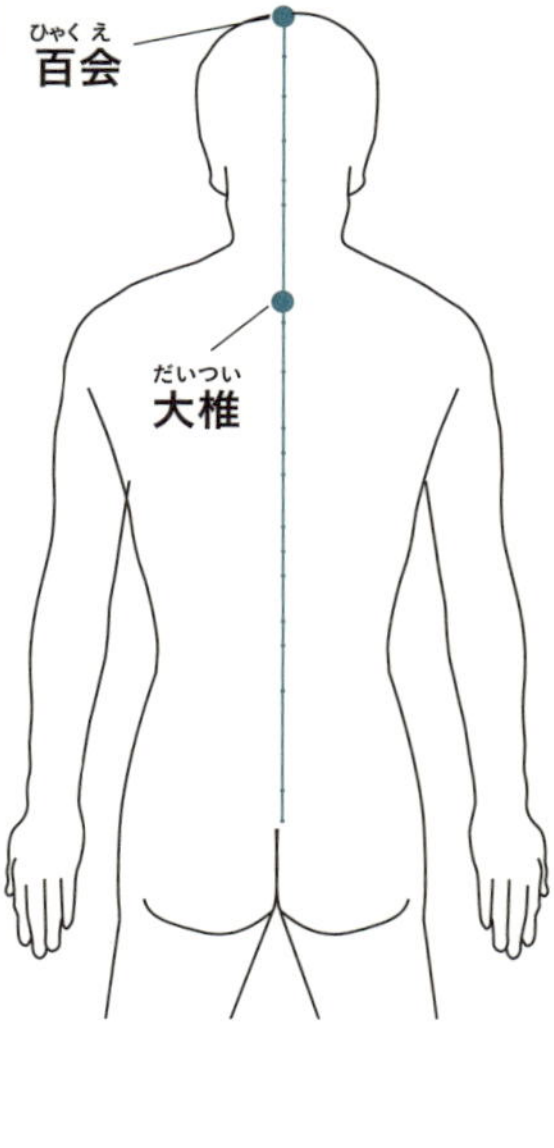

1-1 冷え性

ちょっとした寒さでも、冷えてつらい「冷え性」には、中医学的にさまざまな原因が考えられます。ここでは典型的な3つの原因タイプごとに、おすすめの食材と刺激すべきツボを紹介します。

「腹ひえ」タイプ

消化機能をつかさどる「脾」に温めるエネルギーが足りていない「脾陽虚《ひようきょ》」タイプの体質や体調も原因となります。このタイプでは、食欲不振や冷えるとすぐにおなかをこわす、疲れやすさなどの症状も出ます。

症状を緩和してくれるおすすめの食べものには、インゲン豆、羊肉、ニラ、鮭、アジ、唐辛子、山椒、こしょう、黒砂糖などがあります。

ツボは中脘《ちゅうかん》、足三里《あしさんり》、気海《きかい》などを刺激すると、症状の改善が見られます。

「腰ひえ」タイプ

水分の代謝機能や、気力を充実させる働きを持つ「腎」に温めるエネルギーが足りていない「腎陽虚《じんようきょ》」タイプが原因となって、冷え性をもたらしている場合もあります。

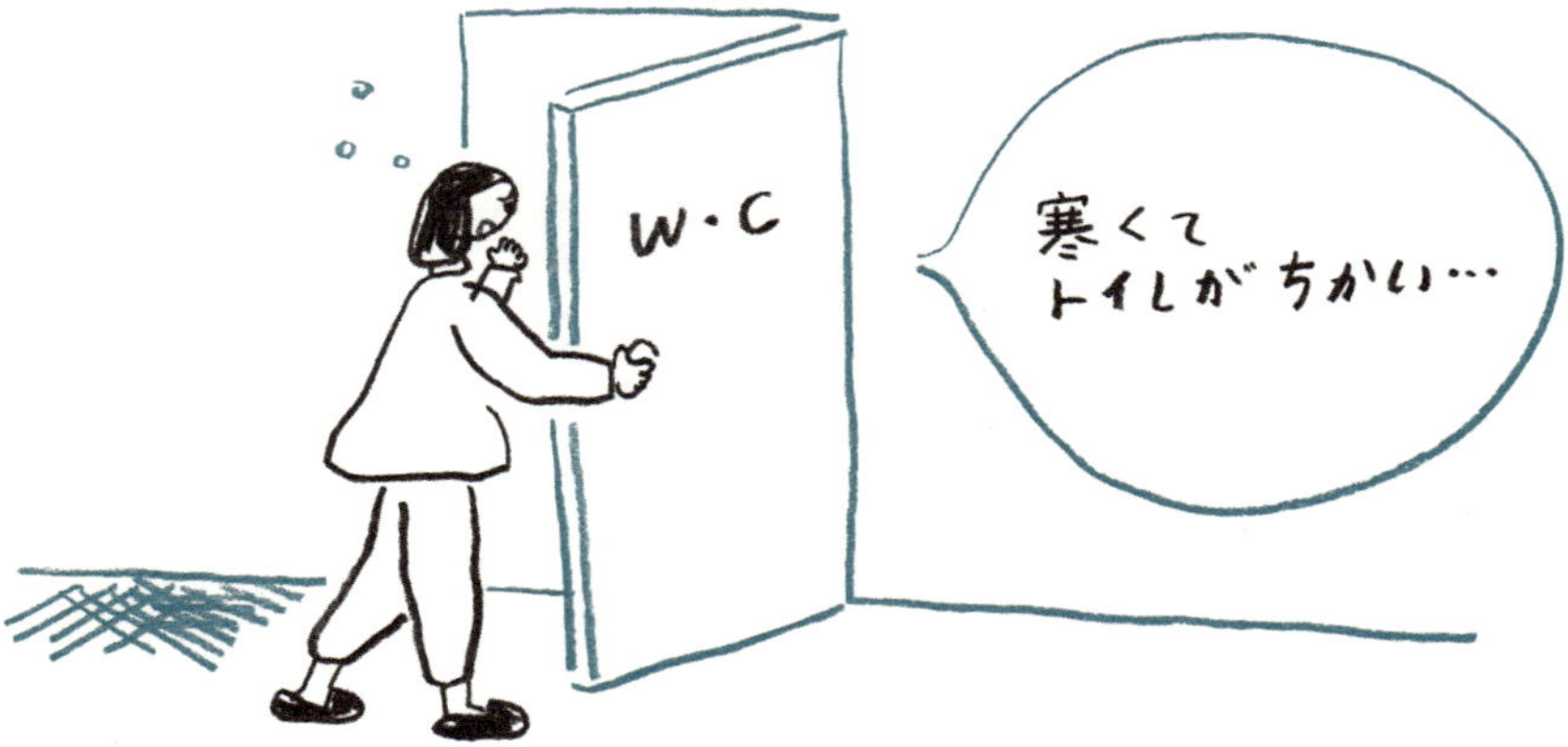

夜間多尿の症状が出たり、下半身が冷えて不妊症になりやすくなったりもします。

症状をやわらげてくれる食べものは、ニラやエビ、羊や豚の肉、鶏卵、クルミ、黒ごま、アスパラガスなどです。

ツボは、太渓《たいけい》、中極《ちゅうきょく》、関元《かんげん》、腎兪《じんゆ》などを刺激してみましょう。

「ストレス」タイプ

冷え性でもっとも一般的なのは、エネルギー（気）が滞っている「気滞」タイプです。

この場合には、精神の不安や緊張しやすさ、手足の冷えなどが主な症状となります。

エンドウ豆、春菊、玉ねぎ、ミカン、レタス、マッシュルーム、柚子などがおすすめの食べものです。

ツボは太衝《たいしょう》、期門《きもん》、膻中《だんちゅう》などを刺激するといいでしょう。

1-2 のぼせ

ちょっと動くだけで、あるいは特に動かなくても体が熱くなってしまう「のぼせ」にも、中医学的にはさまざまな原因が考えられます。典型的な3つの原因タイプごとに、おすすめの食材と刺激すべきツボを紹介しましょう。

「怒りばくはつ」タイプ

気（エネルギー）が滞る「気滞」タイプの人では、ストレスなどによって「肝」の機能が低下して、滞った肝の気が熱を持つ「肝火《かんか》」という証（原因タイプ）になってしまうことがあり、これらが複合的にのぼせを引きおこすことが少なくありません。日頃からストレスがかかっていたり怒りっぽい人がなりやすく、主な症状としては、のぼせとともにイライラ、怒りやすさ、おならがよく出るなどが挙げられます。

症状をやわらげる食べものには、エンドウ豆や春菊、玉ねぎ、ミカン、すもも、ピータン、アワビなどが挙げられます。ツボは太衝《たいしょう》、期門《きもん》、膻中《だんちゅう》への刺激が効果的です。

「冷えのぼせ」タイプ

上半身はのぼせ、下半身は冷える「冷えのぼせ」のケースでは、血が滞って巡りが

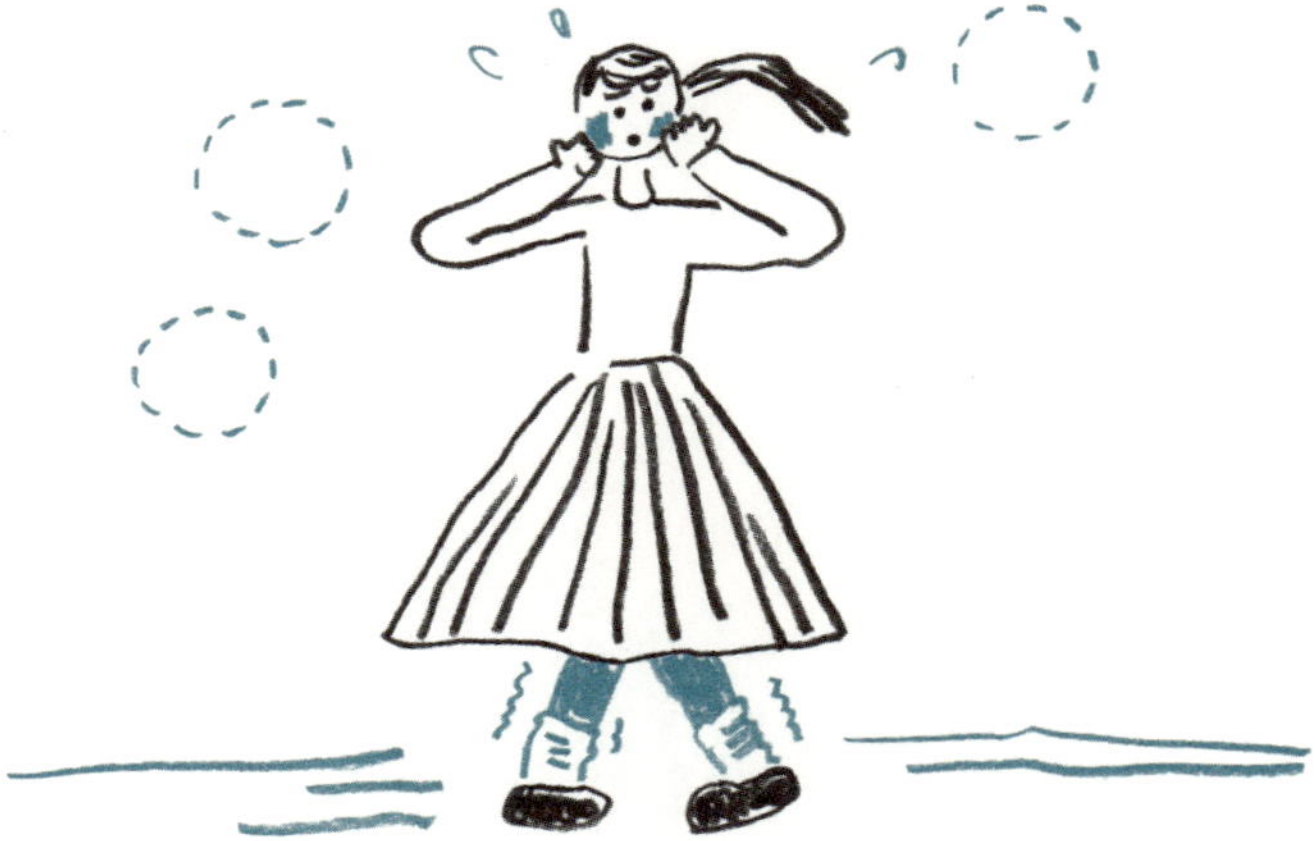

悪くなっている「血」（血瘀《お》）が原因となっていることが多いです。

食材は里いも、小松菜、パセリ、納豆、菜の花、プルーン、酢などがおすすめです。

ツボは三陰交《さんいんこう》、太衝《たいしょう》、膈兪《かくゆ》、血海《けっかい》などを刺激するとよいでしょう。

「脱水」タイプ

水分（津）が不足している「陰虚」タイプの人でも、手足がほてって寝汗をかくなどの症状が見られることがあります。

にんじん、ほうれん草、アーモンド、牛や豚の肉、イカ、タコといった食べものが症状を緩和してくれます。

刺激するとよいツボは、太渓《たいけい》、腎兪《じんゆ》、三陰交《さんいんこう》、太衝《たいしょう》、神門《しんもん》などです。

1-3 風邪

風邪は人により、またその時により症状や原因が大きく異なるため、それらに合わせて食材やツボを選ぶことが大切です。中医学では、症状に加えて患者本人がどう感じているかも大きな判断材料となります。

「ゾクゾク」タイプ

ゾクゾクする寒気を感じる「悪寒《おかん》」のする風邪のことを「風寒《ふうかん》」と言います。このタイプの風邪には、温めて汗をかかせる働きがある食べものが効果抜群です。体の芯からじんわり温めてくれる生姜やシナモン、しそなどが症状を緩和してくれます。刺激するとよいツボは、大椎《だいつい》、風池《ふうち》、合谷《ごうこく》などです。

「アツアツ」タイプ

逆に熱感が強い風邪のことは「風熱《ふうねつ》」と呼びます。こうした熱をともなう風邪には、発汗や解熱の作用がある食材や、潤いをもたらす食べものがおすすめです。具体的には、菊の花、くず湯、ハッカなどが挙げられます。外関《がいかん》、合谷《ごうこく》、曲池《きょくち》などのツボを刺激すると、症状がやわらぎます。

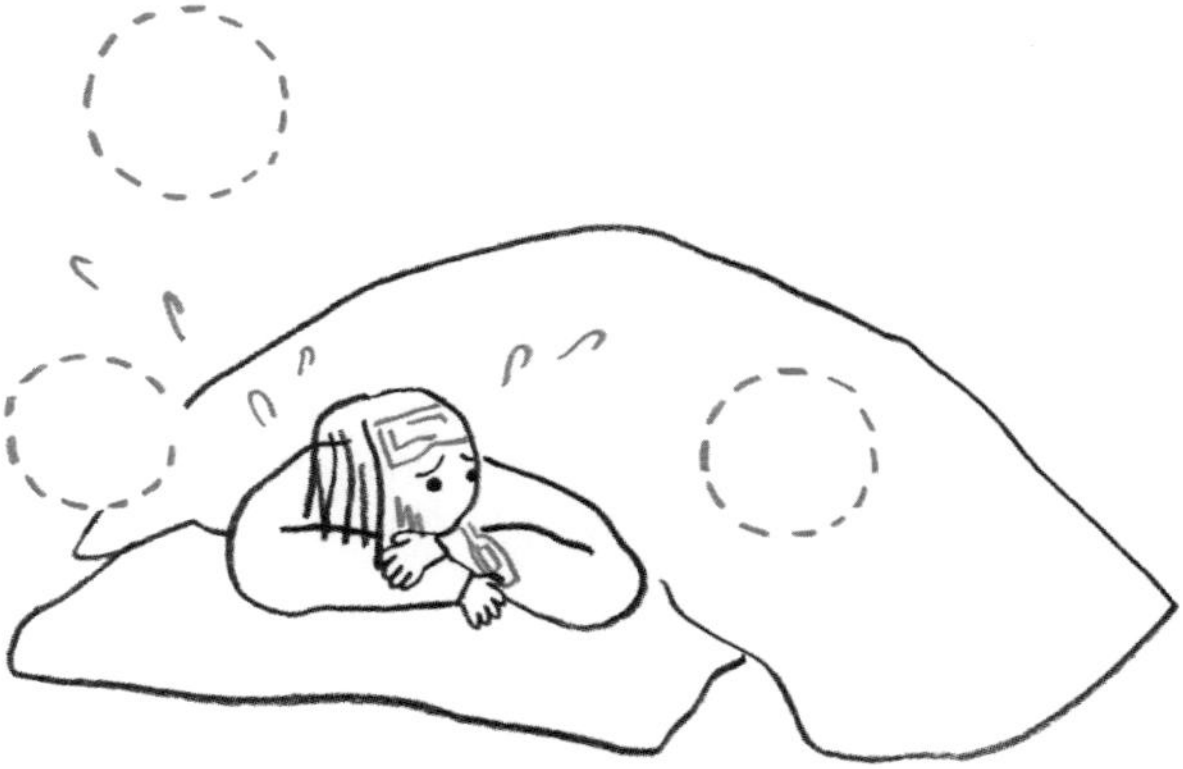

なお、悪寒のある風邪のときには首すじなど体を温めましょう。熱をともなう風邪の場合には、頭などを冷やすのがよいでしょう。

「鼻みず」タイプ

透明で、さらさらした水っぽい鼻水が出る風邪は「飲」タイプです。この場合は、冷えが原因になっていることが多いです。

おすすめの食材は長ねぎの白い部分や生姜、シナモンなど。ツボは大椎《だいつい》、太淵《たいえん》、豊隆《ほうりゅう》です。

「のど痛」タイプ

喉が熱く痛い風邪は「肺熱」タイプです。

おすすめ食材はミント、緑茶、湯葉、オリーブオイルなど。

ツボは外関《がいかん》、合谷《ごうこく》、曲池《きょくち》などが効果的です。

1-4 イライラ

ほとんどの人が怒らないなんでもないようなことでも、怒りが湧いてきてイライラしてしまう、という症状があります。生理前にこうなる人も多いでしょう。

こうしたメンタルヘルスの問題にも、中医学や食薬はしっかり対応しています。

「怒りばくはつ」タイプ

ストレスや怒りの感情に真っ先に反応するのが「肝」で、この「肝」に強く気が滞って熱が発生してしまう「肝火」タイプの人は、常にイライラして怒りやすくなります。

この場合のおすすめの食べものは、春菊やにがうり、スモモ、アワビなどです。

刺激するとよいツボは、太衝《たいしょう》、行間《こうかん》、陽陵泉《ようりょうせん》などになります。

「興奮」タイプ

さまざまな理由で脳や精神の働きを示す「心」が興奮状態になってしまった「心火」タイプの人も、イライラして怒りやすくなってしまいます。主な症状はいわゆる精神的な興奮状態です。

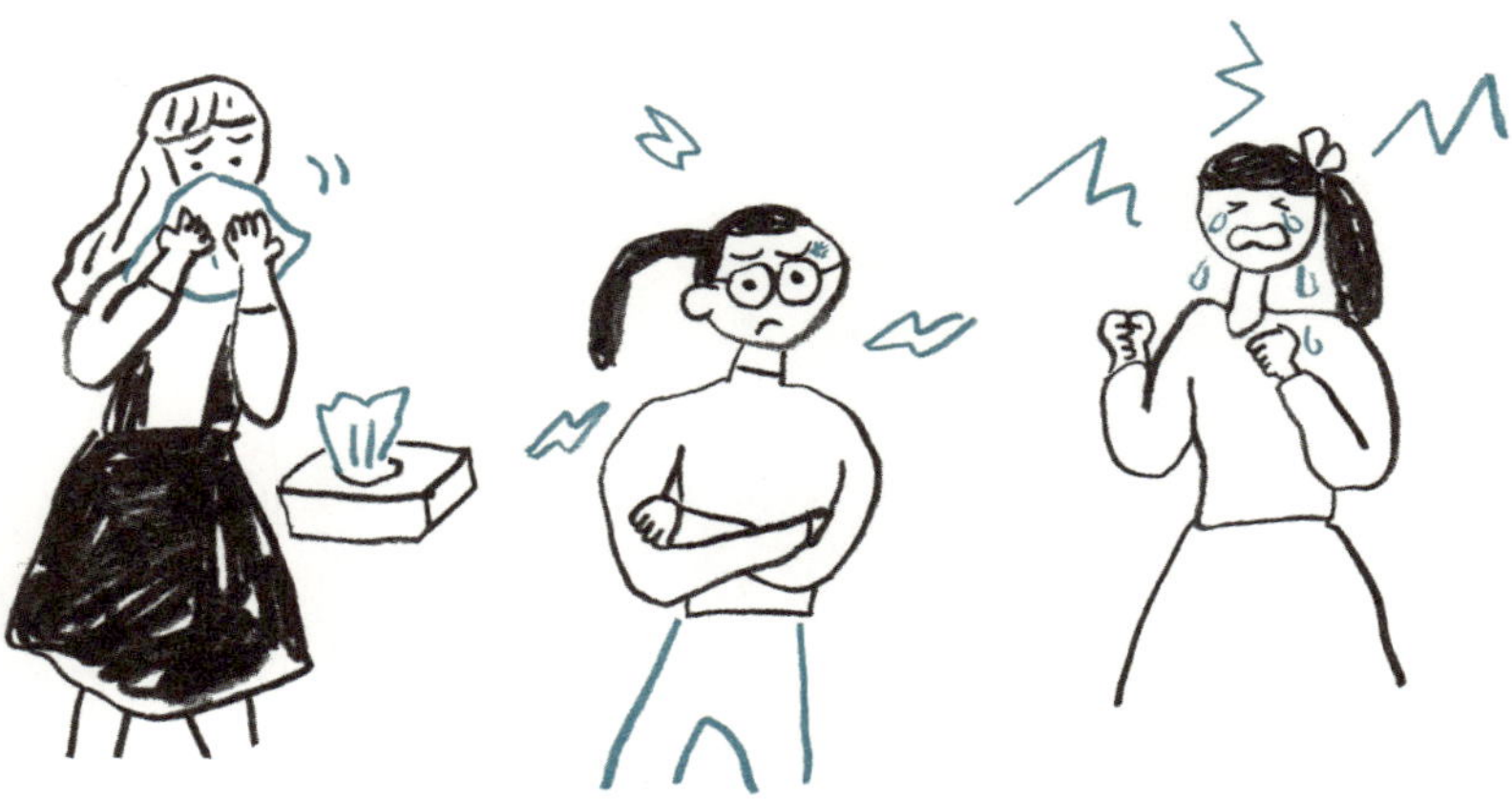

こういうタイプのイライラにおすすめの食べものは、にがうりやツルムラサキ、ピータン、緑茶などです。

ツボは心兪《しんゆ》、大陵《だいりょう》、三陰交《さんいんこう》などを刺激するのがおすすめです。

「臭いきたない」タイプ

水分が滞り、熱を帯びている「熱痰」タイプの人も、イライラを感じることがあります。同時に、鼻水や痰、女性のおりものなどが黄色くねばねばになるなどの症状がよくあらわれます。

おすすめの食材は、オリーブ、もやし、きゅうり、わかめ、トマト、白菜、セロリなど。辛いもの、脂っこいもの、お酒などをやめましょう。

刺激するとよいツボは、陰陵泉《いんりょうせん》、足三里《あしさんり》、三陰交《さんいんこう》、太衝《たいしょう》、合谷《ごうこく》などです。

1-5 うつ

イライラとは逆に、なんでもないようなことでも気になって、自分を責めてしまったり落ち込むのが「うつ」です。

ひどくなると特に理由もなく落ち込んでしまい、自殺願望まで出てきてしまうことがあり危険です。症状が軽いうちに、食薬で心身のバランスをとってあげましょう（もし症状が軽くならない場合は、心療内科や精神科で診察を受けることも検討してください）。

「ストレス」タイプ

ストレスで肝の気が滞ると、イライラしやすくなってそこからうつになることがあります。この場合には、らっきょう、ピーマン、玉ねぎ、ミカン、柚子、金柑《キンカン》、ジャスミン茶などがおすすめ食材となります。ツボは太衝《たいしょう》、期門《きもん》、膻中《だんちゅう》などを刺激します。

「食欲不振で脱水」タイプ

全身のエネルギー（気）が不足し、同時に水分（津）も不足していると、「気虚」と「陰虚」の複合タイプとなり、うつ的な症状があらわれやすくなります。この場合には、疲れやすさや食欲不振、体のほてりなどの症状もあらわれやすくなります。

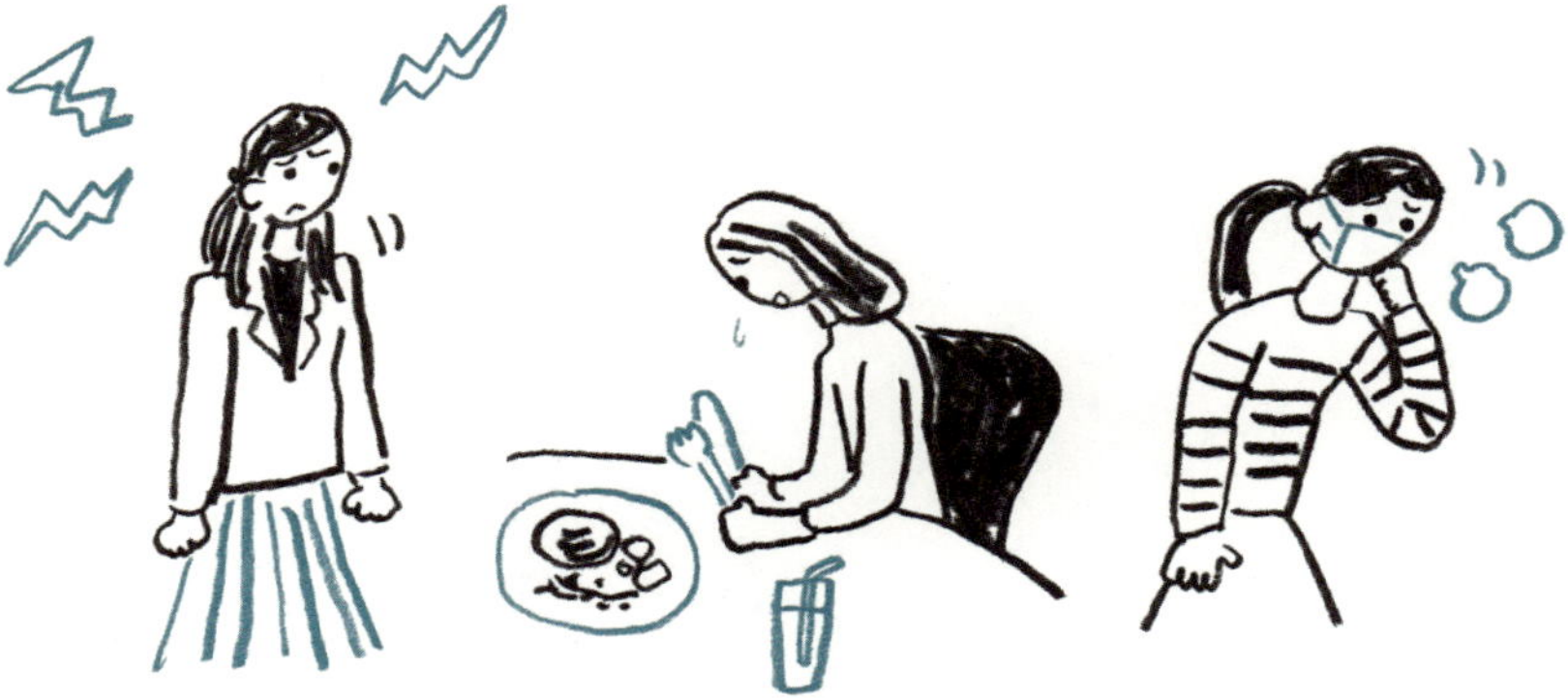

この気虚と陰虚の複合タイプからうつが出てしまっているときのおすすめ食材は、エンドウ豆や春菊、玉ねぎ、ミカン、ズッキーニ、小松菜、山いも、梅などになります。

刺激するとよいツボとしては、足三里《あしさんり》、太白《たいはく》、太淵《たいえん》、太渓《たいけい》、腎兪《じんゆ》、三陰交《さんいんこう》、太衝《たいしょう》、神門《しんもん》などが挙げられるでしょう。

「息切れ」タイプ

気の不足が、特に肺にあらわれていると「肺気虚」タイプとされ、この肺気虚でもうつ的な症状を生じることがあります。風邪をひきやすく、疲れやすいなどの症状もあります。

症状をやわらげる食材はアスパラガス、あさつき、バター、にんにくの芽・茎、葡萄など。

刺激するとよいツボは、太淵《たいえん》、中府《ちゅうふ》、合谷《ごうこく》などとなります。

1-6 睡眠不足

睡眠不足は、体の免疫力や集中力を低下させてしまい、日々の暮らしの質を下げてしまいます。上手に予防・解消していきましょう。

「脱水」タイプ

脳や精神の機能をつかさどる「心」に水分が足りていない、とされる状態が「心陰《しんいん》虚《きょ》」タイプです。このタイプには、仕事が予定どおりに進まないときに「期日までに間に合うだろうか?」などと帰宅後も焦ってイライラしたり、不安になって胸がどきどきしたり、冷静でいれられなくなったりすることがあります。疲れれば疲れるほど眠りにつけないなどの症状が特徴的にあらわれます。

手や足がほてって、布団から足を出して寝たり、寝汗をかいたりして、焦燥感がおこりやすくなります。

こうした症状を落ち着かせるには、鶏卵やカンピョウ、ココナッツ、牛乳、白ワインなどの食材をとるがおすすめ。

内関《ないかん》、神門《しんもん》、復溜《ふくりゅう》などのツボを刺激しても、症状をやわらげてくれます。

「食欲不振で脱水」タイプ

「脾」にエネルギーが足りておらず、「心」に十分な血がめぐっていないと、「心血虚《しんけっきょ》+脾気虚《ひききょ》」の複合タイプになります。一般に食欲が少なく、おなかを壊しやすい、動悸を感じる、めまい、もの忘れ、などの症状もあらわれます。この場合にはナツメ、モロヘイヤ、ナマコ、鶏卵、かぼちゃなどが症状をやわらげてくれます。

ツボは神門《しんもん》や三陰交《さんいんこう》、足三里《あしさんり》などを刺激しましょう。動悸が治まり、おなかの調子も整って、次第に食欲も出てくるはずです。

「興奮」タイプ

「心」が興奮状態になっている「心火」タイプでも、睡眠不足になります。脳を休めたいと思っても興奮で眠れない、といった症状が特徴的で、寝ても夢ばかりみて、イライラして動悸がし、顔が赤くなる、口内炎などが見られることがあります。

症状を落ち着かせる食べものには、にがうり、ツルムラサキ、ピータン、緑茶などがあります。

また症状を軽減させてくれるツボには、心兪《しんゆ》、大陵《だいりょう》、三陰交《さんいんこう》などが挙げられます。

これらの食薬やツボ刺激を心がけていれば、次第に、穏やかに眠りにつけるようになるはずです。

1-7 頭痛

長年の頭痛持ちにとっては、頭痛は〝ありがたくない友人〟です。食薬やツボ刺激で心身のバランスを回復し、長年の友人に「さよなら」をしたいものですね。

「怒りばくはつ」タイプ

全身の気や血の流れを調整している「肝」は、自律神経系の働きにも関係しています。そのため、ストレスなどが原因となって、特に肝が興奮状態になった「肝火」タイプの人では、怒りっぽくなり、ずきずきと頭が痛む症状が出やすくなります。

こうしたタイプの人におすすめできる食べものは、トマト、菊の花、ハッカ、ドクダミ、タンポポ、シジミ、カニなどです。

刺激するとよいツボは、風池《ふうち》、陽池《ようち》、行間《こうかん》などが挙げられるでしょう。

「重だる」タイプ

体内の水分（津）が過剰な「痰湿《たんしつ》」タイプも、頭痛の症状が出やすい証です。このタイプの場合の頭痛症状は、頭が重い、締め付けられるように痛く、雨の降る前にひどくなります。雨がからっとあがると楽になります。

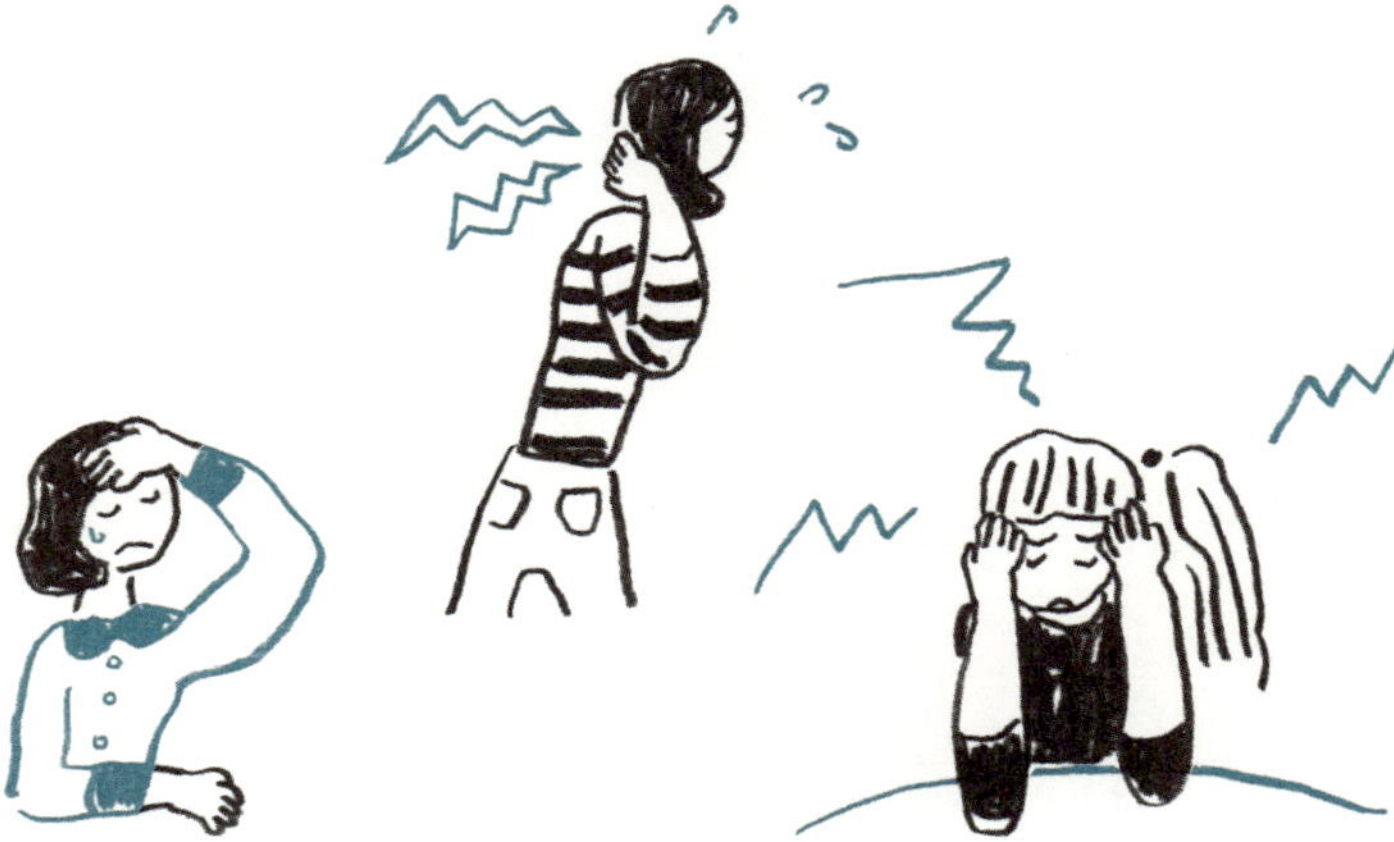

食べるべき食材は、ハトムギ、とうもろこし、小豆、黒豆、里芋、筍、アサリ、昆布などです。

刺激するとよいツボとしては、足三里《あしさんり》、豊《ほう》隆《りゅう》、中脘《ちゅうかん》などが挙げられるでしょう。

「冷え」タイプ

体を温める力が足りず、冷えてしまっている「陽虚《ようきょ》」タイプも、頭痛を感じやすい体質・体調です。このタイプの場合は偏頭痛を抱えやすく、体が冷えると痛くなり、温めるとラクになる、という特徴があります。

こういう状態のときにおすすめの食べものはニラやらっきょう、唐辛子、ししとう、クルミ、山椒、こしょう、鶏肉、エビなどです。

ツボは太陽《たいよう》（こめかみの部位）、頭維《ずい》、侠渓《きょうけい》などを刺激してあげれば、症状をやわらげ、体質の改善につながるでしょう。

1-8 めまい

めまいがひどいときには立っていることすらできず倒れてしまったり、吐き気がしたりと、つらいですよね。原因に合わせて上手に対応してあげれば、症状の改善をはかることも可能です。

「食欲不振」タイプ

消化機能や体液の循環機能をおこなう「脾」のエネルギー（気）が不足して十分働けない状態を「脾気虚《ひききょ》」タイプと言います。立ちくらみなどがおきやすいのと同時に、食欲不振や軟便、下痢などの症状が見られるのが特徴です。

このタイプの場合には、白米、長いも、かぼちゃ、さつまいも、ブロッコリー、栗、鶏や牛の肉、イワシ、ハチミツなどを食べて脾にエネルギーを補充してあげましょう。刺激するとよいツボは、太白《たいはく》、足三里《あしさんり》、三陰交《さんいんこう》などになります。

「重だる」タイプ

体内の水分（津）が滞った「痰湿」タイプでも、めまいがおきます。回転性のめまいや、頭が重い感じがするのが特徴です。甘い食べものが好きで、車酔いしやすい人

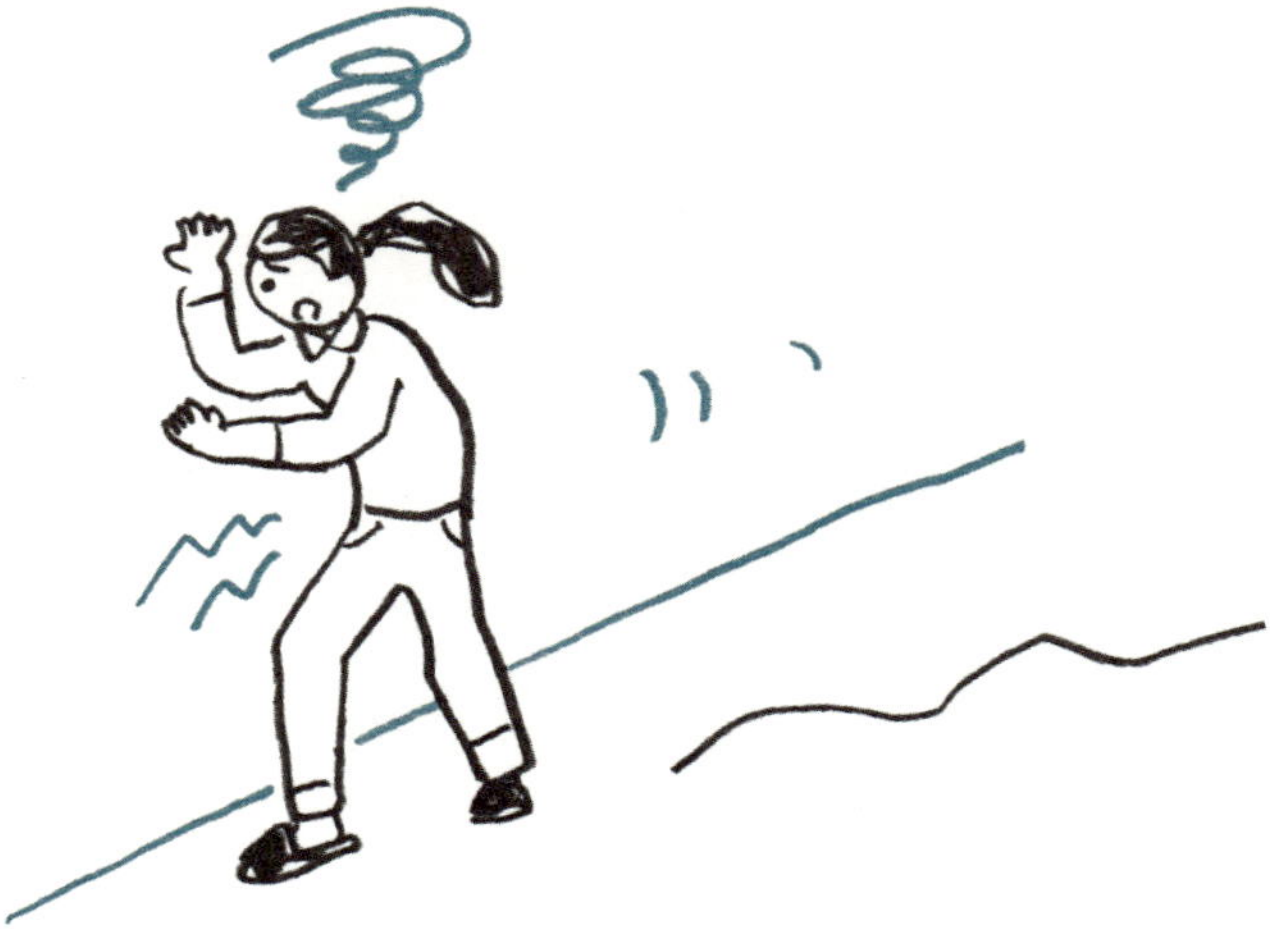

が多いです。

この場合におすすめの食材は、里いも、カラシナ、春菊、ハトムギ、小豆、黒豆、昆布、海苔などです。

ツボは風池《ふうち》、曲池《きょくち》、足三里《あしさんり》などを刺激してください。

「脱水」タイプ

血や気を循環させ、自律神経にも関わる「肝」に水分が不足している「肝陰虚《かんいんきょ》」タイプでもめまいが生じます。イライラ、手足のほてり、寝汗などの症状も同時に生じやすい状況です。

この場合には、小松菜、アスパラガス、黒ごま、鶏やウズラの卵、チーズ、帆立、牡蠣などを食べれば症状がやわらぎます。

刺激するとよいツボは太渓《たいけい》、太衝《たいしょう》、三陰交《さんいんこう》などです。

1-9 肩こり

身近な不快症状である肩こりは、症状によってさまざまなタイプに分けられます。
あなたの肩こりはどのタイプでしょうか？

「移動こり」タイプ

痛みの位置が移動し、イライラ感をともなう肩こりは、気の滞りが原因となっている「気滞」タイプに分類されます。このタイプの肩こり症状緩和におすすめの食べものは、玉ねぎ、らっきょう、エシャロット、ミカン、柚子、ライチ、赤ワインなどになります。刺激するとよいツボは、太衝《たいしょう》、期門《きもん》、膻中《だんちゅう》などです。

「刺される痛み」タイプ

刺されるような痛みがある肩こりは、血の滞りが生じている「血瘀《お》」タイプに分類されます。症状を軽減させるのに効果的な食べものは、チンゲンサイ、ナス、キクラゲ、蓮根、カリン、酢などになります。

刺激するとよいツボは、三陰交《さんいんこう》、太衝《たいしょう》、血海《けっかい》などです。

「食欲不振」タイプ

食欲不振や上腹部に膨満感をともなう肩こりは、消化機能をつかさどる「脾」にエネルギーが不足している「脾気虚」タイプです。

白米、さつまいも、タピオカ、にんじん、インゲン豆、豚肉、鯖、ハチミツなどが症状をやわらげてくれます。刺激するとよいツボは、太白《たいはく》、足三里《あしさんり》、三陰交《さんいんこう》などです。

「貧血」タイプ

血が足りていない「血虚」タイプの肩こりでは、筋肉のつりやしびれ、けいれんなどの症状が生じます。

おすすめの食べものは、ほうれん草、にんじん、豚や鶏のレバー、イカ、タコ、赤貝、葡萄、ライチなど。刺激するとよいツボは、三陰交《さんいんこう》、足三里《あしさんり》、血海《けっかい》などです。

「脱水」タイプ

手のひらや足の裏にほてりを感じ、寝汗などをともなう肩こりは、水分不足の「陰虚」タイプです。この場合のおすすめ食材は、アスパラガス、ごま、キクラゲ、牛乳、チーズ、豆乳、ヨーグルト、鶏卵、牡蠣、白ワインなど。

刺激するとよいツボは太渓《たいけい》、腎兪《じんゆ》、三陰交《さんいんこう》、太衝《たいしょう》、神門《しんもん》などになります。

1-10 腰痛

同じく多くの人が抱えている腰痛も、症状や原因によってさまざまなタイプに分けられます。

「腰ひえ」タイプ

腰やひざに冷えがあり、だるさを感じる場合には、水分代謝に関わる「腎」にエネルギーが足りず冷えている「腎陽虚《じんようきょ》」タイプです。

この場合にはクルミ、ニラ、ピーマン、羊や鹿の肉、エビ、鮭、ナマコなどがおすすめの食材になります。刺激するとよいツボは太渓《たいけい》、中極《ちゅうきょく》、関元《かんげん》、腎兪《じんゆ》などです。

「脱水」タイプ

腰やひざのだるさとともに、めまいや耳鳴りがある場合は、「腎」に熱が足りない「腎陰虚《じんいんきょ》」タイプの肩こりです。

この場合、おすすめの食べものはアスパラガス、黒ごま、豚肉、鶏やウズラの卵、ムール貝などになります。ツボは復溜《ふくりゅう》、太渓《たいけい》、腎兪《じんゆ》などを刺激すると症状をやわらげてくれます。

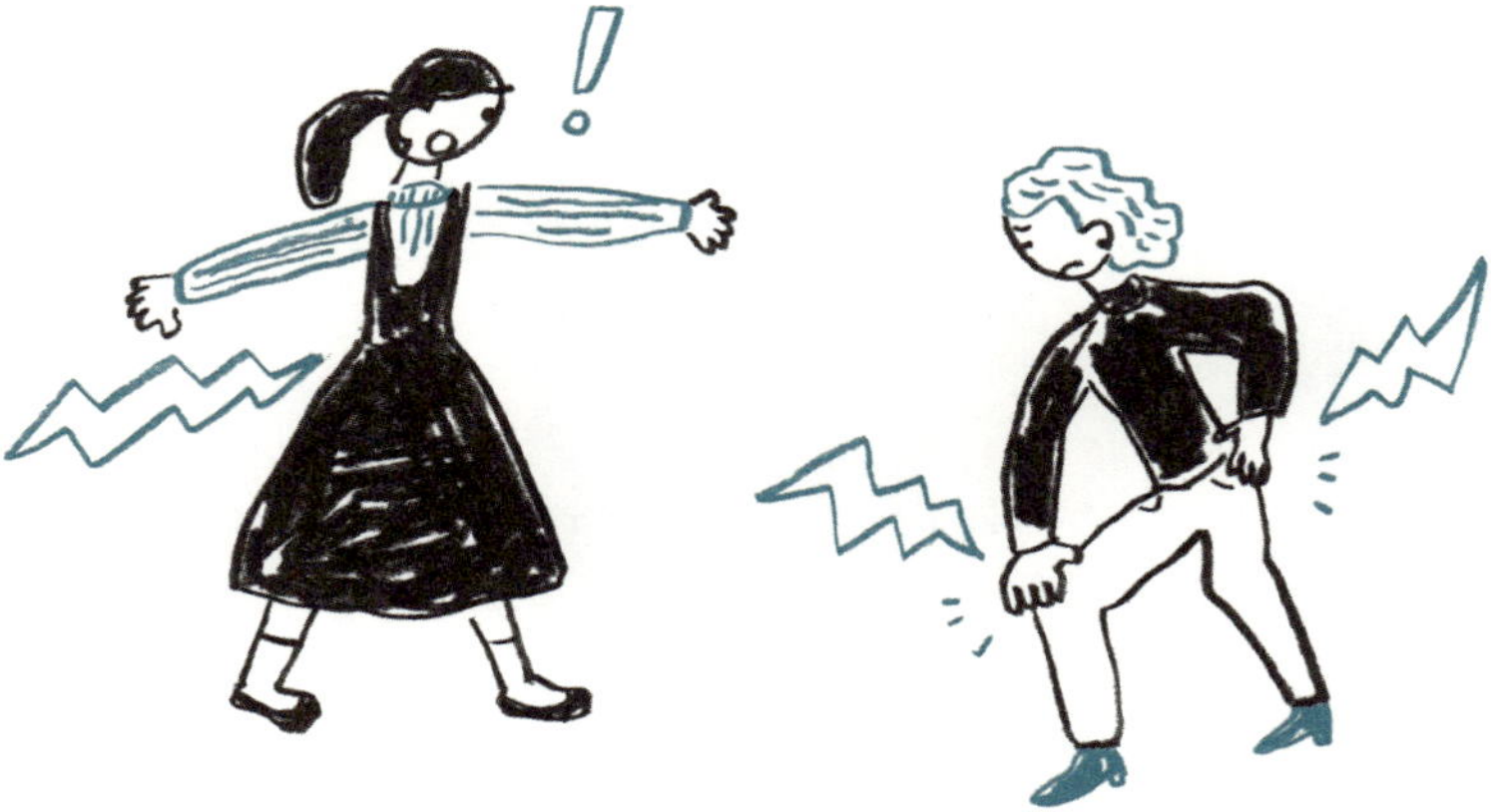

「刺される痛み」タイプ

刺されるような痛みがある腰痛は、血が滞っていることが原因の「血瘀《けつお》」タイプです。

おすすめ食材は里いも、パセリ、小松菜、黒豆、納豆、ブルーベリー、プルーン、うなぎ、酢、甘酒など。刺激するとよいツボは、三陰交《さんいんこう》、太衝《たいしょう》、血海《けっかい》などになります。

「ストレス貧血」タイプ

特に女性の月経期だけに発生する腰痛は、血が足りなくなる「血虚」とエネルギー（気）が滞る「気滞」の複合タイプです。

この場合に症状を改善してくれる食材は、にんじん、玉ねぎ、ピーマン、黒豆、豚肉、金柑《キンカン》、赤ワインなどになります。

刺激するとよいツボは、三陰交《さんいんこう》、足三里《あしさんり》、血海《けっかい》、脾兪《ひゆ》、太衝《たいしょう》、期門《きもん》、膻中《だんちゅう》などです。

1-11 関節痛

肥満、老化、激しい運動などで関節が痛むようになってきます。一度痛むようになると、そこから完全に症状をなくすのはなかなか難しいのですが、症状を緩和したり、痛みの発生を予防したりするのには食薬やツボ刺激が役立つでしょう。

「疲労貧血」タイプ

体に力が入らず、疲れやすく、筋肉のつりやけいれんを感じることで関節痛がおこることがあります。気と血がどちらも足りていない「気虚＋血虚」の複合タイプにおこりやすい関節痛です。

この場合、白米、じゃがいも、かぼちゃ、にんじん、黒豆、落花生、干し椎茸、牛や豚の肉、鶏卵、イワシ、鯖、タコ、ハチミツなどを食べると症状がやわらぐでしょう。また、ツボは足三里《あしさんり》、太白《たいはく》、太淵《たいえん》、三陰交《さんいんこう》、血海《けっかい》などを刺激するとよいでしょう。

「臭いきたない」タイプ

関節が熱感をともなって赤く腫れて痛む場合には、体内の水分（津）の滞りが熱を帯びている「湿熱」タイプが原因となっていることが多いです。

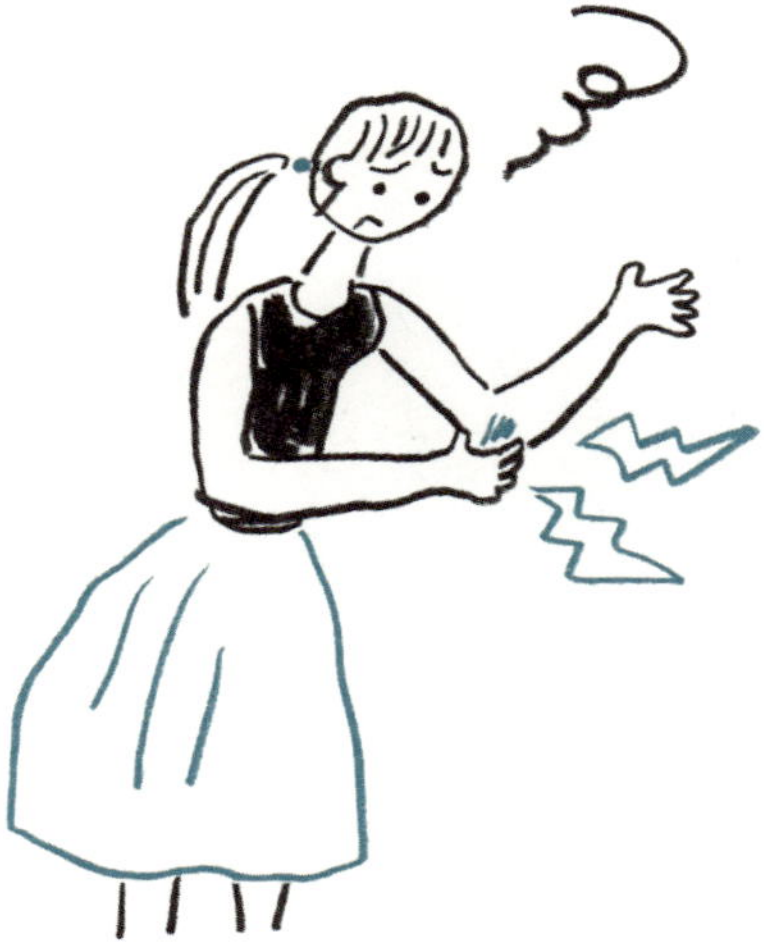

この場合には、ハトムギ、冬瓜、春菊、筍、柿、梨、クラゲ、アサリ、昆布、海苔などがおすすめ食材となります。ツボは陽陵泉《ようりょうせん》、太《たい》衝《しょう》、三陰交《さんいんこう》などを刺激しましょう。

「重だる」タイプ

関節が冷えて腫れ、痛む場合には、水分が過剰な「痰湿」タイプの体質・体調が原因になっています。

この場合のおすすめの食べものは、ナス、レタス、里いも、小豆、大豆、春菊、カラシナ、牛タン、シジミ、紅茶、タンポポの根などになります。

刺激するとよいツボは、水分《すいぶん》、陰陵泉《いんりょうせん》、足三里《あしさんり》などです。

原因に合わせた対処をすることで、自分の関節と上手につきあっていきましょう。

1-12 乾燥肌

乾燥肌は、特に女性にとっての大敵です。化粧のりが悪くなり、皮膚に白い粉がふいて痒くなることもあります。

日頃から食薬とツボへの刺激を活用して、しっかりとケアしてあげましょう。

「貧血」タイプ

顔色や爪が白く、目の乾きや不眠もある乾燥肌は、血が不足している「血虚」タイプによるものです。

このタイプの乾燥肌に悩んでいる場合には、にんじん、ほうれん草、チンゲンサイ、アーモンド、牛や豚の肉、鶏やウズラの卵、マグロ、イカ、タコ、オイスターソースなどがおすすめの食材となります。これらの食材で血を補ってあげるのです。

刺激するとよいツボは、三陰交《さんいんこう》、足三里《あしさんり》、血海《けっかい》などになります。

「脱水」タイプ

血流の分布を調整する「肝」に水分が不足している「肝陰虚」タイプと、水分代謝に関わる「腎」に水分が不足している「腎陰虚」タイプの複合状態でも、乾燥肌がよ

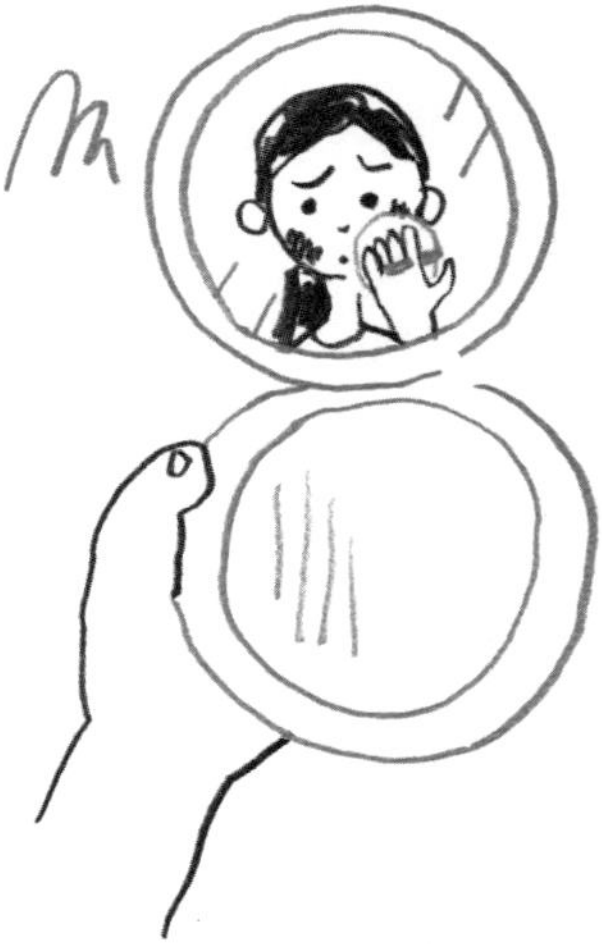

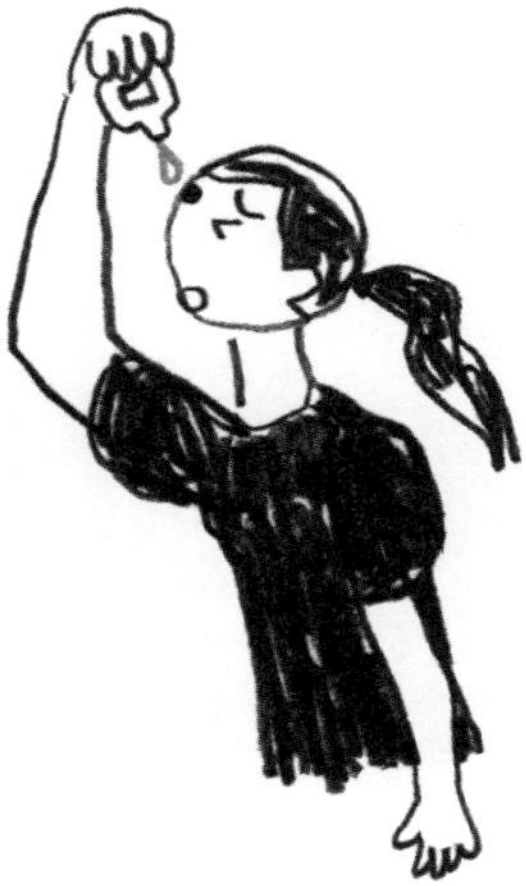

く生じます。この場合には、腰や膝に力が入らずだるい、めまい、ほてり、目や口の乾燥、耳鳴り、もの忘れ、夜眠れない、顔が赤くなりやすくなったり、手のひらや足の裏がほてる、寝汗をかくなどの症状も同時におこることが多いです。

　こうした原因で乾燥肌が生じている場合には、アスパラガス、ごま、キクラゲ、リンゴ、レモン、豚肉、鶏やウズラの卵、牛乳、チーズ、ヨーグルト、豆乳、イカ、帆立、白ワインなどを食べると、症状が改善してしっとりとした肌を復活させられるでしょう。

　ツボは湧泉《ゆうせん》、太渓《たいけい》、腎兪《じんゆ》などを刺激すると、同じく症状の改善が期待できます。

1-13 吹き出もの

ニキビやおでき、湿疹など、さまざまな形で皮膚のトラブルがおこる場合の対処法も紹介しましょう。

「口の周り」タイプ

あごや口の周りに吹き出ものが出やすい人は、鼻や喉、皮膚の機能をつかさどる「肺」や、消化吸収に影響を与える「胃」に熱がこもっている「肺熱《はいねつ》＋胃熱《いねつ》」タイプの可能性が高いです。

この場合には、体内の熱を冷ます働きのある食品を食べるようにしましょう。具体的には、きゅうり、ナス、トマト、白菜、バナナ、リンゴ、豆腐、そば、大根などです。また、熱を発生させる脂っこい食材や、味の濃い食品は控えるようにもしたいところです。刺激するとよいツボは、合谷《ごうこく》、内庭《ないてい》、尺沢《しゃくたく》などになります。

「イライラさめ肌」タイプ

肌のトラブルとともにおならやゲップが多く出て、サメ肌になるなどの症状がある場合は、気と血がともに滞っている「気滞＋血瘀《お》」タイプの可能性があります。

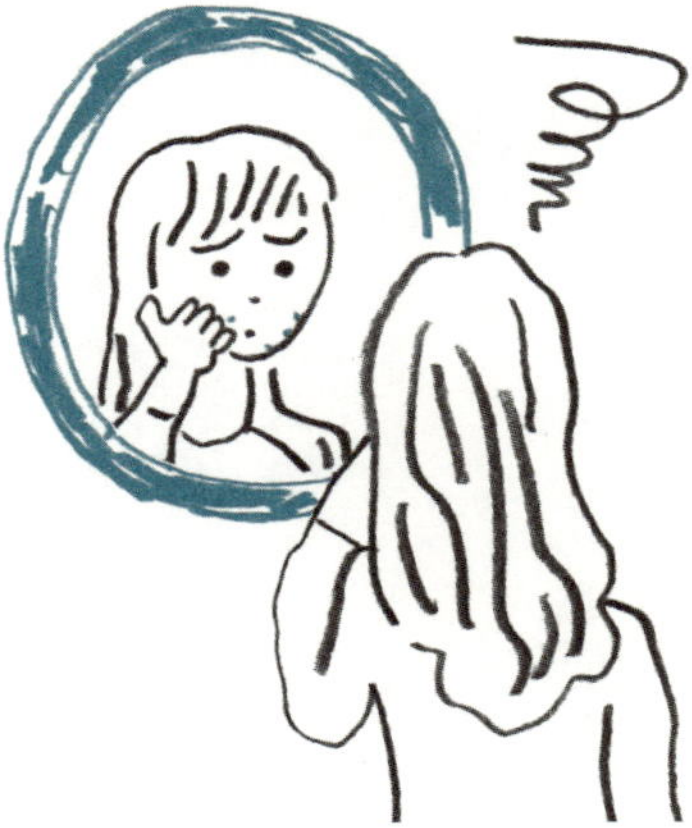

この場合には、玉ねぎ、菜の花、チンゲンサイ、黒豆、黒キクラゲ、サクランボ、ミカン、プルーンなどを日々の食事にとり入れましょう。

刺激するとよいツボは、太衝《たいしょう》、期門《きもん》、膻中《だんちゅう》、三陰交《さんいんこう》、膈兪《かくゆ》、血海《けっかい》などです。

「重だる」タイプ

津液が滞っている「痰湿《たんしつ》」タイプの場合も、肌の吹き出ものに悩まされやすくなります。あせももできやすく、ジクジクした湿疹ができたり、おりものが多くなりがちです。むくみが生じることもあります。

このタイプの場合には、春雨、ナス、レタス、高菜、ハトムギ、小豆、きゅうり、牛タン、カンピョウ、麩、紅茶などを食べるのがおすすめ。

ツボは豊隆《ほうりゅう》、合谷《ごうこく》、足三里《あしさんり》などを刺激しましょう。

1-14 便秘

悩まされている人が非常に多い便秘。これも、特に女性に多い慢性の不快症状ですね。こうした慢性症状には、中医学によるアプローチがよく効きます。ぜひ、自分の当てはまるタイプを分析し、バランスを回復させる食事をしてみてください。

「臭いきたない」タイプ

消化機能を担う「胃」や「大腸」に熱がこもり、水分を消費してしまうことが原因で便秘になることがあります。「胃熱《いねつ》＋大腸熱《だいちょうねつ》」タイプの便秘です。この場合、食欲は旺盛ですが、口や便の臭いがきつくなります。

このタイプの場合におすすめの食べものは、豆腐、こんにゃく、トマト、白菜、バナナ、リンゴ、豆腐、そば、大根、もやしなどです。刺激するとよいツボは、天枢《てんすう》、上巨虚《じょうこきょ》、内庭《ないてい》などになります。

「イライラ食欲不振」タイプ

便秘とともにイライラや食欲不振、うつっぽさなどがある場合は、全身の気の滞りや、消化機能をつかさどる「脾」のエネルギー（気）不足による「気滞＋脾気虚」タ

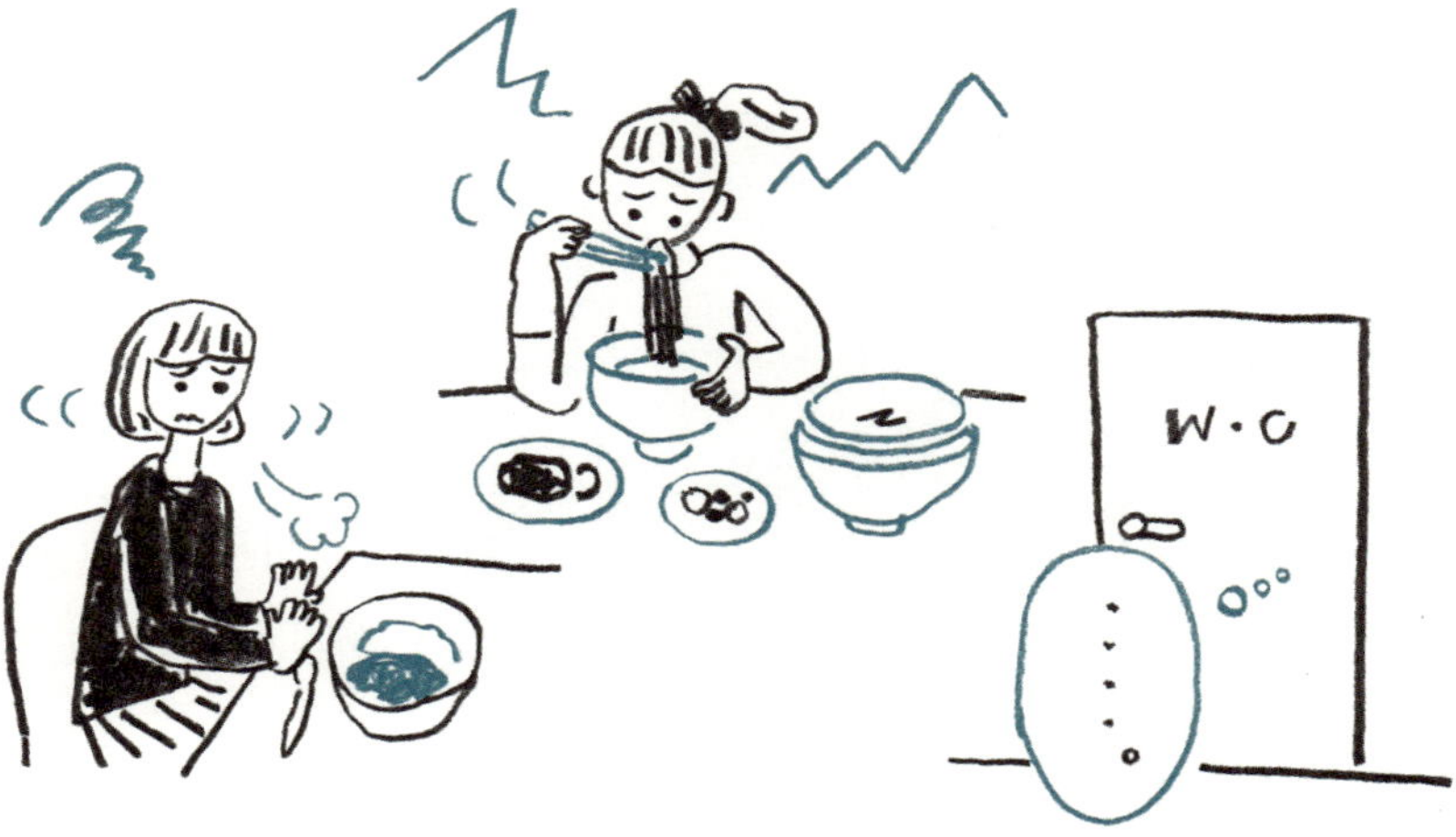

イプの便秘になっている可能性があります。

この場合は、白米、じゃがいも、さつまいも、にんじん、キャベツ、カリフラワー、玉ねぎ、ピーマン、ジャスミン茶などを食べることで、気を補充して巡らせ、症状を改善しましょう。刺激するとよいツボは、太衝《たいしょう》、期《き》門《もん》、膻中《だんちゅう》、太白《たいはく》、足三里《あしさんり》、三陰交《さんいんこう》などです。

「貧血」タイプ

血が不足しているために起こる「血虚」タイプの便秘もあります。乾燥してコロコロとした固い便になるのが特徴です。

この場合にとるべき食材は、にんじん、ほうれん草、チンゲンサイ、モロヘイヤ、ホンシメジ、落花生、牛や豚の肉、豚足、マグロ、イカ、タコ、オイスターソースなど。

刺激するとよいツボは、三陰交《さんいんこう》、足三里《あしさんり》、血海《けっかい》などが挙げられます。

1-15 下痢

便秘とは逆に、おなかの調子がいつも悪く、常に水っぽいうんちをしてしまう人もいます。こうした慢性の下痢に対する食薬的なアプローチを紹介します。

「臭いきたない」タイプ

体内の水分が滞り、熱を帯びた「湿熱《しつねつ》」タイプによって下痢を引きおこすことがよくあります。この場合には、便がねばねばしていて、においもきついことが多いです。

水分を巡らせて、正常なバランスに調整してくれる働きのあるハトムギ、きゅうり、セロリ、ズッキーニ、冬瓜、小豆、筍、トマト、豆腐、アサリ、くらげ、昆布、海苔などを食べることで、対策してみましょう。

刺激するとよいツボは、陰陵泉《いんりょうせん》、足三里《あしさんり》、三陰交《さんいんこう》、太衝《たいしょう》、合谷《ごうこく》などになります。

「イライラ食欲不振」タイプ

ストレスによっておなかをこわすタイプの下痢もあります。証で言うと、気が滞る「気滞」と、消化機能を担う「脾」に気が足りなくなる「脾気虚」の複合パターンです。

こうした状態では、白米、そば、キャベツ、玉ねぎ、らっきょう、牛や鶏の肉、ジ

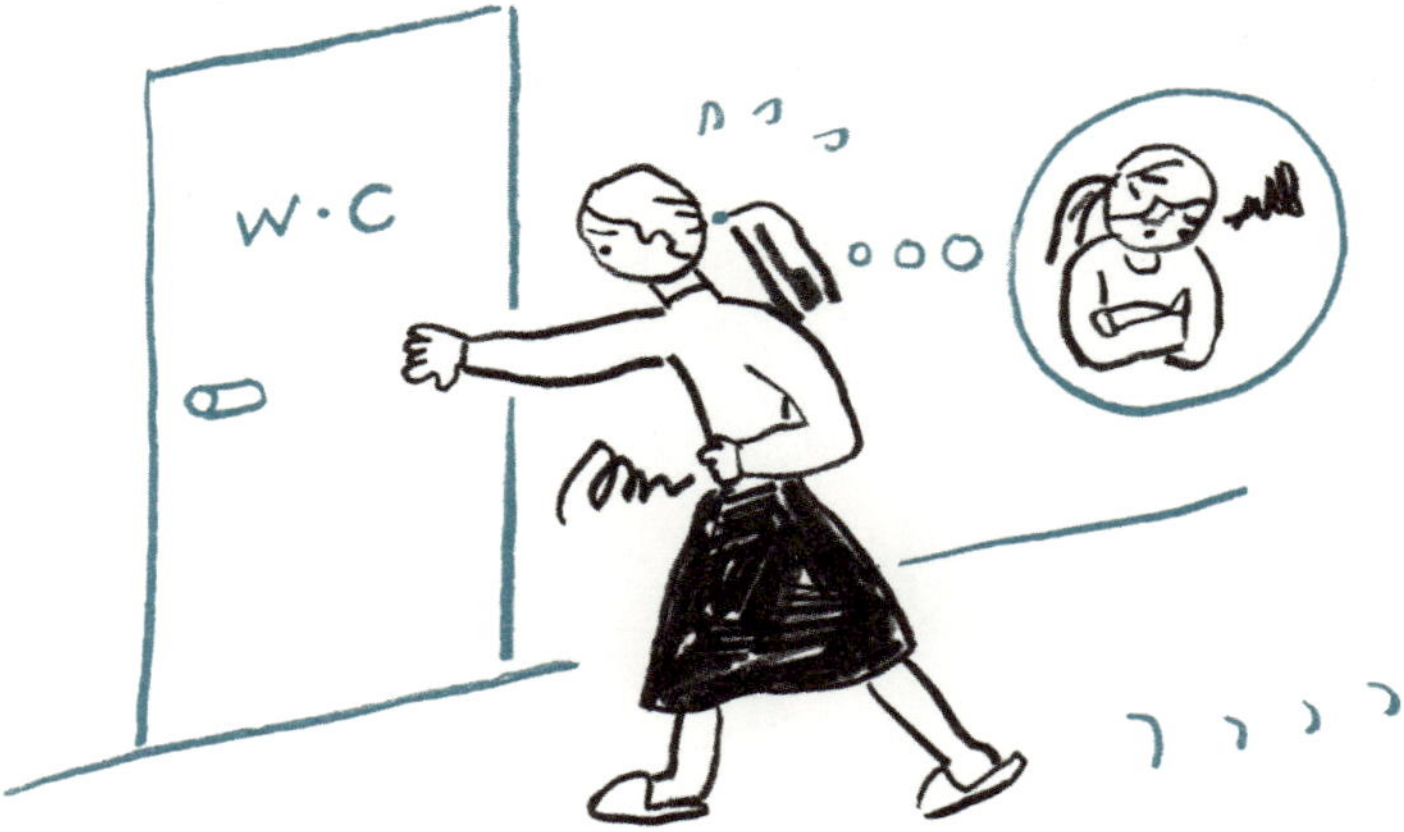

ヤスミン茶などをとると症状の改善を期待できます。

刺激するとよいツボは、太衝《たいしょう》、期門《きもん》、膻中《だんちゅう》、太白《たいはく》、足三里《あしさんり》、三陰交《さんいんこう》などです。

「おなかと腰の冷え」タイプ

おなかと腰が冷えて下痢になるタイプもあります。消化機能の「脾」と水分代謝の「腎」のどちらにも熱が足りない「脾陽虚《ひようきょ》＋腎陽《じんよう》虚《きょ》」タイプです。

このタイプの下痢に悩んでいる人は、ニラ、クルミ、羊や鹿の肉、ピーマン、唐辛子、鮭、イワナ、エビ、黒砂糖などを食べると、消化器官に熱を補給でき、症状がやわらぎます。

合わせて、中脘《ちゅうかん》、気海《きかい》、足三里《あしさんり》、太渓《たいけい》、中極《ちゅうきょく》、関元《かんげん》、腎兪《じんゆ》などのツボを刺激するようにしましょう。

1-16 疲れやすい／疲れがとれない

特に運動やハードな仕事をしたわけでもないのに、疲れが体に張りついて消えない、いつも疲れた感じがする、といった慢性疲労の症状を訴える人もいます。

こうしたしつこい疲労感の背景には、気・血・津の3要素のいずれか、あるいは複数が欠乏している状況、また水分が滞っている状態がある場合が多いです。

ここでは、そのうちの代表的なふたつの原因パターンについて対処法を紹介しておきます。

「おなかが冷えてむくみ」タイプ

消化機能や体液の循環機能を担っている「脾」に温めるエネルギーが足りず、それによって体内の水分が滞っている状態を、食薬では「脾陽虚＋湿《しつ》」タイプと呼んでいます。この場合、疲れやすく食欲がなくなり、冷えるとおなかをこわすなどの症状があらわれます。むくみが出ることもあります。

消化機能をつかさどる臓腑に熱を与えればいいわけなので、ピーマン、ししとう、唐辛子、羊肉、鮭、アジ、黒砂糖、フェンネル（小茴香《しょううきょう》）などの体に気を増やして温める働きのある食物を摂取し、症状の改善をはかりましょう。

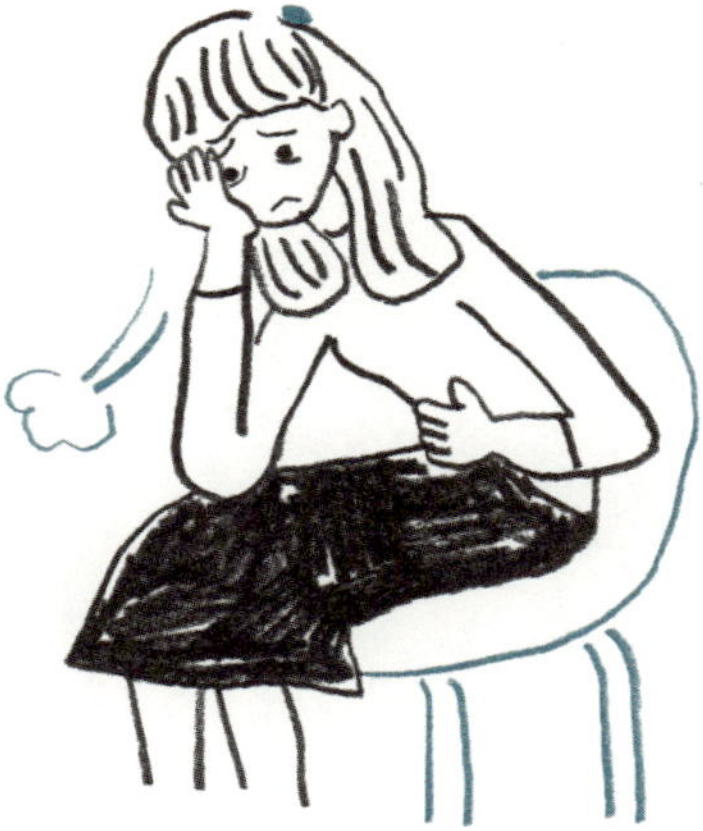

関元《かんげん》、三陰交《さんいんこう》、豊隆《ほうりゅう》などのツボ刺激も効果的です。

「食欲不振貧血」タイプ

エネルギー（気）と血が全般的に足りていない「気虚」と「血虚」の複合タイプには、慢性疲労がつきものです。体に力が入りづらい感じがし、筋肉のつりやけいれんを感じることもあります。

滋養をつける白米、長いも、かぼちゃ、さつまいも、牛や鶏の肉、豚足、鯖、イカ、ハチミツなどをたくさん食べましょう。

刺激するとよいツボは、足三里《あしさんり》、太白《たいはく》、太淵《たいえん》、三陰交《さんいんこう》、血海《けっかい》などになります。

1-17 食欲不振

なんとなくものを食べる気がおきない「食欲不振」という症状もあります。ダイエットにいいと喜ぶ人もいるかもしれませんが、人はしっかり食事をしないと健康に生きていけません。バランスが崩れた状態ですから、放置すると思わぬ大病を引き寄せるようなこともありえます。原因タイプごとに対応していきましょう。

「ストレス」タイプ

ストレスで気が滞り、「脾」の働きを悪くしてエネルギー（気）不足になっていることがあります。「気滞」と「脾気虚」の複合タイプです。食欲の不振とともに、気持ちが落ち込み、全身の疲労感を感じるのが特徴です。

エンドウ豆や白米、そば、玉ねぎ、らっきょう、じゃがいも、椎茸、牛肉、カツオ、ミカン、ジャスミン茶などを食べて、体内の気のバランスを整えてあげましょう。刺激するとよいツボは、太衝《たいしょう》、期門《きもん》、膻中《だんちゅう》、太白《たいはく》、足三里《あしさんり》、三陰交《さんいんこう》などです。

「臭いきたない」タイプ

水分が滞って熱を持ってしまう「湿熱」タイプでも、食欲不振が生じることがあり

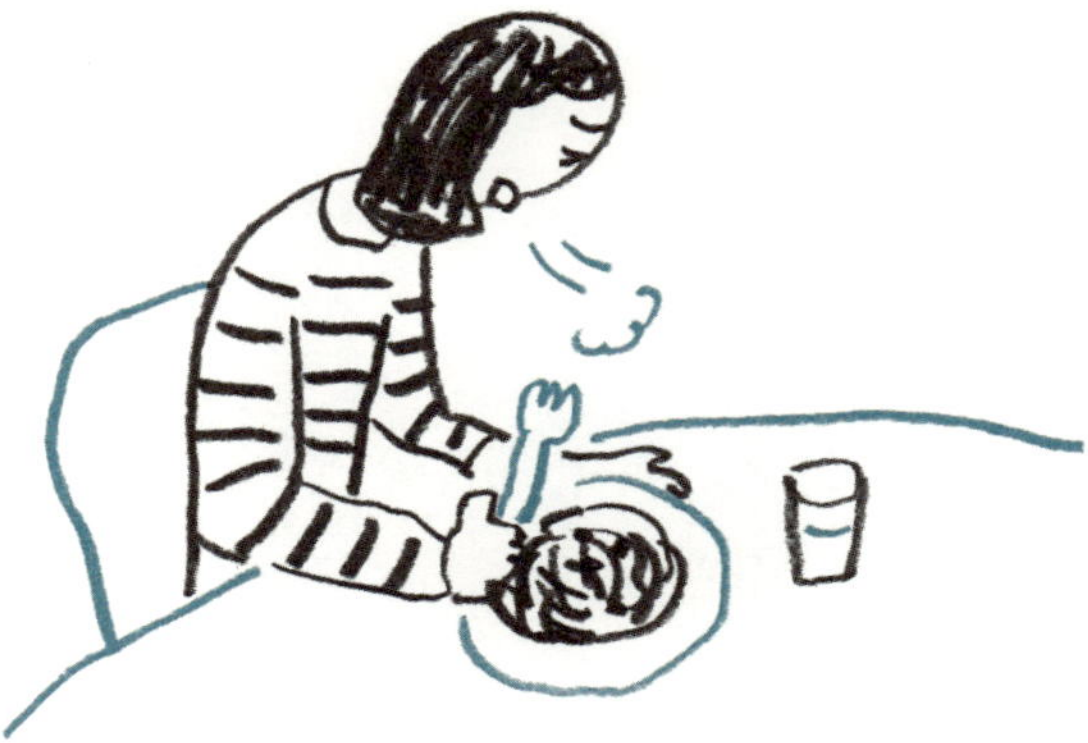

ます。同時に生じやすい症状としては、口臭、おなら、大便のにおいがきつくなる、吐き気などがあります。

このタイプの場合、そば、白菜、大根、きゅうり、もやし、豆腐、こんにゃく、とうもろこし、大根などを食べると食欲が回復します。

刺激するとよいツボは、中脘《ちゅうかん》、天枢《てんすう》、気海《きかい》などです。

「おなかと腰の冷え」タイプ

消化機能の「脾」と水分代謝の「腎」のどちらにも熱が足りない「脾陽虚＋腎陽虚」タイプでも、食欲不振がおこります。冷えることでおなかをこわし、食欲がなくなります。

ニラ、クルミ、羊や鹿の肉、ピーマン、唐辛子、鮭、イワナ、エビ、黒砂糖などを食べて熱を補充しましょう。刺激するとよいツボは、腎《じん》兪《ゆ》、太渓《たいけい》、足三里《あしさんり》などになります。

1-18 二日酔い

お酒を飲みすぎて、翌日の朝に二日酔いに悩まされているようなときにも、対応できる食薬があります。その人の状態や症状によって、主に次のふたつの対処法が考えられると思います。

「水じゃぼじゃぼ」タイプ

胃に水がたまって気持ちが悪く、水を吐く、頭が重く、締めつけるように痛む、だるいなどの症状が出ている場合は、体内の水分（津液）が過剰になっている「飲」タイプの二日酔いです。

そば、白菜、大根、きゅうり、もやし、豆腐、こんにゃく、とうもろこし、大根などを食べるか、食薬茶にして飲用するなどして、過剰な水分を巡らせ、バランスを回復するようにしましょう。

中脘《ちゅうかん》、内関《ないかん》、足三里《あしさんり》などのツボを押して刺激することでも、つらい症状の緩和に役立ちます。

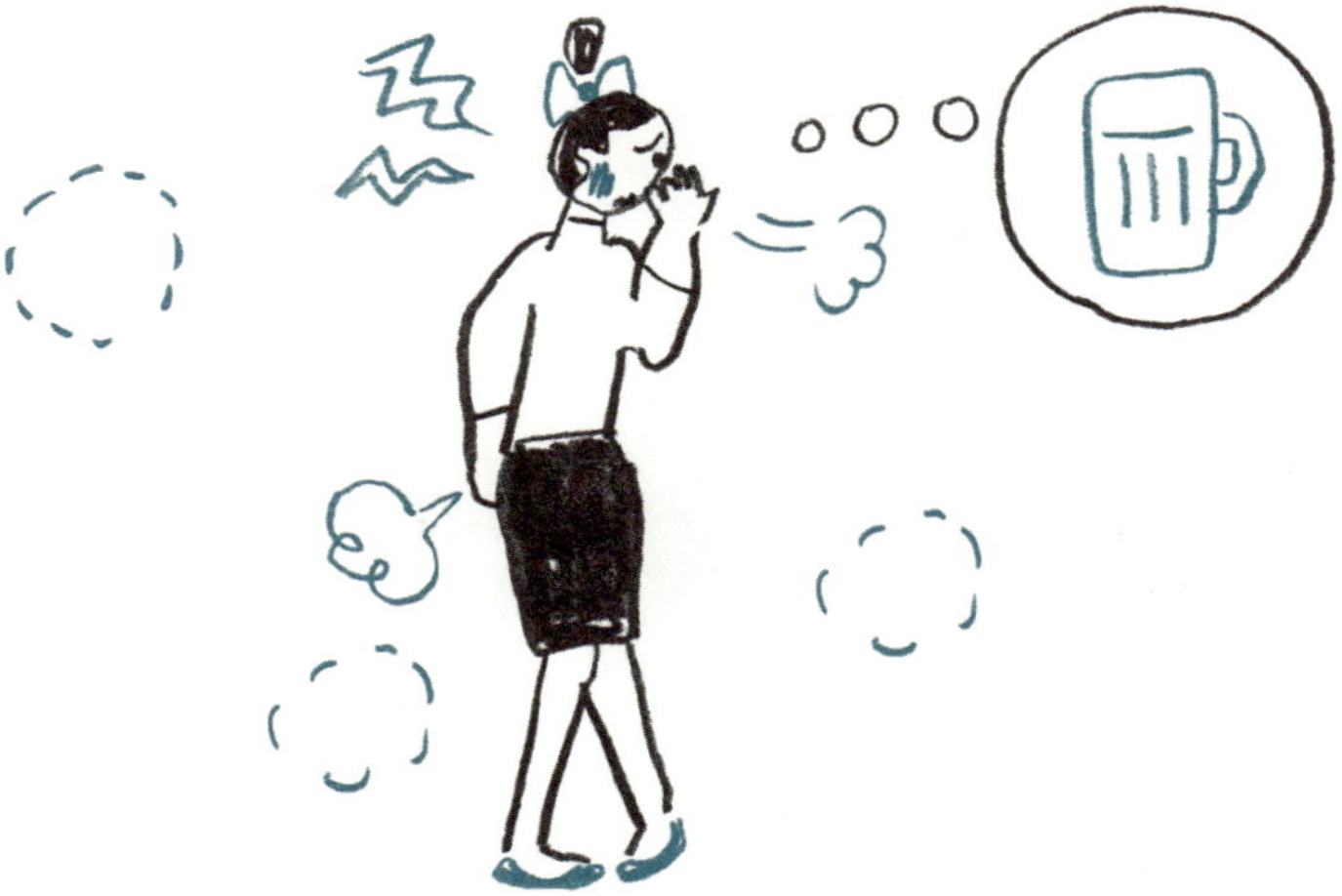

「臭いきたない」タイプ

ゲップやおなら、うんちのにおいがきつく、気持ちの悪さとともに頭もずきずきと痛む場合には、過剰な水分がさらに熱を帯びている「湿熱」タイプの二日酔いになっている可能性があります。

この場合には、冬瓜《とうがん》やかんぴょう、緑茶、金針菜《きんしんさい》、豆腐、そば、白菜、大根、きゅうりなどをとると、体内のバランスを回復して症状の緩和がはかれます。

中脘《ちゅうかん》、天枢《てんすう》、気海《きかい》などのツボを刺激することでも、ある程度は気分をすっきりさせられるでしょう。

1-19 むくみ

特に女性に多い不快症状「むくみ」を解消する方法もあります。

「おなかの冷え」タイプ

むくみに加えて、ヘソの上が冷たく、疲れやすい、食欲がないなどの症状がある場合は、消化機能や体液の循環機能を担う「脾」にエネルギーが足らず冷えている「脾陽虚」タイプの体調や体質が、むくみの原因となっていることが多いです。

このタイプに当てはまる場合には、もち米、バジル、ローズマリー、インゲン豆、牛の胃、マグロ、鮭、エビ、みりんなどをとるようにして、脾に熱を補ってバランスをとるようにすれば、むくみの解消につなげられるでしょう。

関元《かんげん》・腎兪《じんゆ》・陰陵泉《いんりょうせん》などのツボを刺激しても、同様の効果を期待できます。

「腰のひえ」タイプ

むくみに加えて、夜間多尿や不妊の傾向があり、冷えるとむくみがひどくなる場合には、「脾」ではなく、水分代謝を担う「腎」に熱が足りていない「腎陽虚」タイプである場合もあります。

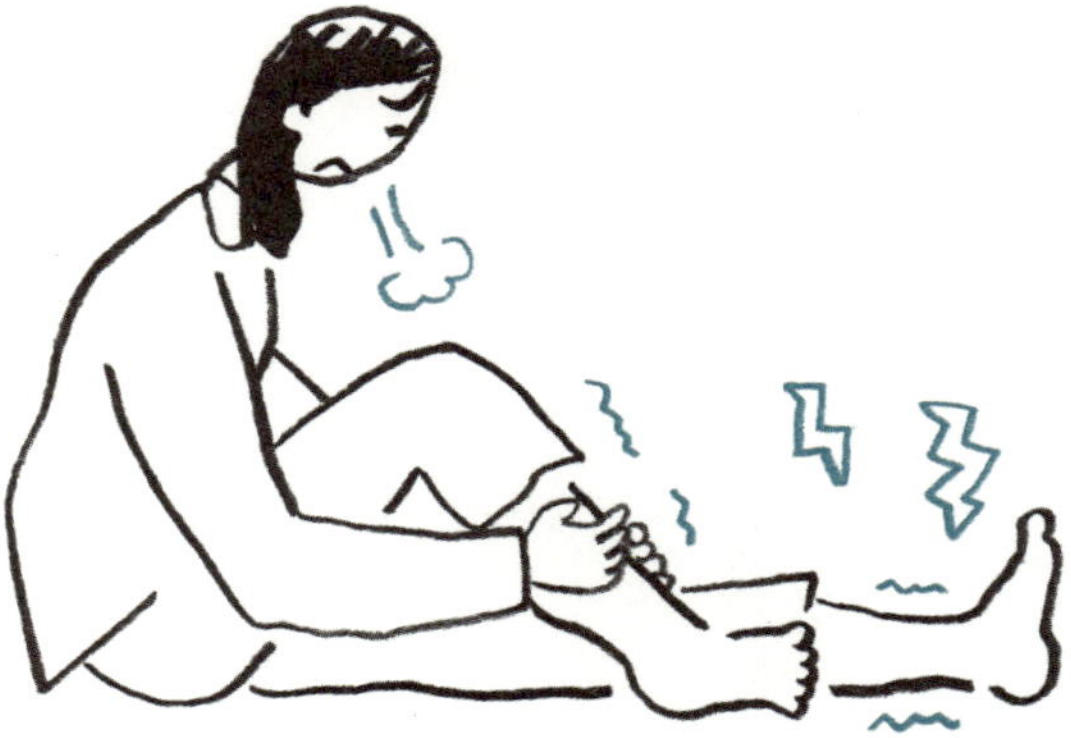

こちらの場合には、クルミ、ニラ、ピーマン、羊や鹿の肉、エビ、鮭、ナマコなどを積極的にとるようにしましょう。

刺激するとよいツボは、腎兪《じんゆ》・関元《かんげん》・復溜《ふくりゅう》などになります。

「ストレス」タイプ

熱の不足ではなく、エネルギー（気）の過剰である「気滞」によってむくみが生じる場合もあります。この場合のむくみは、ストレスがかかるとひどくなるのが特徴です。

気滞タイプの場合には、玉ねぎ、らっきょう、エシャロット、ミカン、柚子、ライチ、赤ワインなどを積極的に食べるようにしましょう。

合わせて刺激するとよいツボは、膀胱兪《ぼうこうゆ》・列欠《れっけつ》・中極《ちゅうきょく》などになります。

1-20 髪トラブル

心身のバランスの変化は、髪や爪、肌などに顕著にあらわれます。ここでは、特に髪のトラブルについて、いくつか対処法を紹介しておきます。

「脱水」タイプ

手足のほてりや寝汗をともないながら、髪がかさついてしまうことがあります。この場合の髪のかさつきは、全身の水分の不足からきています。つまり、津液が不足している「陰虚」タイプの状態です。

このタイプに当てはまるときには、ズッキーニ、小松菜、山いも、梅、エリンギ、帆立、卵、大根などを積極的に食べて、体に水分（津）を補ってあげましょう。太渓《たいけい》、腎兪《じんゆ》、三陰交《さんいんこう》、太衝《たいしょう》、神門《しんもん》などのツボを刺激することでも、同様の効果を期待できます。

「貧血」タイプ

同じ髪のかさつきでも、めまいや動悸をともなうときには、水分ではなく血の不足からきているケースがあります。

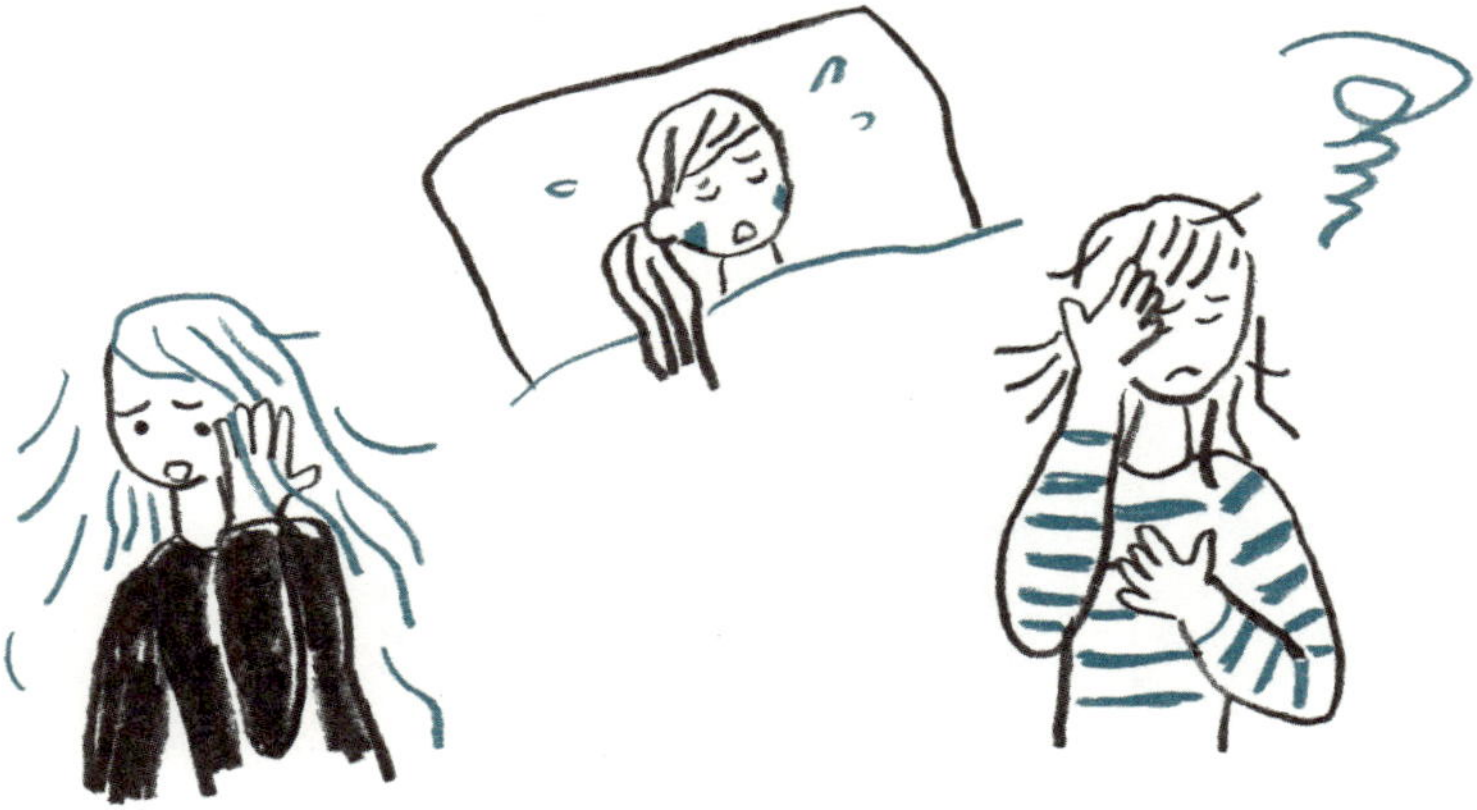

この場合におすすめの食べものは、ほうれん草、蓮根、椎茸、肉類、チーズ、しめじ、ひじき、黒ごまなど、造血作用のあるものになります。

刺激するとよいツボは、三陰交《さんいんこう》、足三里《あしさんり》、血海《けっかい》などです。

「ストレス」タイプ

エネルギー（気）が滞った「気滞」タイプの場合、イライラしやすいためにメンタル面にストレスを感じ、そのために円形脱毛症のように抜け毛が生じることがあります。

こうした症状に対しては、エンドウ豆、春菊、玉ねぎ、生の大根、らっきょう、ミカン、柚子、ジャスミン茶、赤ワインなどをとり、全身の気を巡らせてあげましょう。

ツボは太衝《たいしょう》、期門《きもん》、膻中《だんちゅう》などを刺激してください。

1-21 生理痛

女性にとっては閉経までほぼ毎月のおつきあいとなる生理痛。健康なら苦しくないはずの生理も、痛みが強い場合には、ベッドから起き上がれないこともあります。原因タイプごとに食薬やツボ押しで対処し、うまくつきあっていきたいものです。

「イライラ」タイプ

おなかがはるように痛み、心理的にイライラする生理痛は、気が滞った「気滞」タイプの可能性が高いです。玉ねぎ、らっきょう、ミカン、柚子、ジャスミン茶、赤ワインなどをとるとともに、太衝《たいしょう》、期門《きもん》、膻中《だんちゅう》などのツボを刺激しましょう。

「血のかたまり」タイプ

下腹部が刺されるように痛く、血の塊が出る生理痛は、血が滞った「血瘀《お》」タイプでしょう。症状の緩和には、里いも、ししとう、パセリ、納豆、鮭、ナス、ししゃも、アサリなどの摂取が効果的。刺激するとよいツボは、三陰交《さんいんこう》、太衝《たいしょう》、血海《けっかい》などです。

「むくみ」タイプ

ふだんからおりものが多く、重く締めつけるように子宮や下腹部が痛み、雨のとき一層つらくなる場合は「痰湿」タイプ。水分（津）の滞りが原因です。おすすめの食べものは、ナス、高菜、ハトムギ、小豆、きゅうり、麩、春雨、カンピョウ、牛タン、シジミ、海苔、紅茶など。刺激するとよいツボは陰陵泉《いんりょうせん》、足三里《あしさんり》、三陰交《さんいんこう》などです。

「冷えて元気がない」タイプ

体が冷えていて、それによって痛む（逆に温めるとラクになりやすい）生理痛は、体を温める力が足りない「陽虚」タイプです。さつまいも、春菊、ミョウガ、ニラ、にんにく、ししとう、羊や鶏の肉、マグロ、酒粕などを食べるとともに、腎兪《じんゆ》、関元《かんげん》、太渓《たいけい》、足三里《あしさんり》などを暖めるなどして全身を温めてあげましょう。

「元気の出ない貧血」タイプ

空虚感のある痛みがあり、経血の量が少なく、生理と生理の間隔が通常より長い場合には、エネルギー不足と血不足の複合型である「気虚＋血虚」タイプの可能性があります。白米、ニンジン、ほうれん草、長いも、かぼちゃ、椎茸、牛肉、豚足、イカ、タコ、ハチミツなどを積極的に摂取し、気血を同時に補うようにしましょう。

刺激するとよいツボは、足三里《あしさんり》、太白《たいはく》、太淵《たいえん》、三陰交《さんいんこう》、血海《けっかい》などになります。

1-22 更年期障害

女性は年齢を重ねるごとに、卵巣機能が低下して女性ホルモン（エストロゲン）をコントロールすると考えられる「腎」の働きが滞り、ホルモンバランスが崩れてきます。その結果、個人差はありますが閉経前後10年間くらいの時期（約45〜55歳）に、心身にさまざまな形で不調があらわれることがあります。これを「更年期障害」と言います。

「脱水」タイプ

腰やひざのだるさとともに、めまいや耳鳴りが出る場合は、「腎」に水分（津）が不足している「腎陰虚」タイプの更年期障害の可能性があります。白きくらげ、鶏卵、豚肉、牡蠣、ムール貝、帆立などを食べて体に水分を補い、復溜《ふくりゅう》、太渓《たいけい》、腎兪《じんゆ》などのツボも合わせて刺激して、症状の軽減をはかってください。

「腰ひえ」タイプ

腰やひざに冷えがあってだるさを感じる場合には、「腎」に熱が足りていない「腎陽虚」タイプの可能性が高いでしょう。クルミ、羊肉、イワナ、エビ、ナマコなどをとって体を温めるとともに、太渓《たいけい》、中極《ちゅうきょく》、関元《かんげん》、腎兪《じんゆ》などのツボを刺激するようにしてください。

「元気が出ない貧血」タイプ

体に力が入らず、疲れやすさや筋肉のつり・けいれんを感じるなら、気不足の「気虚」と血不足の「血虚」の複合タイプによる更年期障害でしょう。症状軽減に効果的な食材は、白米、にんじん、ほうれん草、長いも、かぼちゃ、椎茸、牛肉、豚足、イカ、タコ、ハチミツなど。足三里《あしさんり》、太白《たいはく》、太淵《たいえん》、三陰交《さんいんこう》、血海《けっかい》などを刺激しましょう。

「イライラ」タイプ

主な症状が、イライラ、おならやゲップがたくさん出るというものなら、気の滞りによる「気滞」タイプの可能性が高いです。玉ねぎ、らっきょう、ミカン、柚子、ジャスミン茶、赤ワインなどを摂って、気を巡らせてあげましょう。この場合に刺激するとよいツボは、太衝《たいしょう》、期門《きもん》、膻中《だんちゅう》などです。

「冷えのぼせ」タイプ

頭がのぼせ足が冷たい。肌のくすみ・シミがひどいような場合は、血の滞りによる「血瘀《お》」タイプの可能性が高いです。パセリ、小松菜、黒豆、納豆、ブルーベリー、プルーン、うなぎ、酢、甘酒などを食べ、三陰交《さんいんこう》、太衝《たいしょう》、血海《けっかい》を刺激してください。

1-23 尿もれ

自律神経のバランスが崩れると、膀胱の拡張と収縮がうまく機能しなくなり、尿が溜まらないうちに尿意を感じるようになってしまいます。特に年をとってくると、間に合わず漏れてしまうケースも……。上手に対処して症状の軽減をはかりましょう。

「臭いきたない」タイプ

排尿時に熱感をともなう場合は、熱と水分が過剰な「湿熱」タイプから尿もれが生じている可能性が高いです。そば、冬瓜《とうがん》、金針菜《きんしんさい》、白菜、大根、きゅうり、豆腐、かんぴょう、緑茶などを食べて、過剰な熱と水分を巡らせて症状改善をはかりましょう。

この場合に刺激するとよいツボは、中極《ちゅうきょく》、陰陵泉《いんりょうせん》、三陰交《さんいんこう》などです。

「怒りばくはつ」タイプ

手足のほてりや、寝汗をともなう尿もれは、水分の代謝機能を担う「腎」に水分が不足している「腎陰虚」タイプから生じるとされています。

トマト、金針菜、とうもろこし、ジュンサイ、シジミ、フグ、カニなどを食べるとともに、復溜《ふくりゅう》、太渓《たいけい》、腎兪《じんゆ》などのツボを刺激して、尿もれ解消を狙ってください。

「腰のひえ」タイプ

体が冷えると尿もれがひどくなる場合、その尿もれは「腎」の熱不足からきている可能性が高いです。

クルミ、羊肉、イワナ、エビ、ナマコなどを摂取し、合わせて太渓《たいけい》、中極《ちゅうきょく》、関元《かんげん》、腎兪《じんゆ》などのツボを刺激して、腎を温めるようにしてください。

「へとへと」タイプ

疲れると尿もれがひどくなる場合は、気不足、つまりエネルギー不足の「気虚」タイプによる尿もれです。長いも、キャベツ、カリフラワー、うなぎ、カツオ、タラなどを積極的に食べるとともに、足三里《あしさんり》、太白《たいはく》、太淵《たいえん》などのツボを刺激するようにしてください。症状の改善につながります。

「ストレス」タイプ

ストレスがかかるとひどくなる尿もれは、逆に気が不足した状態「気滞」タイプによるものです。この場合には、症状改善に効果的な食べものは玉ねぎ、らっきょう、みかん、柚子、ジャスミン茶、赤ワインなどになります。

刺激するとよいツボは、太衝《たいしょう》、期門《きもん》、膻中《だんちゅう》などです。

2

季節別おすすめレシピと押すべきツボ

環境の変化によって生じる不調に敏感になろう

季節の変わり目に、体調が崩れやすくなることはありませんか？

——それは、決して気のせいではありません。

季節の移り変わりという外部環境の変化「外因」によって、体調も変化することがあるからです。

また「六気」あるいは「六淫の邪」のところでも解説しましたが（46ページ参照）、季節ごとに人体に発生しやすい病気や症状というものも存在しています。

日頃から、自分の心と体が発している信号に敏感になり、こうした自然環境の変化によって生じる体調の変化を把握するようにしましょう。

かすかな不調の前兆を捉えることができるようになれば、早い段階で不調に対処できるようになります。大病を未然に防ぐことができるのです。

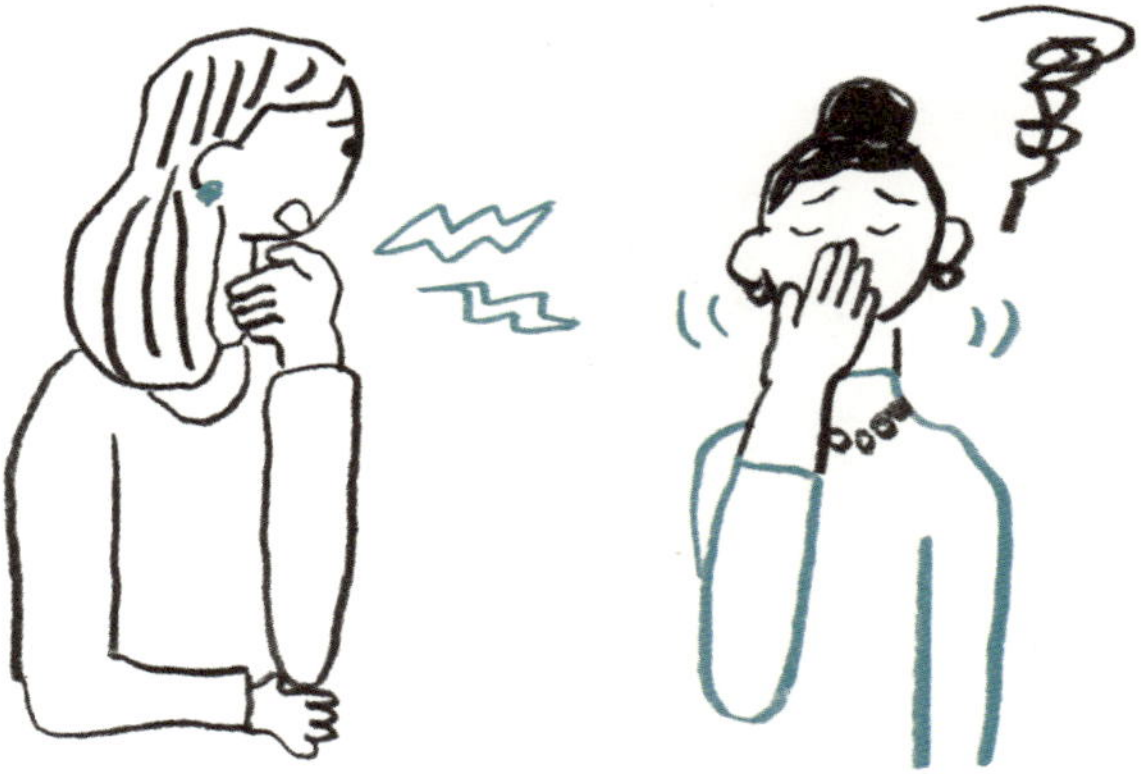

「なんだかのどがイガイガするな」「鼻がムズムズするな」といった体調の変化は、セルフチェックが必要。

また、変化した体調に合わせて、とったほうがよい食材や刺激すべきツボも変わっていくので、より現在の自分に適した生活も送れるようになります。

生理は痛い、朝はムカムカするなどという状態になれて、異常を異常として認識することができなくなっている人は、あらためて自分の体の変化に目を向けてみてください。

季節が変わるとともに、「なんだかのどがイガイガするな」とか「鼻がムズムズするな」といった体調の変化を感じたときには、そのつど体質のセルフチェック（32ページ参照）をおこなうとともに、その季節になりやすい病気などを把握するようにしてください。

196ページ以降に、各季節ごとのおすすめレシピとツボを紹介していますので、こちらも、ぜひ参考にしてみてください。

2-1 春

なりやすい証 ⬇ 「肝《かん》気《き》鬱《うっ》結《けつ》」

春は、自然界の生き物が伸びやかに活動をはじめる季節です。体内でも、さまざまな機能を伸びやかにさせる五臓の「肝」が活発に働きますが、活発に働くがゆえに、かえって「肝」に不調が生じやすい季節でもあります。

たとえば「肝」の気が滞ると、うつっぽくなって気分がふさいだり、月経不順や、月経前に胸が張ったりする症状が見られます。「肝」は、五臓六腑の中でも精神的なストレスの悪影響を受けやすいため、強いストレスを継続的に受け続けると、気や血をうまく巡らすことができなくなってしまい、「気滞《きたい》」や「血瘀」が起こりやすくなります。この状態を「肝気鬱結」と言い、春に出現しやすい証（タイプ）です。

肝気鬱結の具体的な症状としては、イライラ感や気分の落ち込み、過度な緊張、ヒステリー、喉のつまり感、胸苦しさ、腹部の張り感などがあります。女性の場合は、生理不順や生理痛といった症状もあらわれやすくなります。

この状態が長引くと、気の滞りが熱を帯びて強い怒り（「肝火」）が生じやすいので、ここに紹介した食材やレシピ、ツボ刺激などで予防・解消するようにしてください。

● 主な症状

精情緒の変化、憂慮《ゆうりょ》する、抑うつ、よく溜め息をつく、怒りっぽくなる、気分がふさぐ、胸や下腹部の脇が張って苦しい、月経不順、月経痛、生理の前に乳房が張って苦しい、梅核気《ばいかくき》（咽頭部の閉塞感）

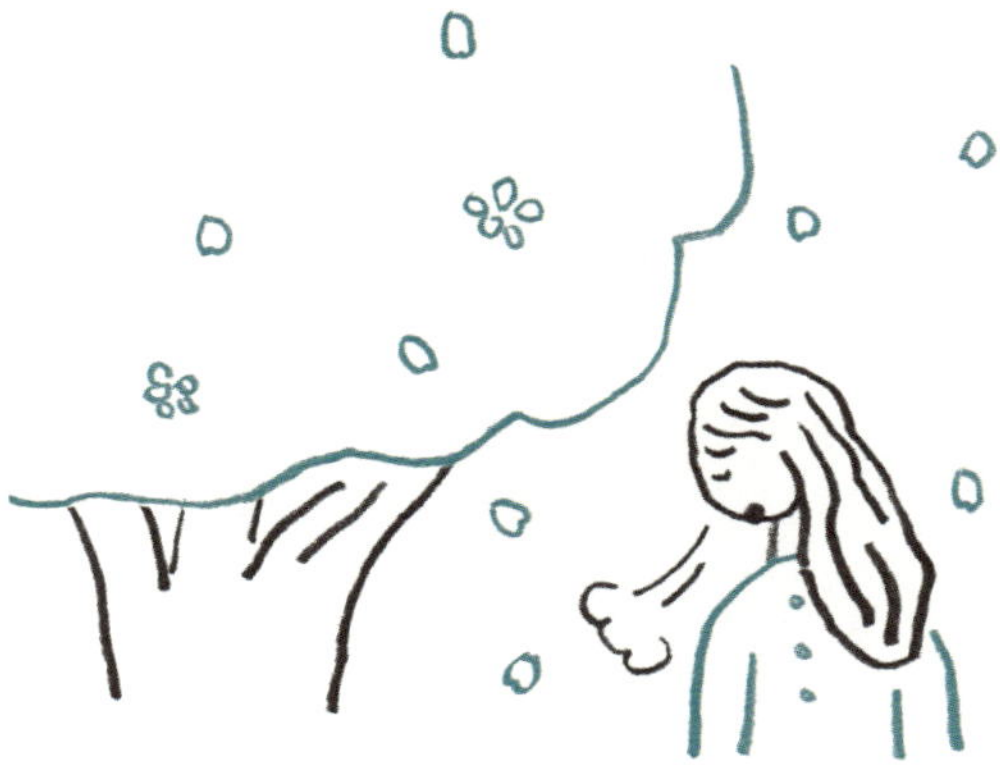

● 治す食べもの

生姜、ねぎ、しそ、白菜、セリ、セロリ、きゅうり、ハッカ、豆腐、ミカンなど

【温かいレシピ例】

マグロでピーマンの肉詰め風に

おかずレシピ
Ⓐ

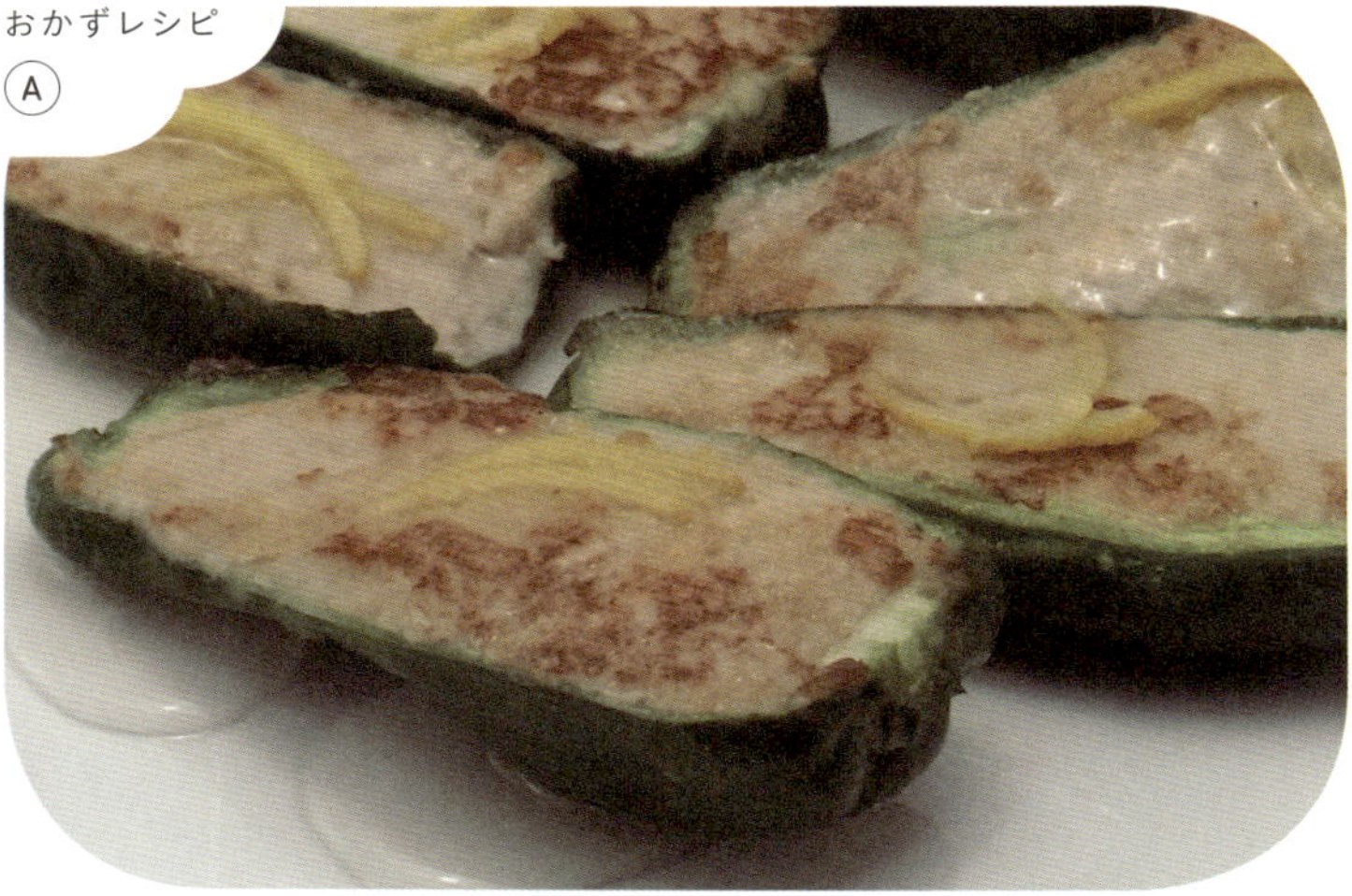

マグロのピーマン肉詰め

材料（4人分）

ピーマン…5個
長ねぎ…1/5本
マグロ…160g
玉ねぎ…1/4個
ごま油…大さじ1
柚子の皮…少々
片栗粉…大さじ1

A〈調味料〉
- 砂糖…小さじ1
- 中華だし…小さじ1
- オイスターソース…小さじ1
- 酒…小さじ1
- わさび…少々
- 生姜…少々

B〈あんかけ〉
- 酢…小さじ1
- 砂糖…小さじ1
- みりん…大さじ1
- 白だし…大さじ1
- だし汁…150cc
- 片栗粉…大さじ1

つくり方

① マグロを1cm角に切り、**A**〈調味料〉と混ぜ合わせ下味をつけておく。
② 玉ねぎ、長ねぎをみじん切りし、マグロと片栗粉を加えて混ぜ合わせる。
③ ピーマンを縦半分に切り、ピーマンの大きさに合わせ②のタネを詰め、ごま油をひいたフライパンに並べて中〜弱火で5分くらい焼き、焼き目をつけたら皿にとり出す。
④ **B**〈あんかけ〉を鍋に入れ火をかけ、とろみがついたら③にかけて完成。

（撮影：牛原琴愛、レシピ：食薬ライセンス提供）

ネバネバ効果で体にやさしい
【温かいレシピ例】

おかずレシピ
B

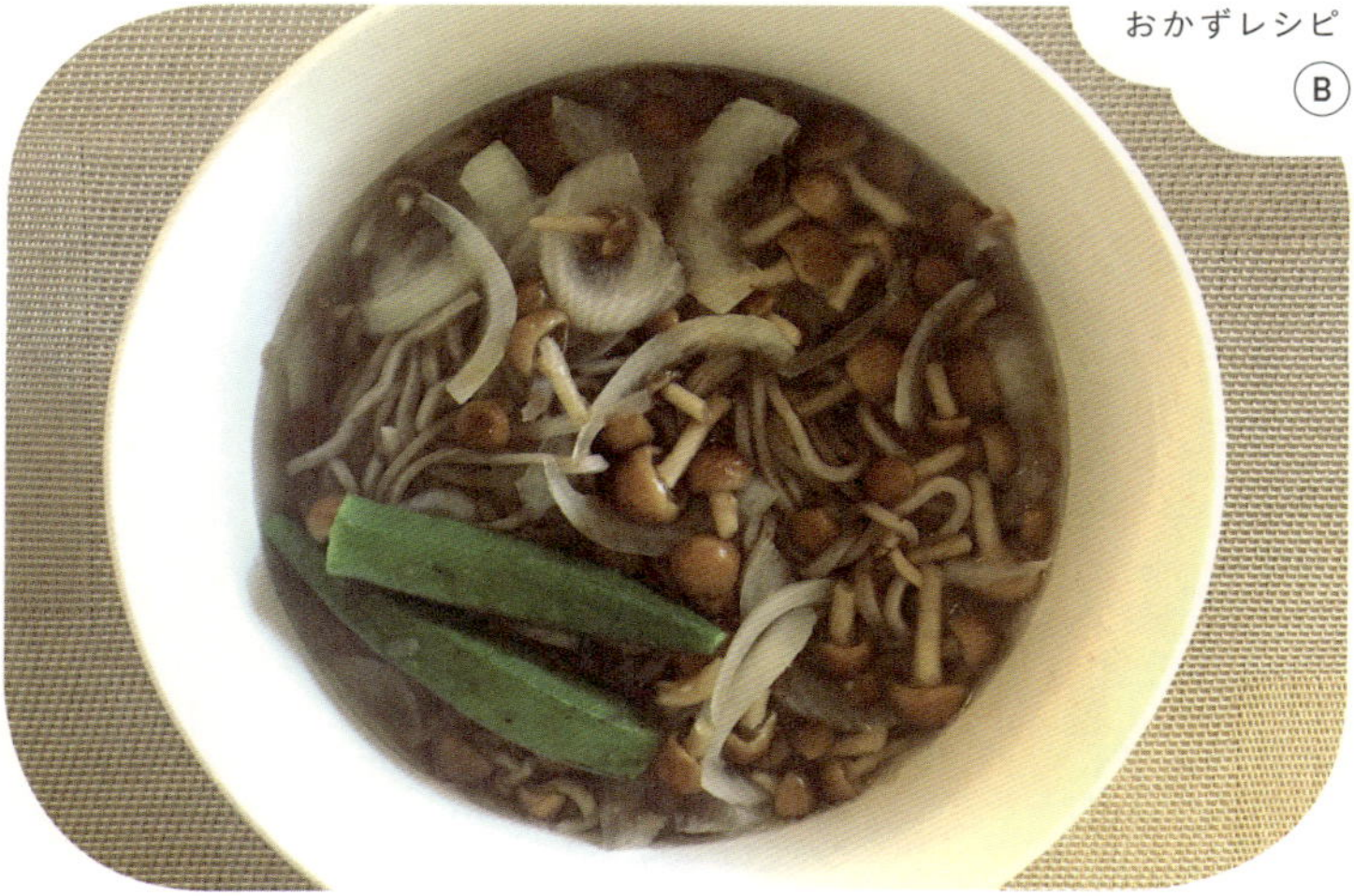

オクラときのこのほっこりそば

材料（2人分）

そば（乾麺）…300g
玉ねぎ…1/2個
なめこ…1/2パック
オクラ…4本
C〈つゆ〉
　めんつゆ…80cc
　水…800cc
柚子こしょう…適量

つくり方

1. 玉ねぎは薄切りにし、オクラはヘタをとっておく。
2. 沸騰したお湯でそばを5分ほど茹で、ザルにあげ水でしめる。
3. 鍋に**C**〈つゆ〉を入れて中火にかけ、沸騰したら弱火にし、玉ねぎとなめこを入れ、火が通るまで煮る。最後にオクラを入れ2分加熱し、火を止める。
4. ②を器に盛り、③をかけ、柚子こしょうをお好みで添えて完成。

（撮影：玄野るい、レシピ：食薬ライセンス提供）

肝経を刺激するポーズ

前述のとおり、春は五臓の「肝」に影響が出やすいので、「足厥陰肝経《あしのけついんかんけい》」という経絡を刺激するタイチエクササイズ（太極拳）をおこなうのがおすすめです。

「肝」の主な役割は、消化機能や情緒の調節、胆汁の分泌、排泄の促進などです。摂取した栄養の代謝機能を担っているとも言えます。

そのため「肝」が弱ると、胃腸の調子や目の不調、月経不順、気持ちの落ち込みなどがあらわれやすくなります。

これらを予防するためには、「足厥陰肝経」の上にあるツボを刺激すると効果的です。

ここで紹介するポージングで、自分では押せない位置にあるツボもまとめて刺激できます。

ぜひ、試してみてください。

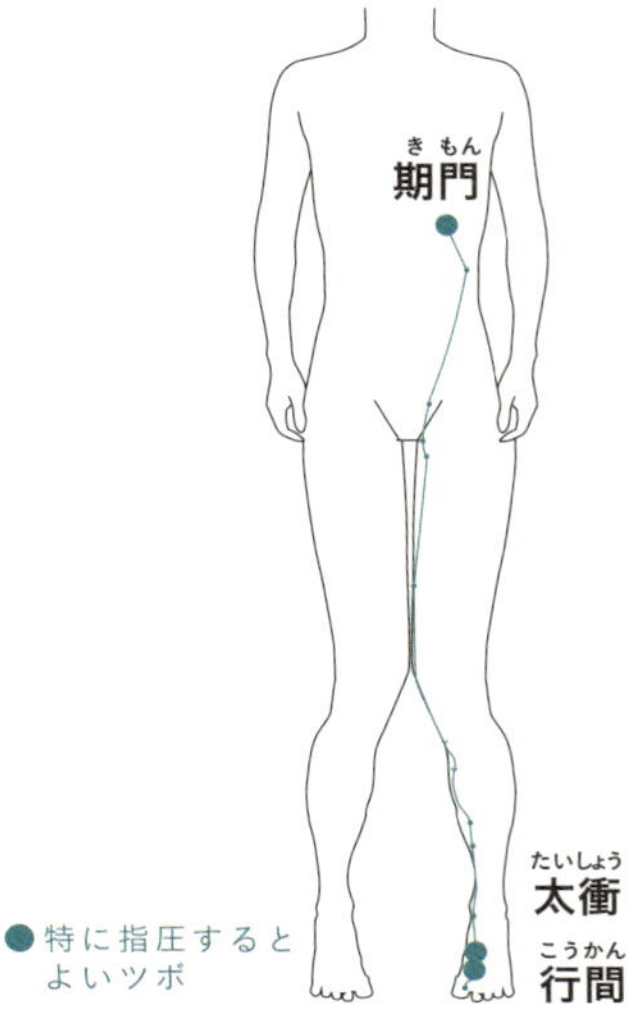

● 肝経を刺激するポーズのPOINT

（矢印は経絡の流れる方向）


〈 動き 1 〉

手首をしっかり曲げて、上と横にそれぞれ手を伸ばします。

上げている手の方の足を後ろに曲げて、ひざは外に開きます。

下ろしている足からウエストあたりまでのラインを意識しましょう。

しっかり経絡を感じながら、呼吸を止めずにおこなうことがポイントです。


〈 動き 2 〉

右手で軽く拳をつくり、後ろへ上げていきます。手は前で開いてバランスをとり、右足はつま先を上にして前に上げていきます。足の親指から肝の経絡のラインを意識しましょう。

これらのポーズを左右両方でおこない、それぞれ10秒キープします。

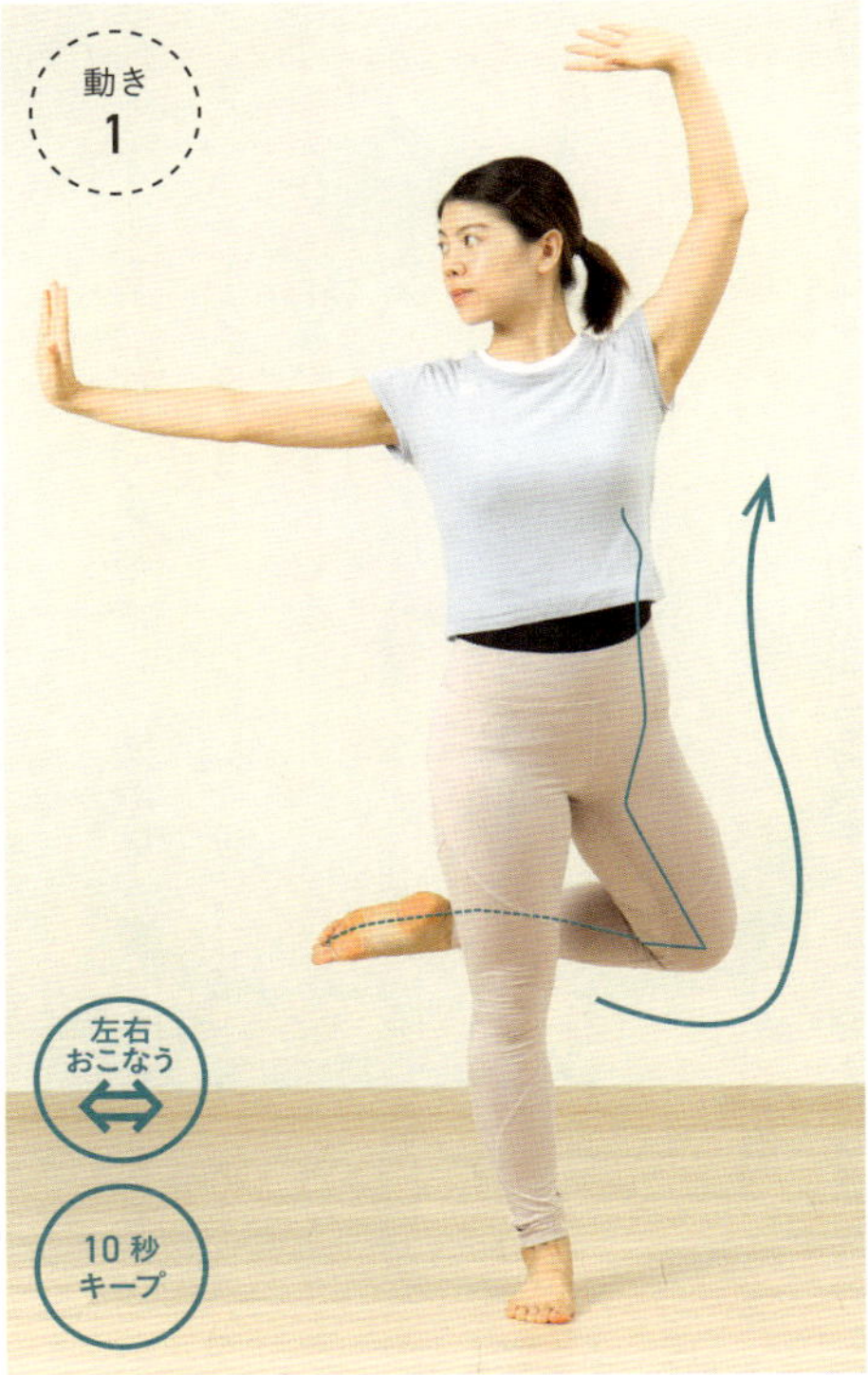

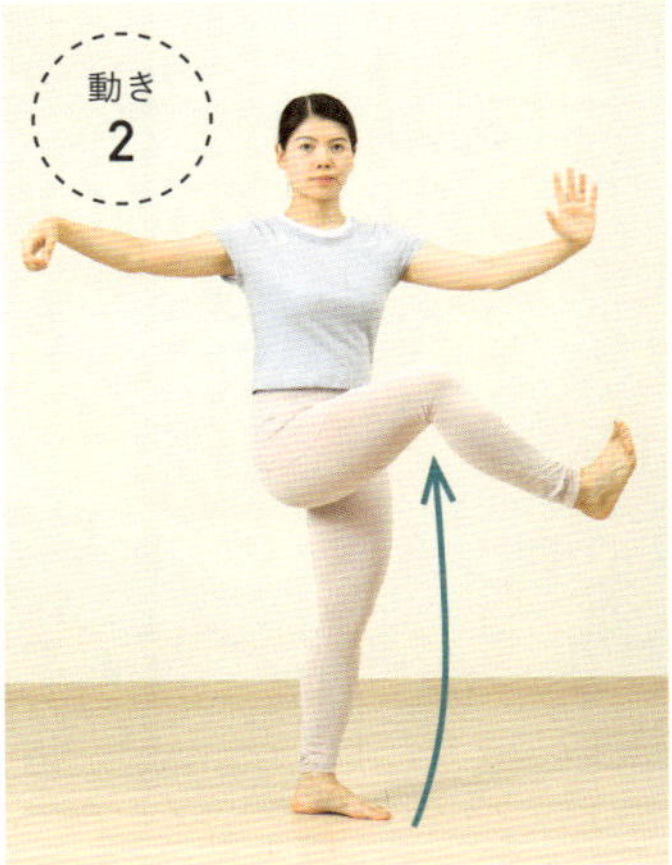

2-2 梅雨

なりやすい証 ⬇ 「痰湿《たんしつ》」

梅雨の時期は、湿度が高くてジメジメします。こういう時期には、中医学では「湿邪」という悪い外因が生じやすいとされていて、体内でも水分（津）が滞りやすくなります。この状態を「湿症」と言います（湿証により熱が生じると「湿熱」や「熱痰」になります）。

湿邪には、上半身よりも下半身に症状が出やすい、頭や体が重くだるくなりやすい、症状が長く続きやすいという性質があります。一度体調を悪くすると長く悩まされがちなので、予防と早期の症状解消に努めましょう。

特に梅雨が長引くときには、体に水分が溜まりやすく、五臓の「脾」に負担がかかります。「脾」はジメジメした環境に弱いため、「脾」の調子を整えながら滞った水分を排泄する食べものを意識的にとって、ツボや経絡への刺激をおこないましょう。

もし「脾」が弱ってしまうと、頭、関節、全身が重くだるくなり、むくみが生じます。食欲がなくなったり、軟便になったりもします。こうなってしまった場合には、豆類などの温性で甘味のある食材をとって早期の症状解消をはかるとよいでしょう。

● 主な症状

食欲不振、胃がつかえる、げっぷ、おなかが張る、おなかが鳴る、軟便、下痢、体が重い、だるい、むくみ、尿量減少

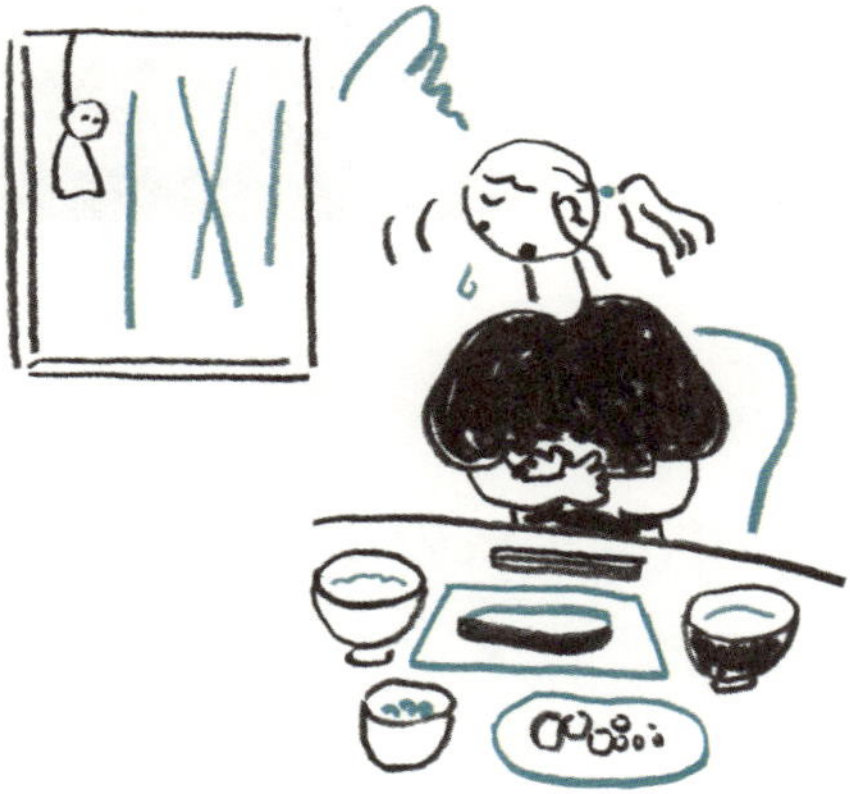

● 治す食べもの

ハトムギ、冬瓜、金針菜、小豆、黒豆、セリ、きゅうり、ウド、生姜、ねぎ、豆腐、ミカン、サクランボ、シジミ、緑茶など

日本の夏は高温多湿で梅雨時と似てますが、暑さで発汗して津液を消耗し、それにより気も消耗することがあります。

夏バテを治す食べものには、トマト、セロリ、クレソン、ニガウリ、タピオカ、スイカ、パイナップル、バナナ、パパイアなどがあります。

山椒の香りと甘酸っぱい大根が相性抜群
【冷たいレシピ例】

おかずレシピ
Ⓐ

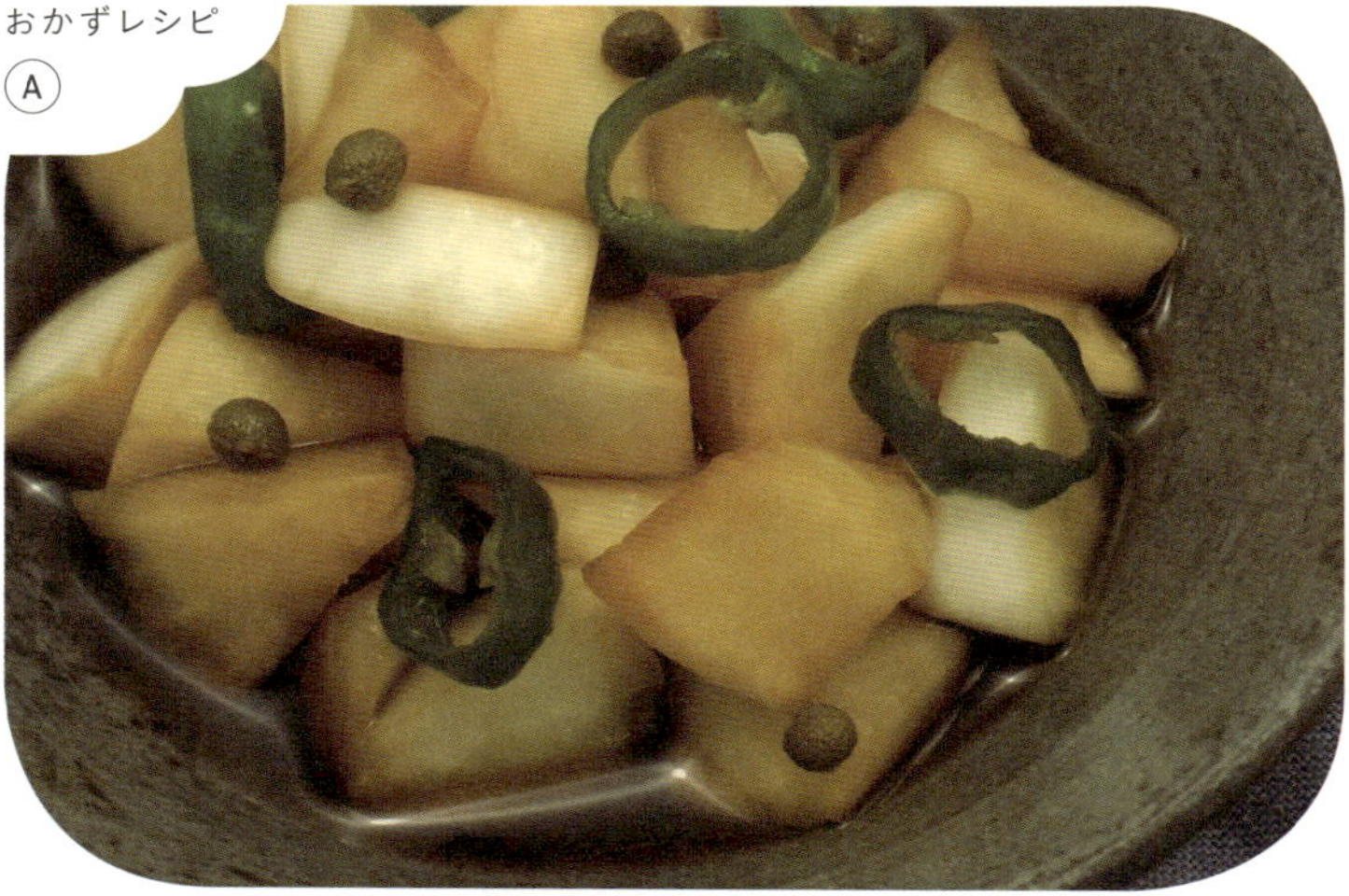

実山椒と大根の漬物

材料（2人分）

大根…3㎝
ねぎ（緑の部分）…3㎝
A〈調味料〉
山椒醤油漬け…10粒
醤油…大さじ3
酢…大さじ1
粗塩…小さじ1

つくり方

1. 大根は皮をむき乱切りにし、ねぎは輪切りにする。
2. ボウルに大根を入れ、粗塩をまぶしてよく揉み合わせ、水分が出たら水気を切っておく。
3. ジップロックに大根と調味料を入れ、なるべく空気を抜いて閉めたら1時間位、冷蔵庫で寝かせて完成。

（撮影：牛原琴愛、レシピ：食薬ライセンス提供）

手軽につくれる京割烹の味

【温かいレシピ例】

おかずレシピ B

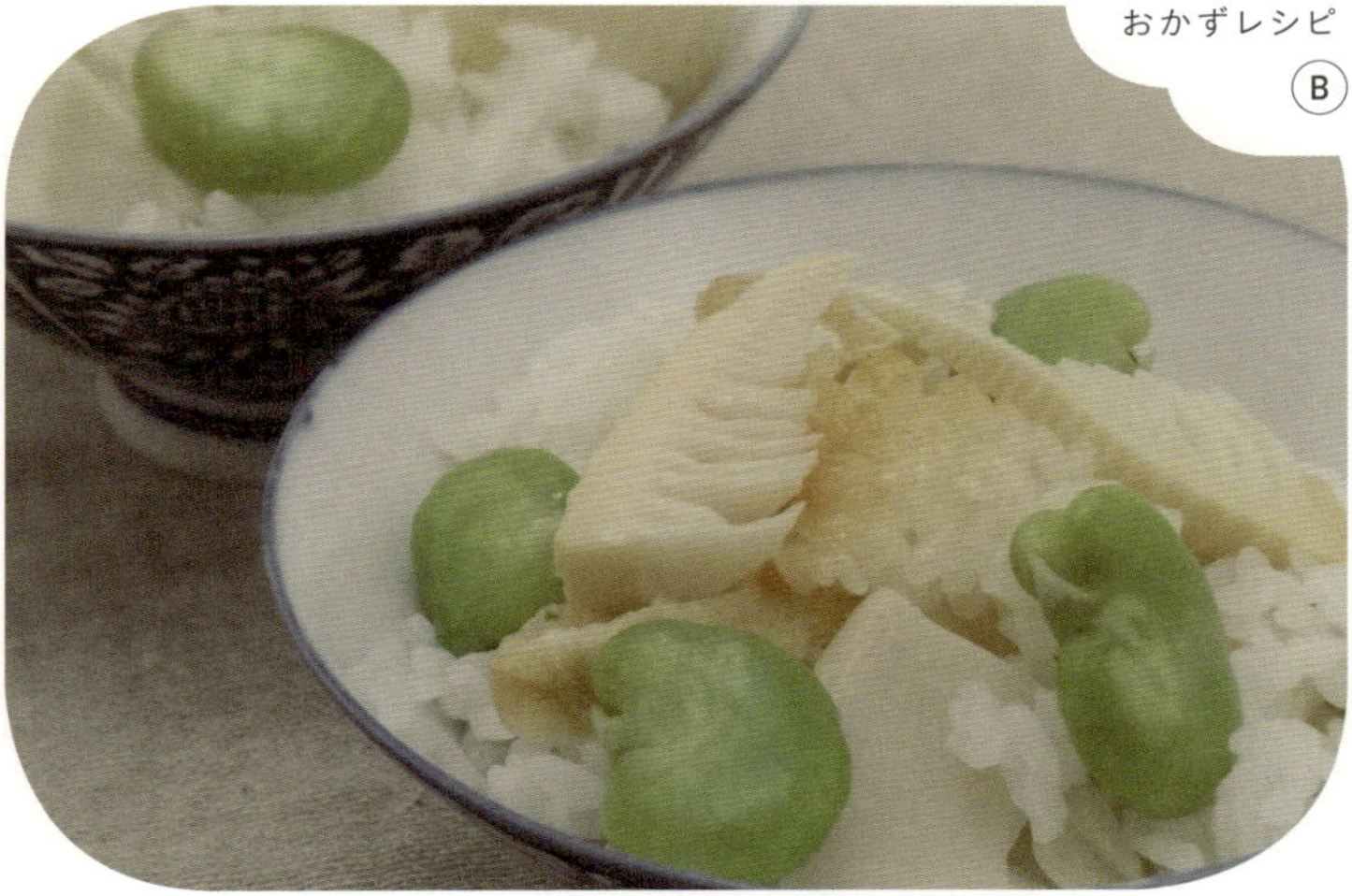

筍と空豆のごはん

材料（2人分）

米…1合

筍（水煮）…1パック

油揚げ…1枚

空豆…4～5本

白だし…大さじ4

塩…少々

つくり方

① 米は洗って水に浸し、ざるにあげて30分ほど置き余分な水気を切る。

② 筍は食べやすいサイズに薄切りし、油揚げは熱湯をかけて油抜きし、細切りにする。

③ 塩を加えた熱湯で空豆を1分ほど茹で、粗熱をとってから皮をむく。

④ 炊飯器に①②と白だしを入れ、1合の目盛りまで水を加え炊く。

⑤ 炊き上がったら空豆を加えて10分ほど蒸らせば完成。

（撮影：牛原琴愛、レシピ：食薬ライセンス提供）

脾経を刺激するポーズ

梅雨の時期は、五臓の「脾」に影響が出やすいため、「足太陰脾経《あしのたいいんひけい》」という経絡を刺激するタイチエクササイズをおこなうのがおすすめです。

「脾」の主な役割は消化吸収です。飲食物から気・血・津をつくって全身に送っています。

また、血が不用意に体外に出ていってしまうのを防ぐ働きもあります。

「脾」が弱ると食欲不振や倦怠感《けんたいかん》、思い悩みなどの精神症状、出血傾向などもあらわれます。

これらを予防するには、「足太陰脾経」の上にあるツボの刺激が重要です。

ここに紹介しているタイチのエクササイズで、上手に刺激してあげましょう。

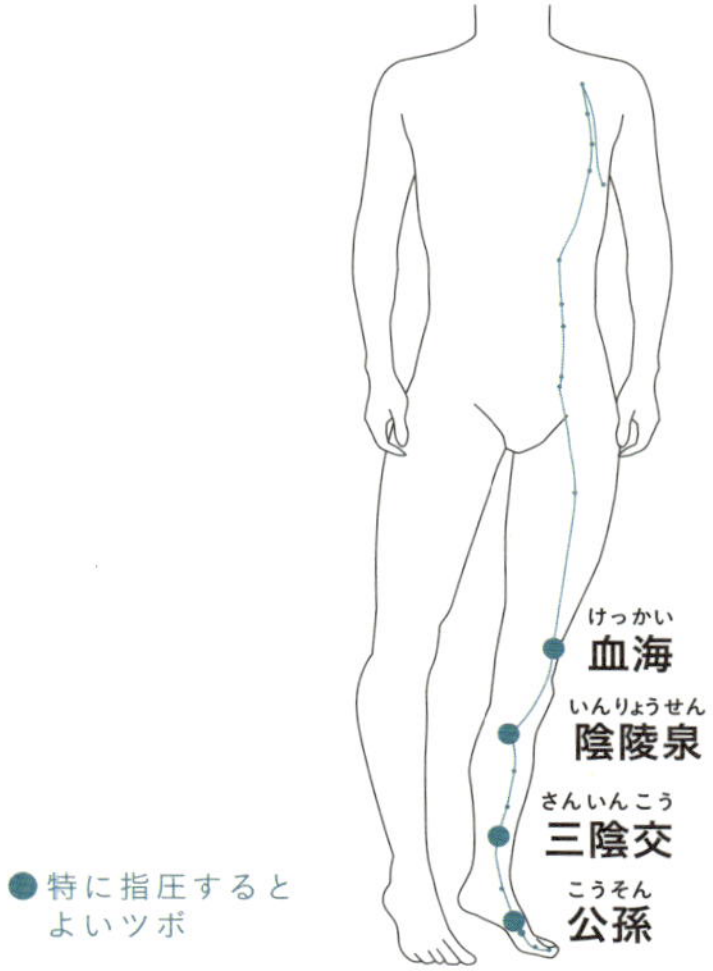

● 脾経を刺激するポーズのPOINT

（矢印は経絡の流れる方向）


〈動き１〉

右手を上に回し上げて手首を曲げます。同時に、右足は斜め反対の後ろに引きます。

左足のつま先とひざは外に向けます。下になっている左手は身体につけ、目線を後ろにします。前足の内側から伸ばしている脇のラインを意識しましょう。

足をゆっくり戻し、右手を回し下げてから反対の動作に入ります。


〈動き２〉

左手を上に回し上げて手首を曲げます。同時に、左足は斜め反対の後ろに引きます。右手は、脇の下から真横に伸ばします。

足の親指から脾の経絡ラインを意識しておこないましょう。

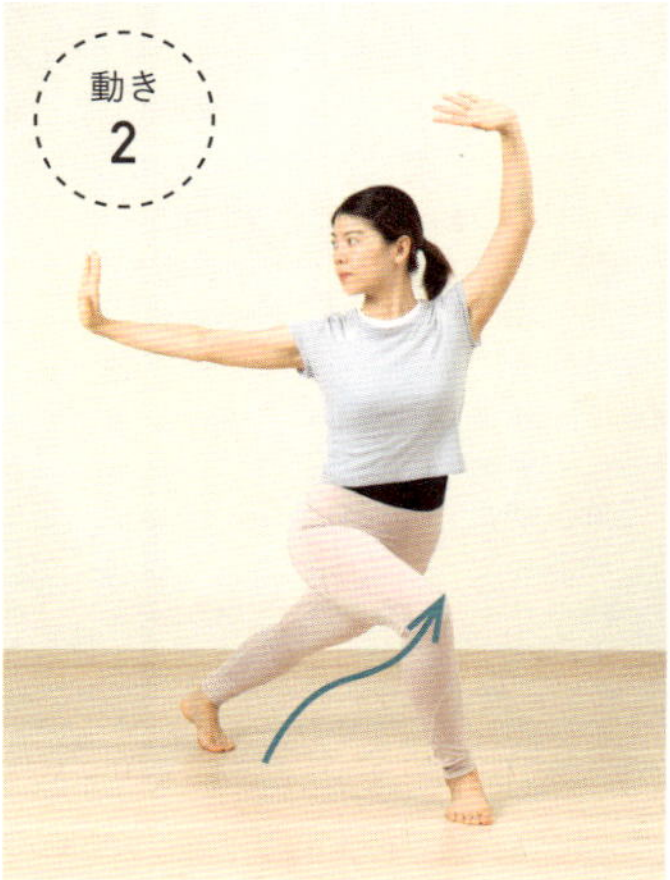

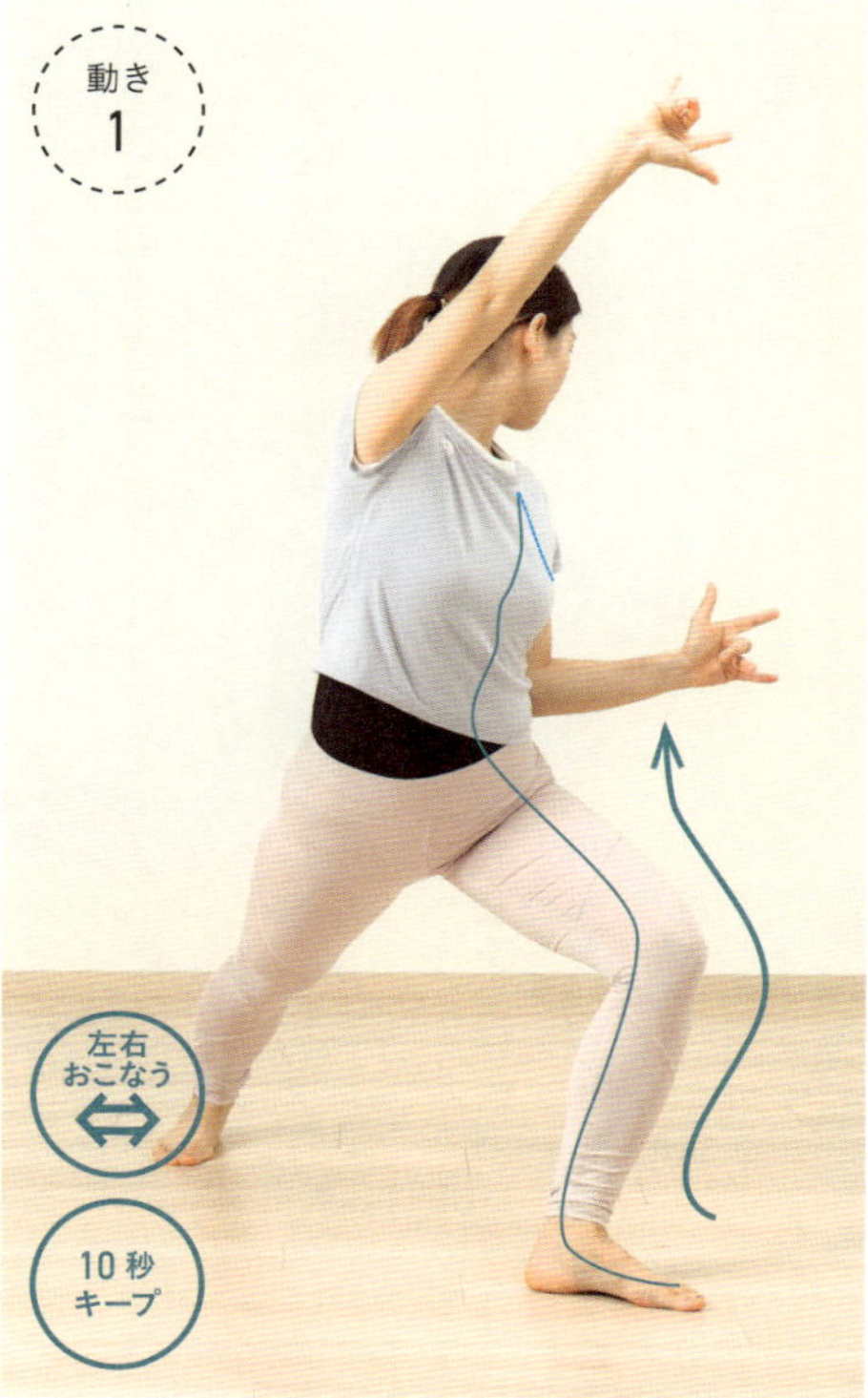

2-3 秋

なりやすい証 ⬇ 「肺陰虚《はいいんきょ》」（燥証《そうしょう》）

「肺陰虚《はいいんきょ》」タイプとは、乾燥した気候や辛い食べもの、酒の飲み過ぎに影響されて、「肺」に潤いがなくなった状態のことを言います。

「肺」は、五臓の中では弱い臓器とされています。特に乾燥に弱く、秋の時期には注意が必要な、とてもデリケートな臓器です。水分不足で乾いてしまうと、喉や鼻の奥も乾燥し、空咳《からせき》が出るようになります。

特に初秋には、体が残暑と乾燥の両方の影響を受けやすく、晩秋は迫り来る冬の寒さと乾燥の両方の影響を受け、乾燥しすぎた室内にずっといたりすると、「肺」の水分不足、「肺陰虚」からくる風邪をひきやすいのです。

初秋には長いもや氷砂糖など、涼性で、甘味や苦味のある食材を積極的にとるようにして、体内の乾燥を防ぎ、風邪をひかないように気をつけましょう。

一方、晩秋には、温性で辛味、酸味のある食材をとるようにすると、体を寒さから守り、「肺」の働きを活性化できます。

● 主な症状

乾いた咳、少量の粘稠痰《ねんちゅうたん》・血痰《けったん》、口や咽頭の乾き、かすれ声、頬部が紅潮、手足のほてり、午後の発熱、寝汗

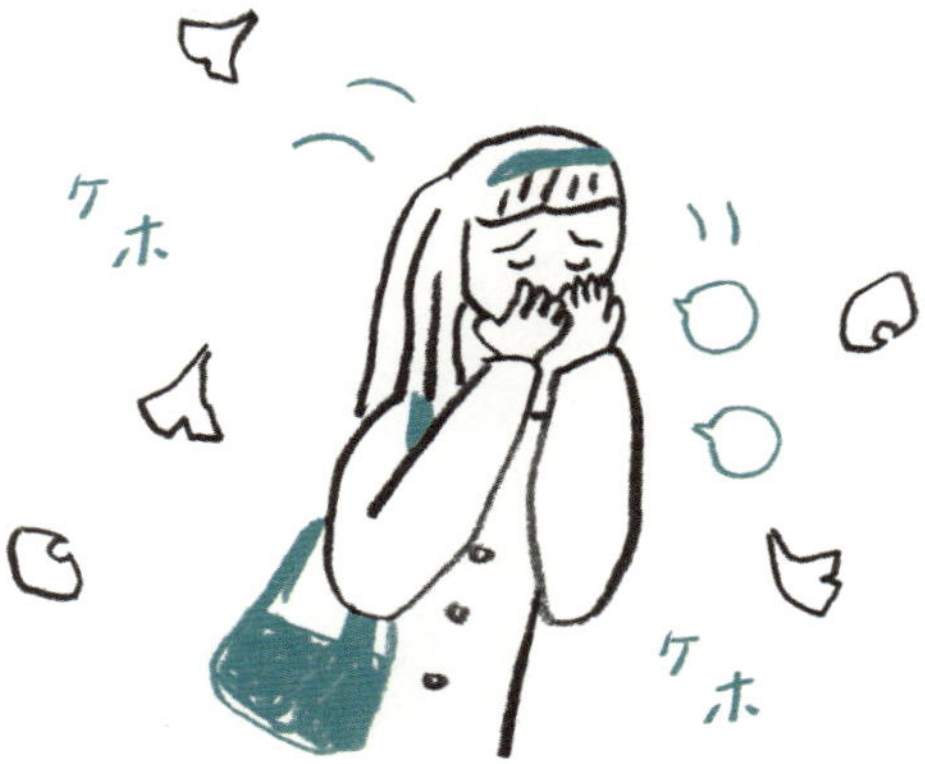

● 治す食べもの

長いも、キクラゲ、白ごま、柿、鶏卵、牛乳、豆乳、トマト、豆腐、銀杏、梨、リンゴ、パパイヤ、ビワ、氷砂糖、ハチミツ、白ワインなど

クレソンの苦味とアーモンドの香ばしさがマッチ
【冷たいレシピ例】

おかずレシピ
Ⓐ

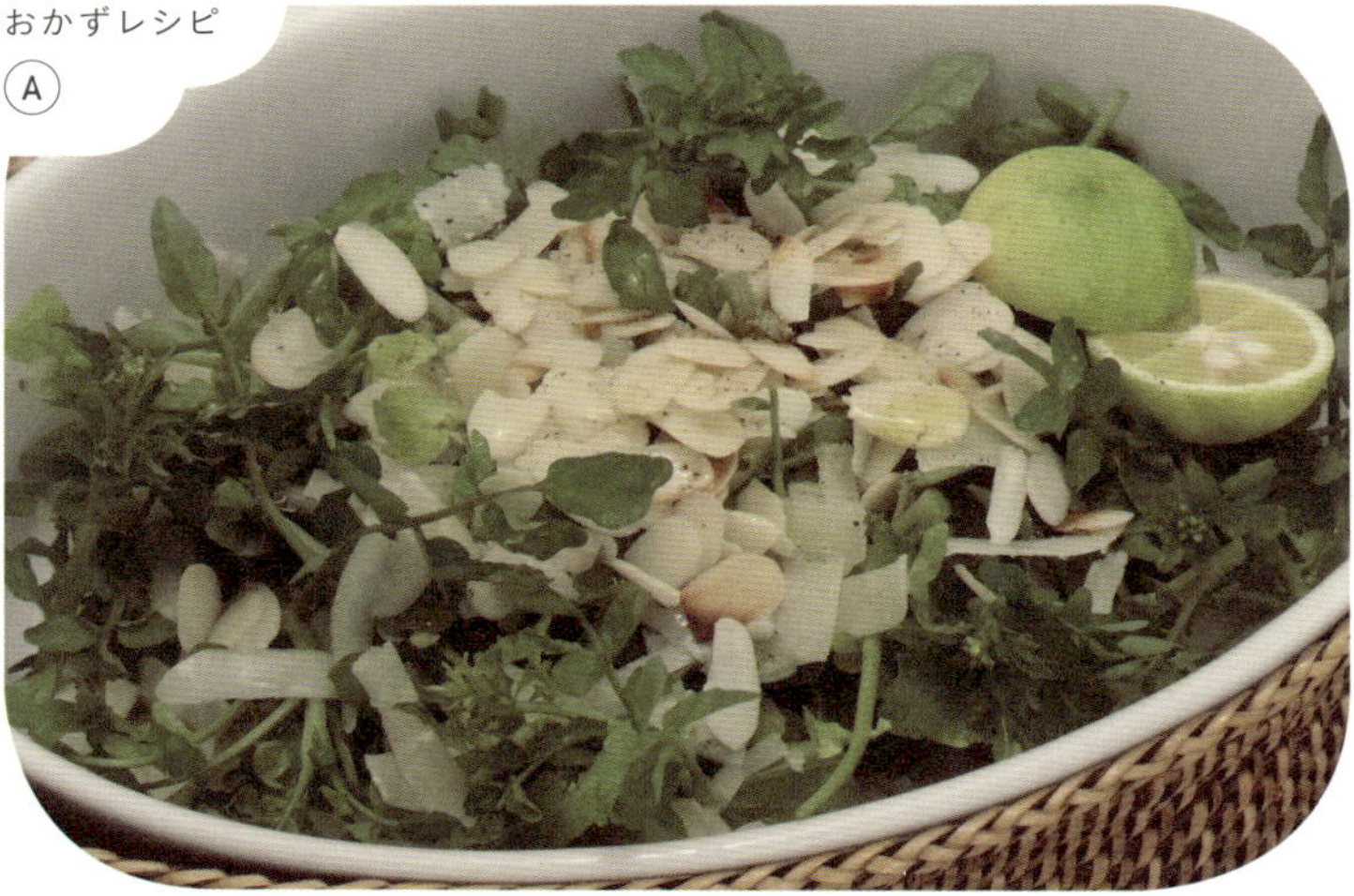

クレソンとアーモンド、チーズのサラダ

材料（2人分）

クレソン…1袋（150g）
アーモンドスライス…大さじ3
パルミジャーノチーズ…適量
すだち…1個
A〈調味料〉
　オリーブオイル…小さじ1
　塩こしょう…適量

つくり方

1. アーモンドスライスはフライパンで軽くローストする。
2. クレソンはざく切りにして器に盛り、A〈調味料〉と①を混ぜ合わせる。
3. パルミジャーノチーズを皮むき器などでスライスしてふりかけ、最後にすだちをひと絞りして完成。

（撮影：牛原琴愛、レシピ：食薬ライセンス提供）

はまぐりの風味が味わい深い
【温かいレシピ例】

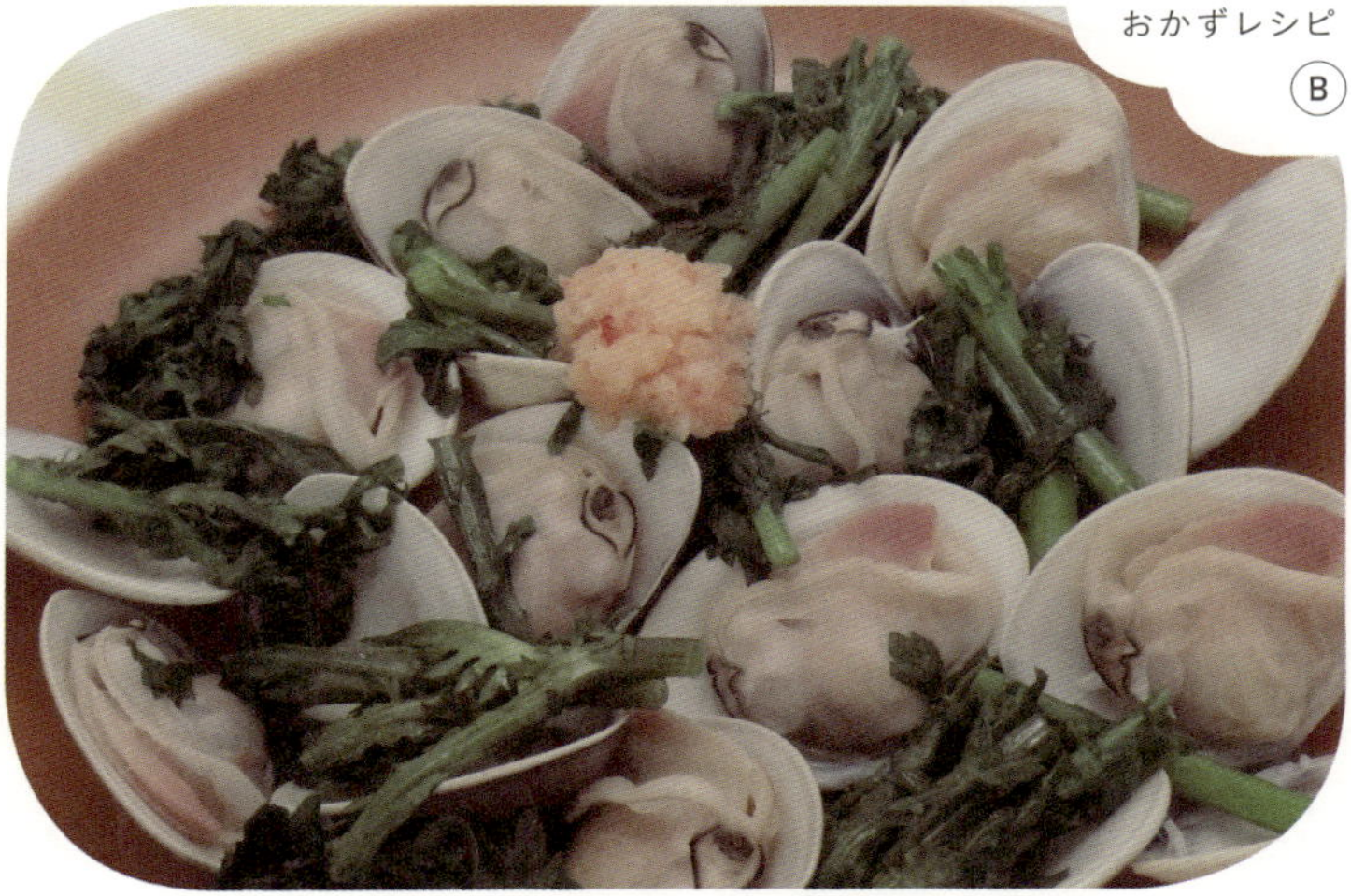

はまぐりと春菊の白ワイン蒸し

材料（2人分）

はまぐり…10個
春菊…1/2束
にんにく…１かけ
白ワイン…大さじ４
もみじおろし…３つまみ
醤油…大さじ１
塩…少々
オリーブオイル…適量
バター…20g

つくり方

① はまぐりは砂出しし、塩水でこすり合わせるように洗いザルにあげる。春菊はざく切りにしておく。
② にんにくをみじん切りにし、油をひいたフライパンに入れ、①と白ワインを加え、蓋をして強火にかける。
③ はまぐりの口が開いてきたらバターと春菊を入れ、ひと煮たちさせて器に盛り、上にもみじおろしを添えたら完成。

（撮影：牛原琴愛、レシピ：食薬ライセンス提供）

肺経を刺激するポーズ

前述のとおり、秋は五臓の「肺」に影響が出やすい季節ですから、「手太陰肺経《てのたいいんはいけい》」という経絡を刺激するタイチエクササイズをときどきおこない、肺の乾燥や機能低下を予防するようにしてください。

「肺」は、呼吸機能を担い、外界の温度や湿度の変化に対応するバリアの役割をしています。

そのため、「肺」が弱ると喘息《ぜんそく》や咳、痰などが出やすく、秋にはもの悲しいという印象を持っている人もいると思いますが、情緒では「悲しみ」の症状があらわれやすくなります。

これらを予防するためには、「手太陰肺経」の上にあるツボの刺激が効果的です。

この経絡上には自分で押せない位置のツボもたくさんありますが、ここで紹介したタイチのエクササイズで簡単に刺激することが可能です。

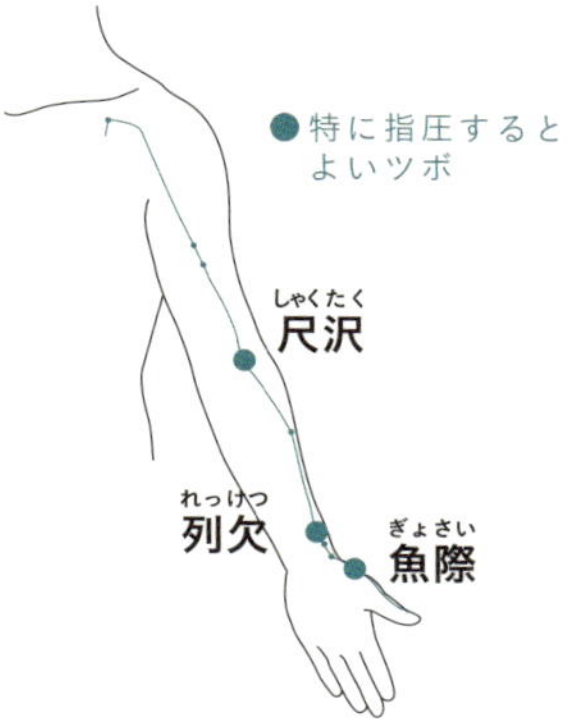

● 肺経を刺激するポーズのPOINT

（矢印は経絡の流れる方向）

〈 動き 1 〉
まっすぐに立ち、両手を広げ、指先が上になるように、手首を曲げましょう。
親指と人差し指を広げ、肩から親指のラインを意識します。
しっかり経絡を感じながら、呼吸を止めずにおこなうことがポイントです。

〈 動き 2 〉
両手を上にして胸まで上げ、
手の甲を外に押し出し、
胸の前に円をつくります。
このとき、肺の経絡ラインを
意識しましょう。

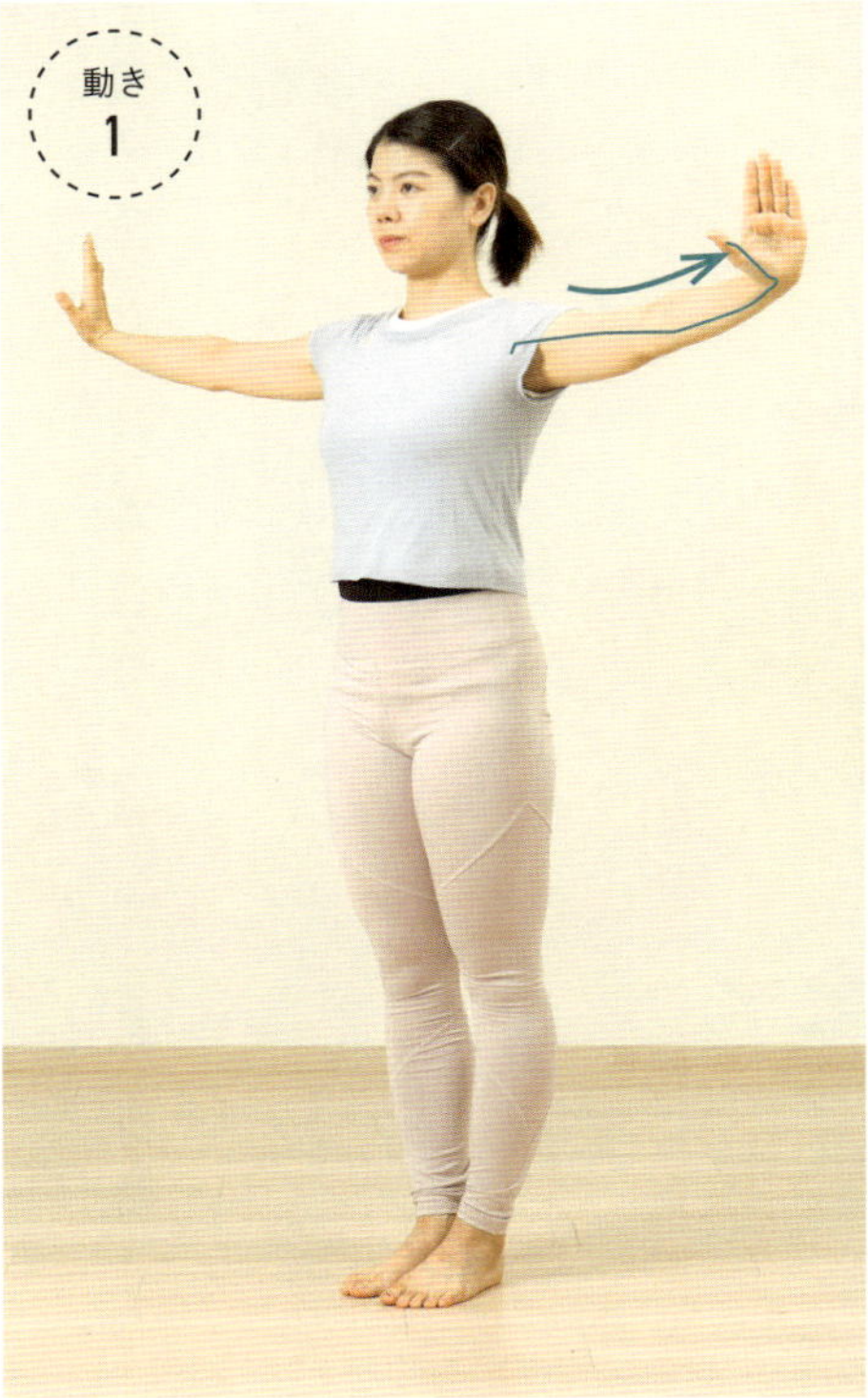

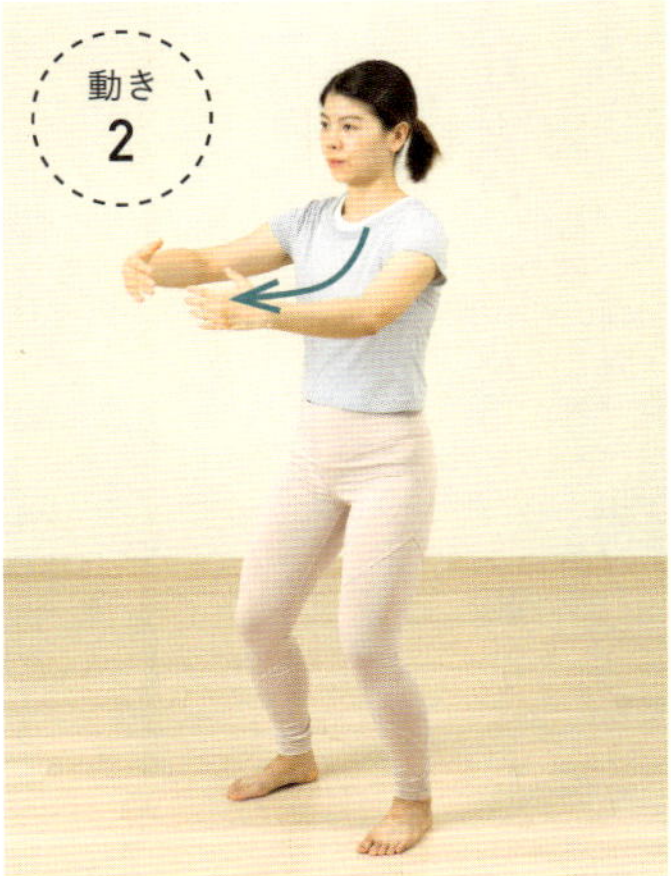

2-4

冬

なりやすい証 ⬇「腎陽虚《じんようきょ》」

五臓の中で、「腎」は冷えに弱い臓器です。「腎」に影響が及ぶと、下腹部やおしり、下半身などに冷えを感じ、頻尿や下痢といった症状があらわれやすくなります。

また「腎」のエネルギー不足や機能の低下は、若い人においては不妊症の原因のひとつにもなります。

「腎」は体を温める働きと体を潤すはたらきを持っています。また、成長・発育や生殖に大きく関わります。

「腎」の体を温める働きが低下している状態を「腎陽虚」と言い、エネルギーが足りず、足腰がだるい、下半身が冷える、性欲がわかない、などの症状があらわれやすくなります。

● 主な症状

寒がる、下半身や手足の冷え、腰や膝のだるさ、やる気が出ない、めまい、下痢、消化不良便、インポテンツ、不妊症

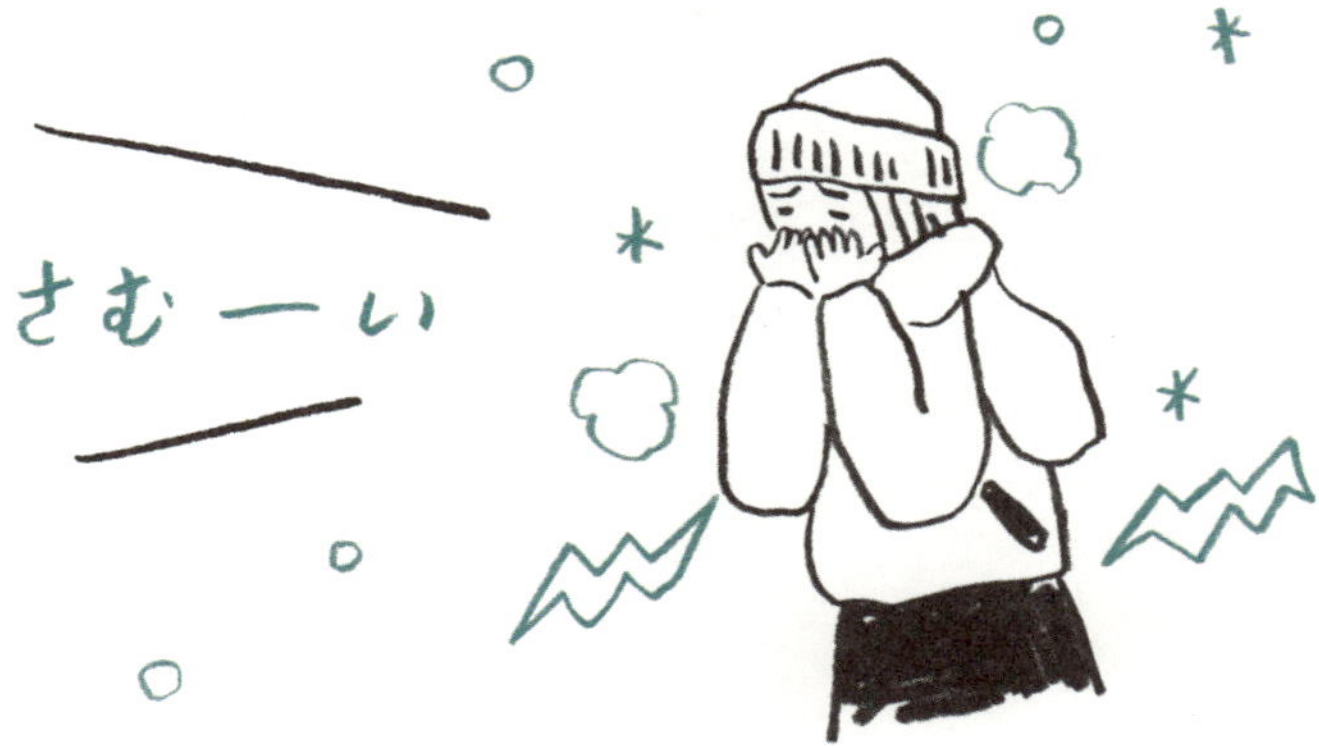

● 治す食べもの

クルミ、ニラ、唐辛子、生姜、山椒、羊や鹿の肉、イワナ、エビ、ナマコなど

【温かいレシピ例】

だし汁と食材のシンプルな味がホッとなごむ

おかずレシピ Ⓐ

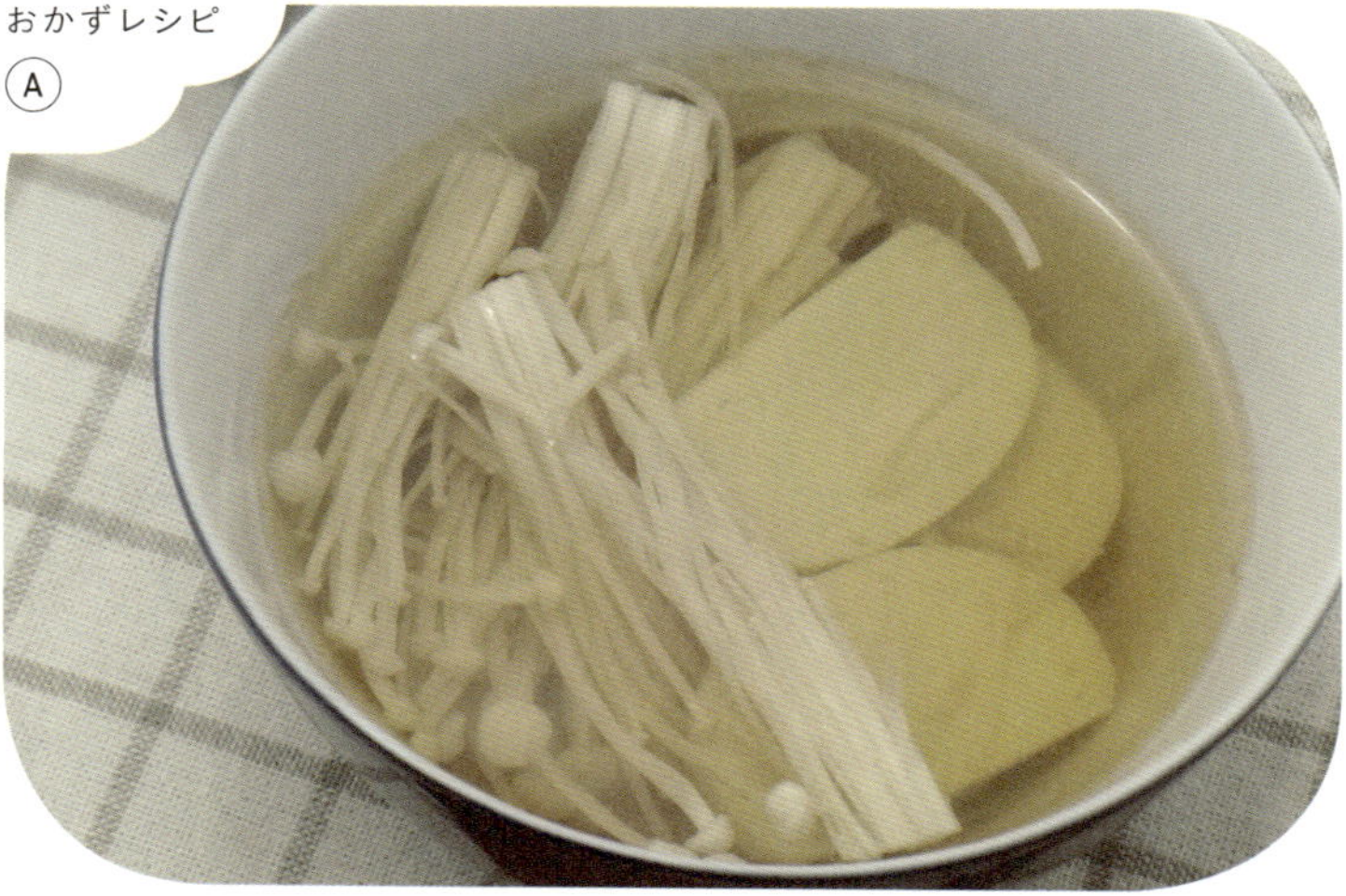

蒲鉾とエノキだけのすまし汁

材料（2人分）

蒲鉾（成分に石持《いしもち》というグチ科の魚が入ったもの※）…１板
エノキだけ…１袋
だし汁…1/2カップ
水…600cc
A〈調味料〉
　酒…大さじ３
　みりん…大さじ３
　塩…小さじ３
　醤油…小さじ３

※蒲鉾の原料となる魚はさまざまあり、冷やす働きがあれば冬の時期の体に合いません。体を温める効用のあるグチ科の魚でつくった蒲鉾が必要です。

つくり方

① エノキだけは根元まで切り落として半分にし、蒲鉾は２～３㎜の厚さに切る。
② 鍋に水とだし汁を入れ煮立て、①と**A**〈調味料〉を入れ、味を整えれば完成。

（撮影：牛原琴愛、レシピ：食薬ライセンス提供）

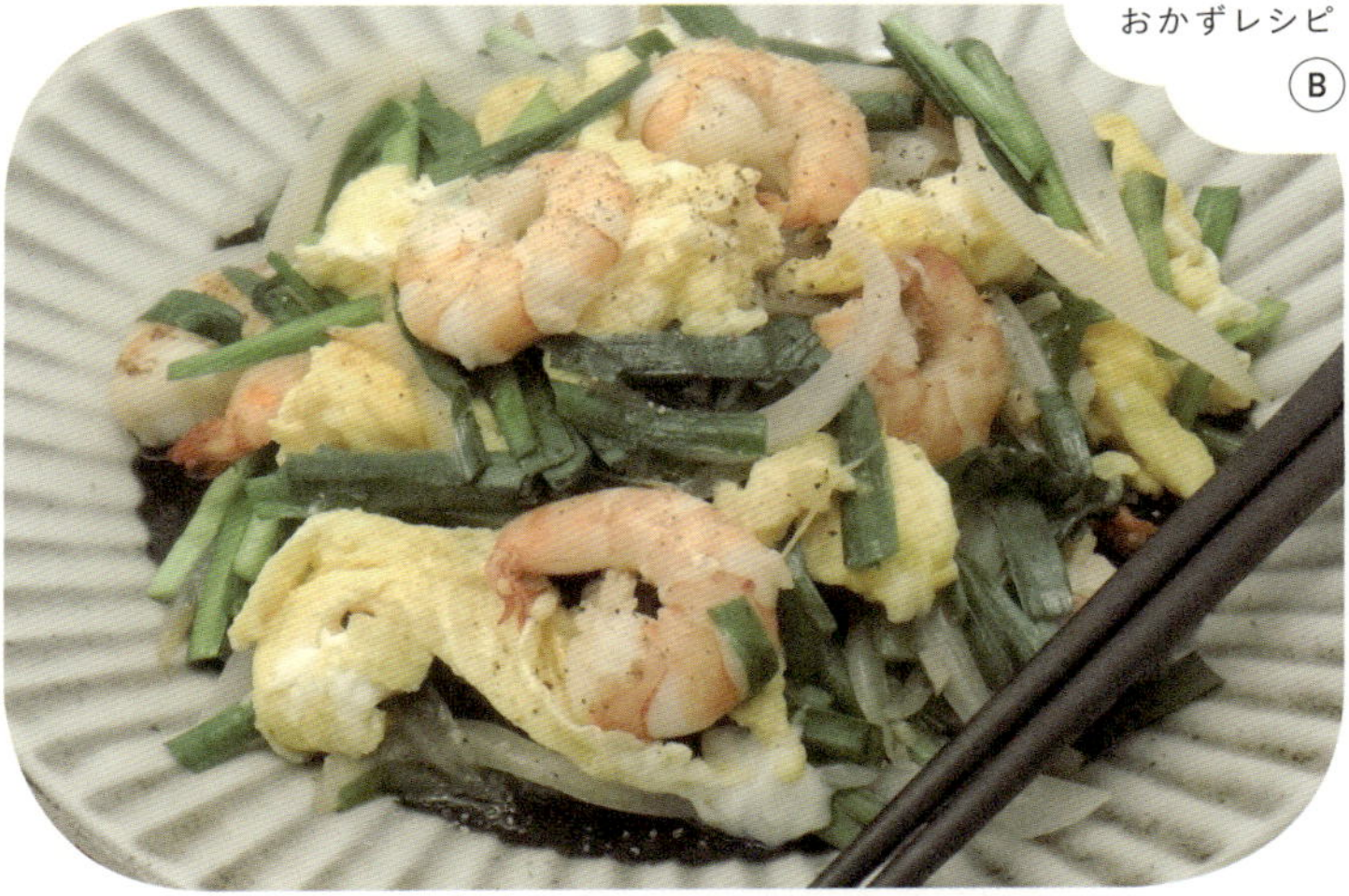

おかずレシピ Ⓑ

プリプリ食感のエビとニラの風味が食欲をそそる

【温かいレシピ例】

エビとニラの卵炒め

材料（2人分）

エビ…10尾
ニラ…1束
玉ねぎ…1/2個
卵…２個
ごま油…適量
にんにく…1かけ
生姜…適量（みじん切り）
豆板醤…小さじ1
A〈調味料〉
　オイスターソース…小さじ２
　酒…小さじ1
　醤油…小さじ1
　鶏がらスープの素…小さじ1

つくり方

1. エビの殻をむき、下処理をする。
2. ニラを適当な長さに切り、玉ねぎは薄切りにする。卵は溶いておく。
3. 油をひき、卵を最初に炒め、鍋からとり出しておく。
4. ごま油をひき、にんにく、生姜、玉ねぎ、豆板醤を入れて弱火で炒め、香りがたったら強火にしてエビを入れ、色が変わってきたらニラを加えてさっと炒める。
5. ③の卵と A〈調味料〉をすべて加え、混ぜ合わせて完成。

（撮影：牛原琴愛、レシピ：食薬ライセンス提供）

腎経を刺激するポーズ

一年でもっとも寒い冬の時期は、冷えに弱い「腎」に影響が出やすいため、「足少陰腎経《あしのしょういんじんけい》」という経絡を刺激するタイチエクササイズをおこなうのがおすすめです。

片足で体のバランスをとることで、足裏の土踏まずから腎にかけての経絡を効果的に刺激できます。

「腎」が弱ると老化が進み、逆に「腎」が元気で強いと、老化が緩やかになるとも言われています。

老化対策には、「腎」の強化がおすすめです。

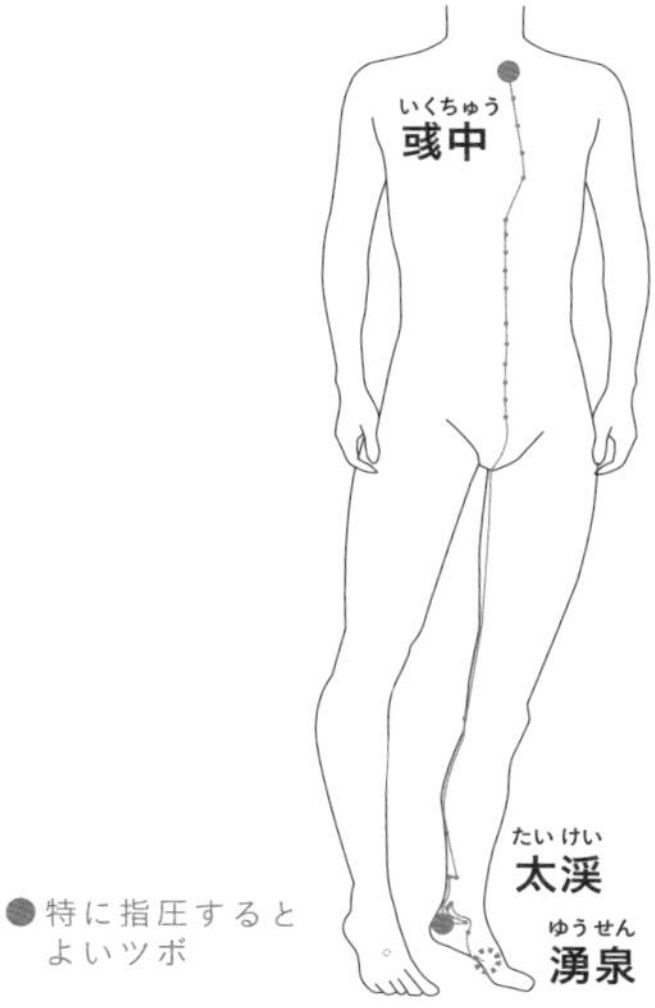

● 腎経を刺激するポーズのPOINT

（矢印は経絡の流れる方向）

〈 動き 1 〉
胸の前に両手で円をつくります。片方の足をしっかり上げて、上げている足の方向へ上半身をみぞおちからひねります。このとき、下ろした足の内側から上半身の前のラインを意識しましょう。足裏から腎の経絡のラインを意識しながら呼吸を止めずにおこないます。

〈 動き 2 〉
左手は手のひらを上に向けて正面に突き出します。右手は、ひじを曲げたまま横に広げて、手のひらをつま先を下に向けて３秒キープ。
次に、上半身の形をキープしたまま、上げている足の方向へ腰をひねって３秒キープします。

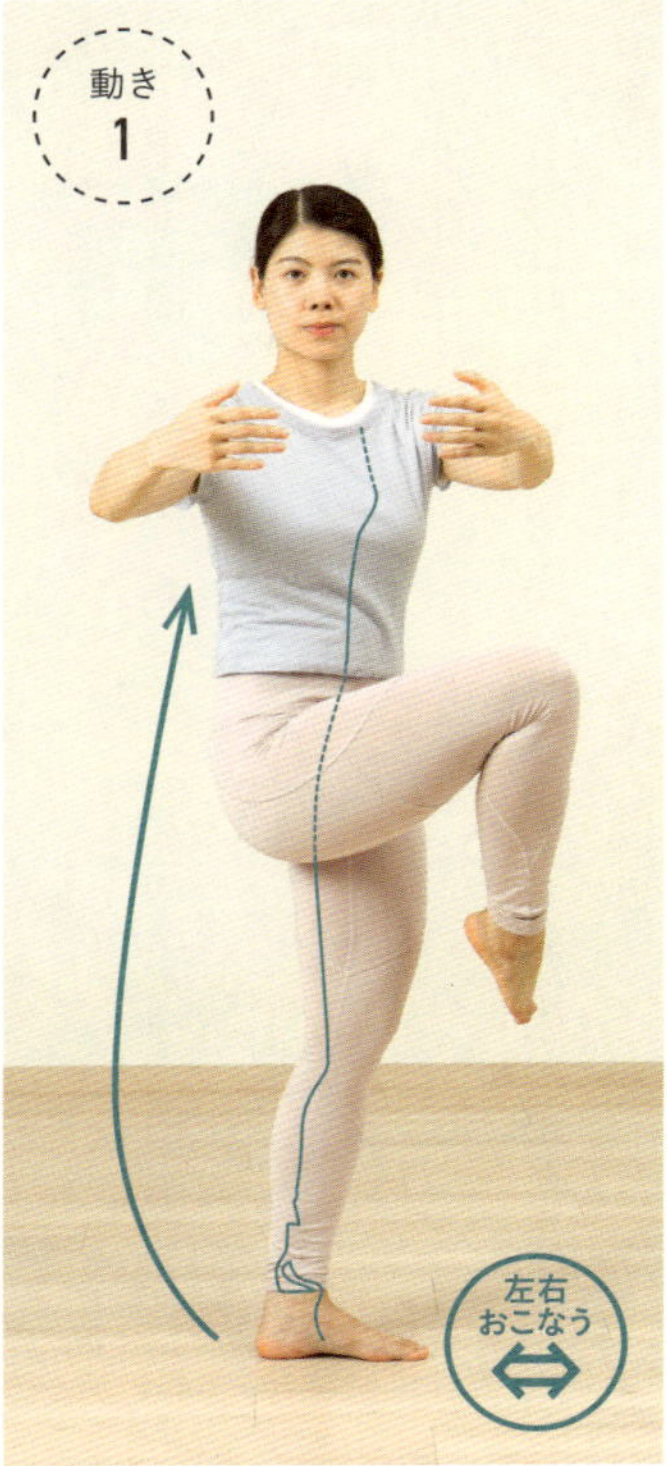

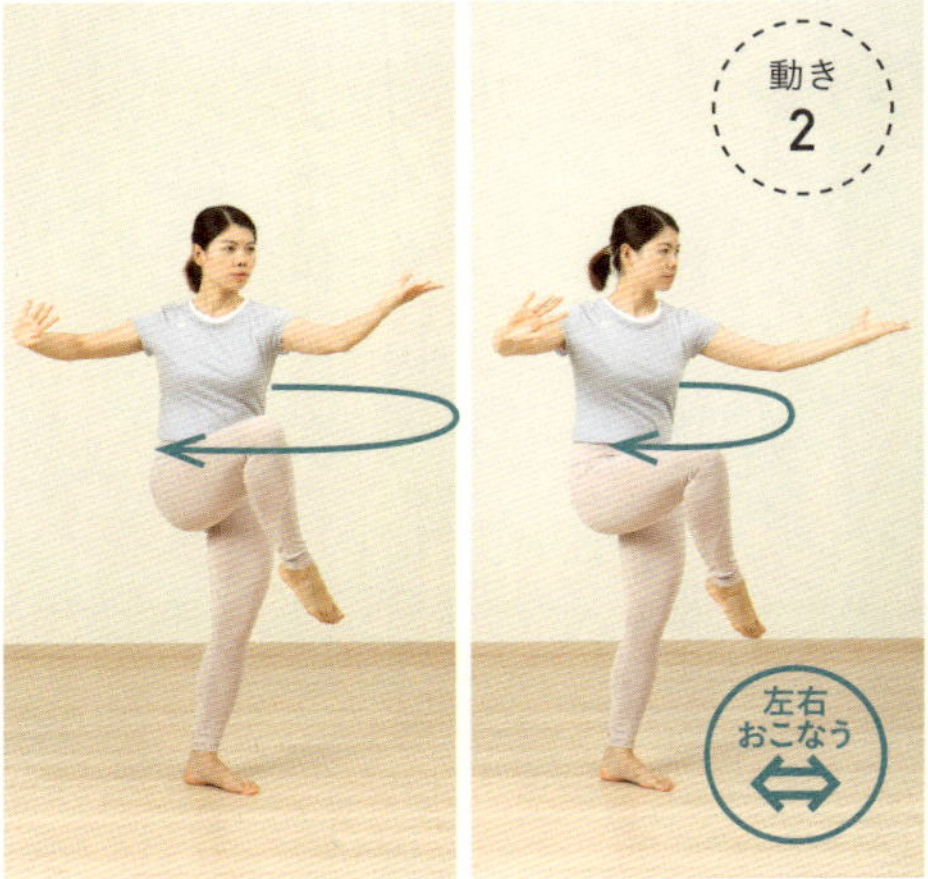

参考文献

『メディカルタイチ2級講座　東洋　食薬ライセンス　伝統医学の学び方篇』関 隆志

『メディカルタイチ2級講座　東洋　食薬ライセンス　東洋医学（中国伝統医学）の基礎篇』関 隆志

『メディカルタイチ2級講座　東洋　食薬ライセンス　薬膳の学び方篇』関 隆志

『メディカルタイチ2級講座　東洋　食薬ライセンス　経穴・経脈篇』関 隆志

『東洋食薬ライセンス　～日常生活での実践～　食薬スタイリング篇』

『TAI CHI NOTEBOOK』（TAI CHI STUDIO）

『薬膳素材辞典』辰巳 洋（源草社）

『実用体質薬膳学』辰巳 洋（東洋学術出版社）

『中医学の基礎』監修：平馬直樹／兵頭明／路京華／劉公望（東洋学術出版社）

『東洋医学の教科書』監修：平馬直樹／浅川 要／辰巳 洋（ナツメ社）

『薬膳の基本』辰巳 洋（緑書房）

『性味表大事典』竹内郁子（星雲社）

『現代の食卓に生かす「食物性味表」改訂2版』日本中医食養学会（燎原書店）

『中医臨床のための中薬学』神戸中医学研究会（東洋学術出版社）

『中医症状鑑別診断学』中国中医研究院（人民衛生出版社）
『中医症候鑑別診断学』中国中医研究院（人民衛生出版社）
『図説東洋医学〈基礎編〉』山田光胤／代田文誌（学習研究社）
『中医薬大学全国共通教材 全訳経絡学』李鼎（たにぐち書店）
『現代中国針灸配穴辞典』東医針法研究会（燎原書店）
『針灸経穴辞典』李丁／天津中医学院（東洋学術出版社）
『中医弁証学』柯雪帆（東洋学術出版社）
『中医基本用語辞典』監修：高金亮（東洋学術出版社）

おわりに

現在、私が医療監修をしている「食薬ライセンス」の教室に学びに来る方々は、さまざまな目的を持っていらっしゃいます。

「大きな病気をしたから食生活を変えたい」「妊活をしていて体質を変えたい」「体調が悪いのに病院で検査しても原因がわからない」など学ぶきっかけはさまざまです。

本書で見てきたように、これらの課題や症状には、しっかりと自らの体質を把握し、その症状に合った食材の摂取やツボ刺激などをおこなうことで解決できるものがたくさんあります。

解決するために必要なのは、自分の体と心が、いまどんな状態なのかを観察して感じとること。そして、そうして得られた情報から、自分のタイプ（証）を判断するための知識です。本書をここまで読んでいただいたみなさんには、きっとその知識が身についているだろうと思います。

高齢者が多い「人生１００年時代」に突入し、「健康寿命」を保つための方策を、私たちの一人ひとりが実践していかなくてはならない時代に入りました。日々の習慣の違いで、健康に大きく差がつくことは、生活習慣病という言葉からも明らかです。

「食薬ライセンス」では、毎日の「体質に合った食材を選ぶだけ」「ツボを押すだけ」「タイチエクササイズの簡単なポーズをとるだけ」というシンプルで、実践しやすい方法論を啓蒙し、人材育成もおこなっています。

震災などでくすりが手元になくてもできるツボ刺激やタイチエクササイズ、自分のそのときどきの体質に合う食材を選ぶ知識は、一生の財産になります。

幼少期からの教育のひとつとして、風邪をひいたときに「熱いと感じる？」「寒いと感じる？」という問いかけと合わせて、「体を冷たくするフルーツはこれ」「温める野菜はこれ」といった中医学の伝統的な知恵を、子どもたち若い世代に伝えていくことで、「自分の体を自分で管理できる人材」をたくさん育てたいものです。

「東洋医学」「中医学」「漢方」そして「伝統医学」は怪しい、というイメージがいまだに持たれています。

しかし、現代の科学で、その効果が部分的にではありますが証明されはじめ、古来から伝えられてきたことには確かな意味があることが徐々にわかってきました。

人類の先祖は、現在のような科学技術がない時代に、自分の体と心の声に耳を傾けてきたのだろうと改めて感じます。そして、いまこの時代だからこそ、自分の体と心をみつめることを、私たちもていねいにおこなう必要があるのではないでしょうか。

中医学などの伝統医学の活用は、世界の疾病対策でも使われはじめています。

現代の日本だからこそ学べる、確かな「食薬」の方法論がもっと広がり、国内だけでなく世界でそれを活用できる人材が育ち、より多くの方に食薬の知恵が行きわたることを私は願っています。

関 隆志 Takashi Seki

医学博士。
韓国韓医学研究院客員教授。東北大学非常勤講師。弘前大学非常勤講師。岡山大学非常勤講師。
WHO Temporary アドバイザー。ISO/TC249 ミラーコミッティ元議長。内科医、日本東洋医学会認定医。
東洋食薬ライセンス 理事長。涌谷町国民健康保険病院 技術参事ほか。
東北大学医学部医学科卒業後、東北中医クリニック院長、東北大学医学部附属病院 老年・呼吸器内科医員、
東北大学大学院医学系研究科 先進漢方治療医学（ツムラ）寄附講座講師、
東北大学大学院医学系研究科 高齢者高次脳医学講座講師、
東北大学サイクロトロン・ラジオアイソトープセンター 高齢者高次脳医学研究部門講師、
東北大学サイクロトロン・ラジオアイソトープセンター サイクロトロン核医学研究部研究教授を経て現職。
日本中医学会理事、日本統合医療学会理事、日本東洋医学会代議員、全日本鍼灸学会評議員、
日本内科学会会員、日本老年医学会会員など。

Staff

ブックデザイン／三上祥子（Vaa）
イラスト／須山奈津希
ライティング／松本史（松本明生堂）
写真／人物　ｉｏ（イオ）
写真／料理　食薬ライセンス修了生
レシピ作成／食薬ライセンス
　玄野るい、高田希美
タイチエクササイズ考案／
　劉 燕（Liu Yan）、関 隆志
タイチモデル／
　タイチスタジオインストラクター：劉 燕
編集担当／正満悠子、菅沼真弘（すばる舎）
協力／東洋食薬ライセンス

名医が教える
東洋食薬でゆったり健康法

2019年11月16日　第１刷発行

著　者　関 隆志
発行者　徳留 慶太郎
発行所　株式会社すばる舎
〒170-0013　東京都豊島区東池袋３－９－７
東池袋織本ビル
TEL　03-3981-8651
（代表）03-3981-0767（営業部直通）
FAX　03-3981-8638
URL　http://www.subarusya.jp/
振替　00140-7-116563
印刷　シナノ印刷株式会社

落丁・乱丁本はお取り替えいたします

ISBN978-4-7991-0855-0